乳がんにまつわるお金の話

〔著〕うだひろえ
〔監修〕聖路加国際病院 乳腺外科部長 吉田 敦
FP 深田晶恵

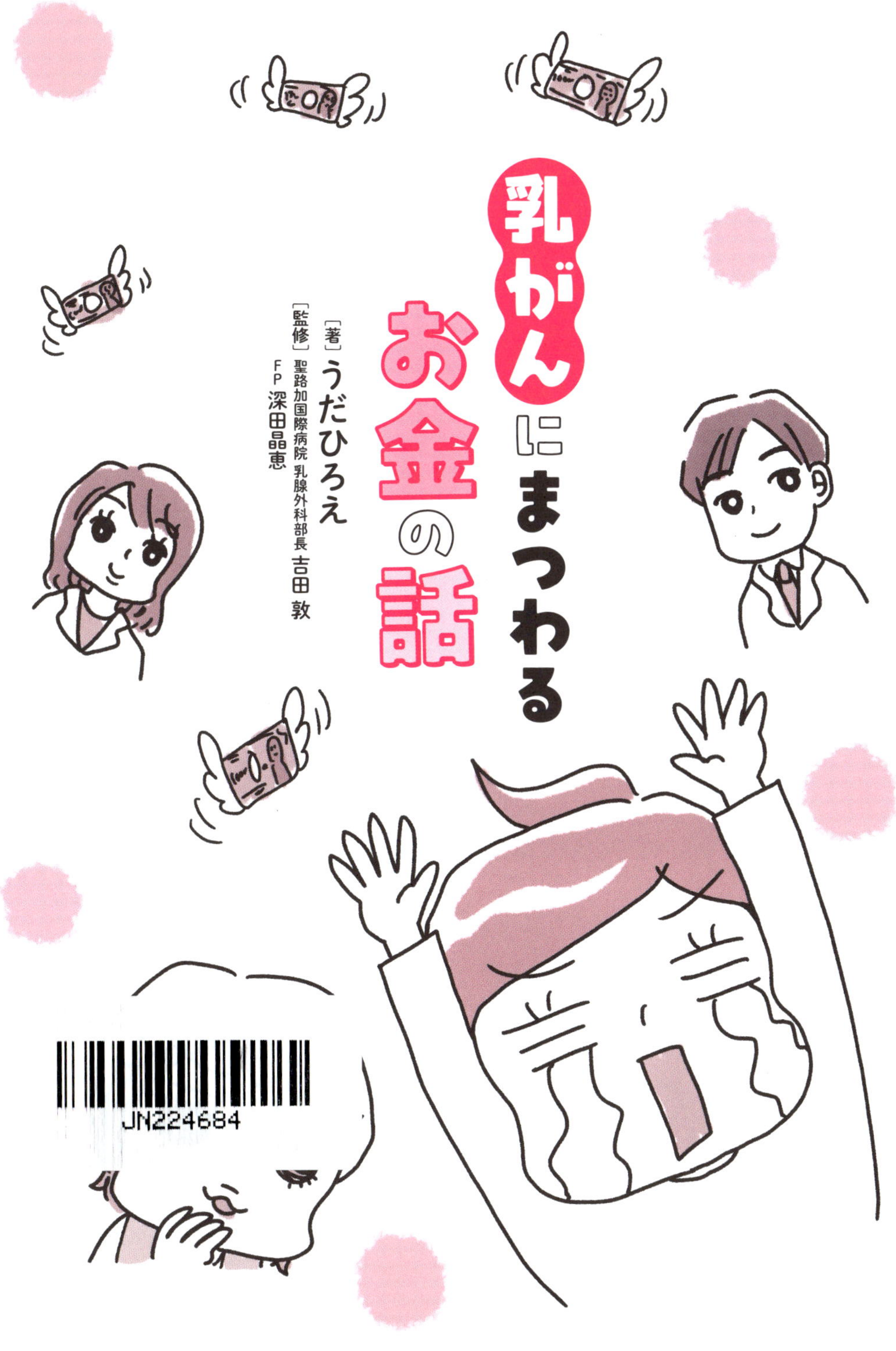

キャラクター紹介①

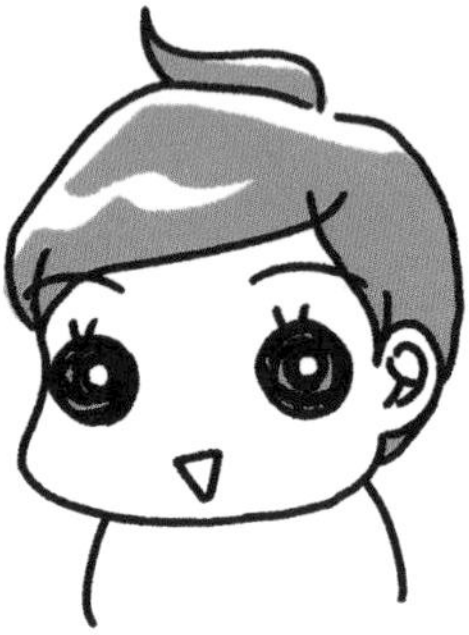

仕事と子育てに
毎日奮闘する
コミックエッセイスト。
小学生の兄妹と夫の
４人家族。

うだひろえ

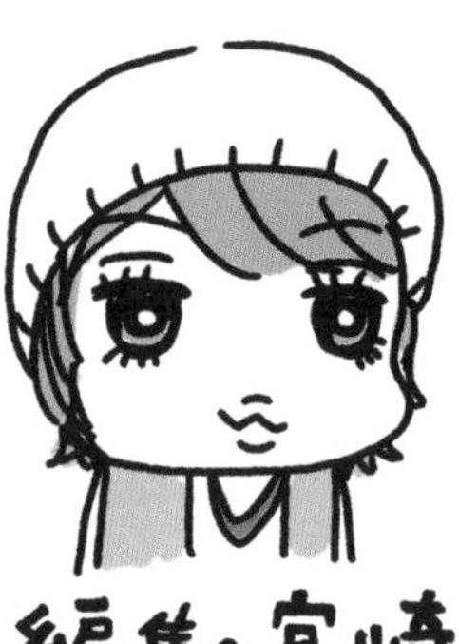

編集担当。
乳がん経験者。

編集・宮崎

第1章

プロローグ
乳がんにかかるお金って？

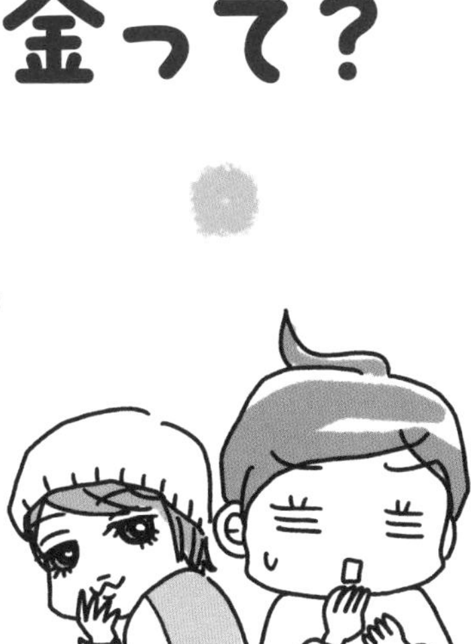

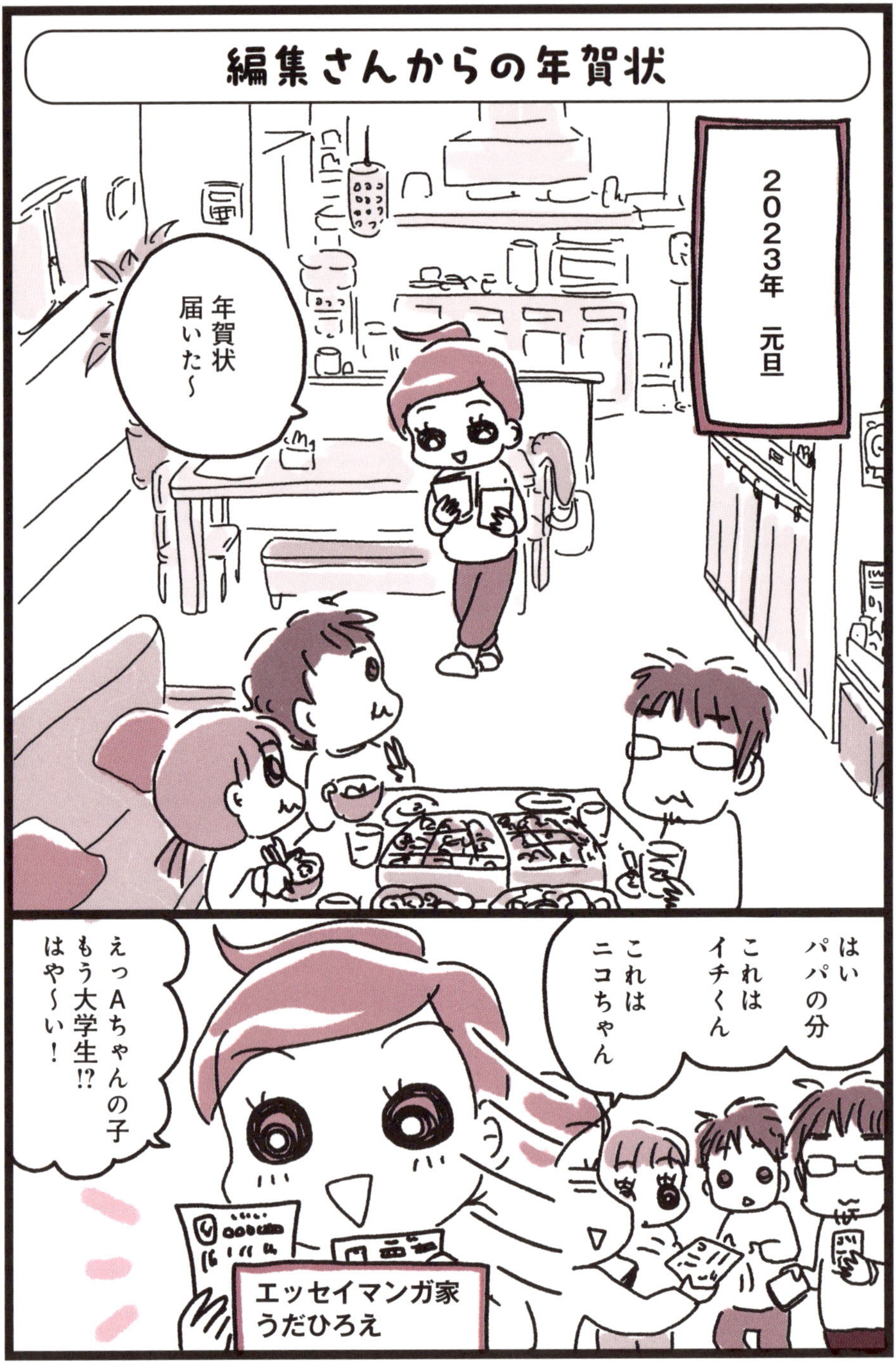
編集さんからの年賀状
2023年　元旦
年賀状届いた〜
はい パパの分 これは イチくん これは ニコちゃん
えっAちゃんの子 もう大学生!? はや〜い！
エッセイマンガ家
うだひろえ

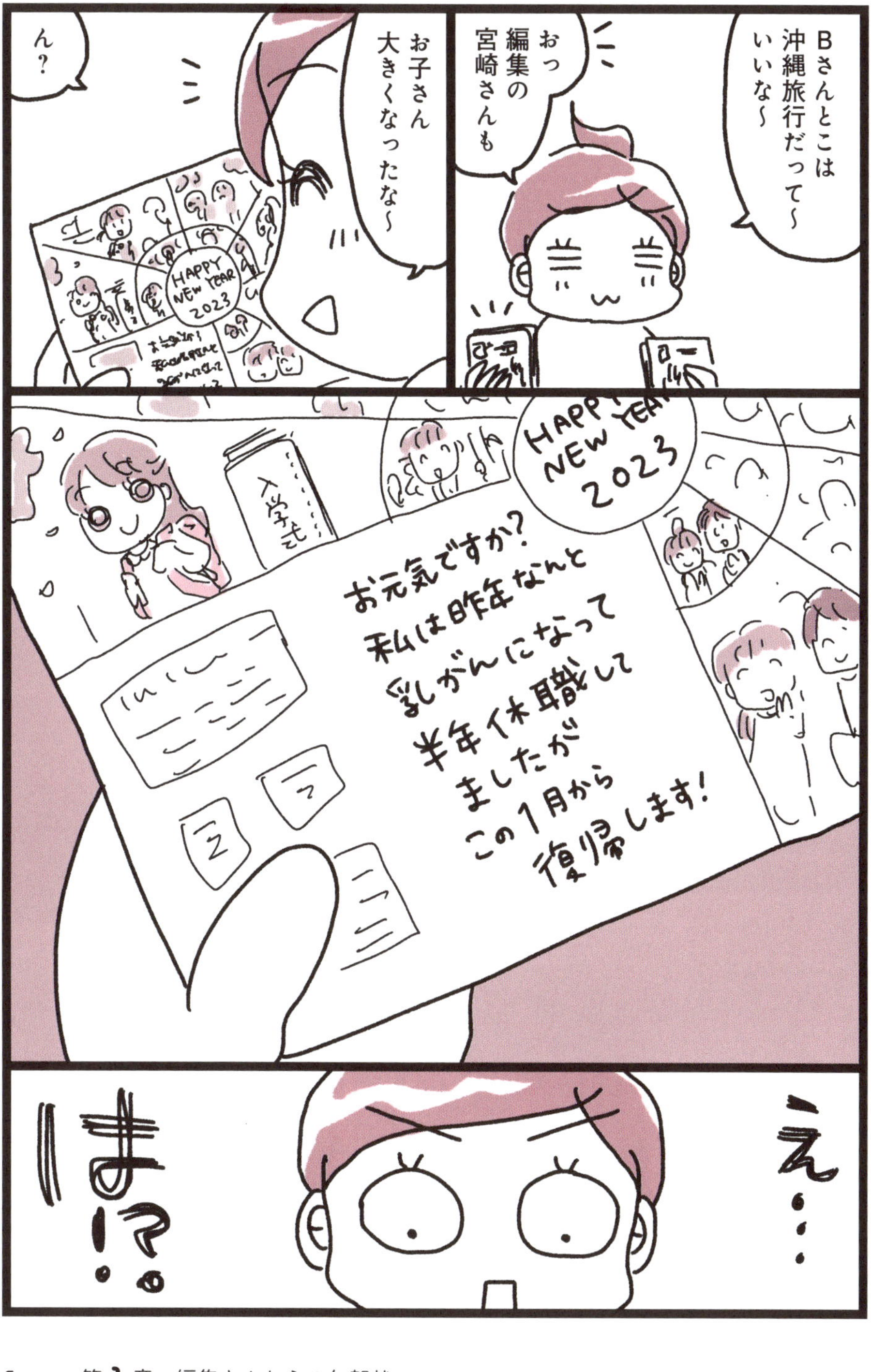
Bさんとこは沖縄旅行だって〜いいな〜
おっ編集の宮崎さんも
お子さん大きくなったな〜
ん？
HAPPY NEW YEAR 2023
入学も
お元気ですか？
私は昨年なんと
乳がんになって
半年休職して
ましたが
この1月から
復帰します!
え・・・
は!?

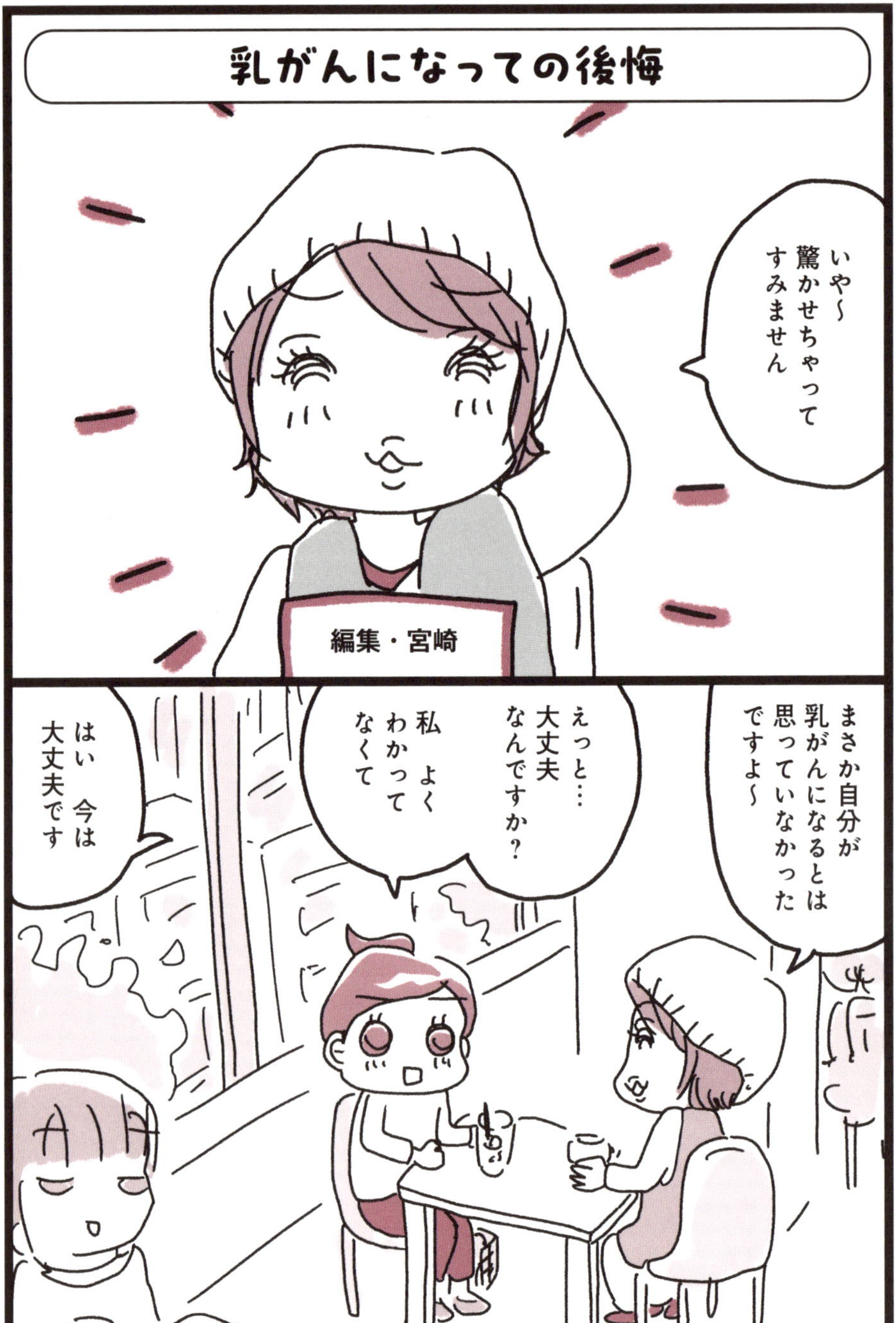
乳がんになっての後悔
いや～ 驚かせちゃって すみません
編集・宮崎
まさか自分が 乳がんになるとは 思っていなかった ですよ～
えっと… 大丈夫 なんですか？
私 よく わかって なくて
はい 今は 大丈夫です

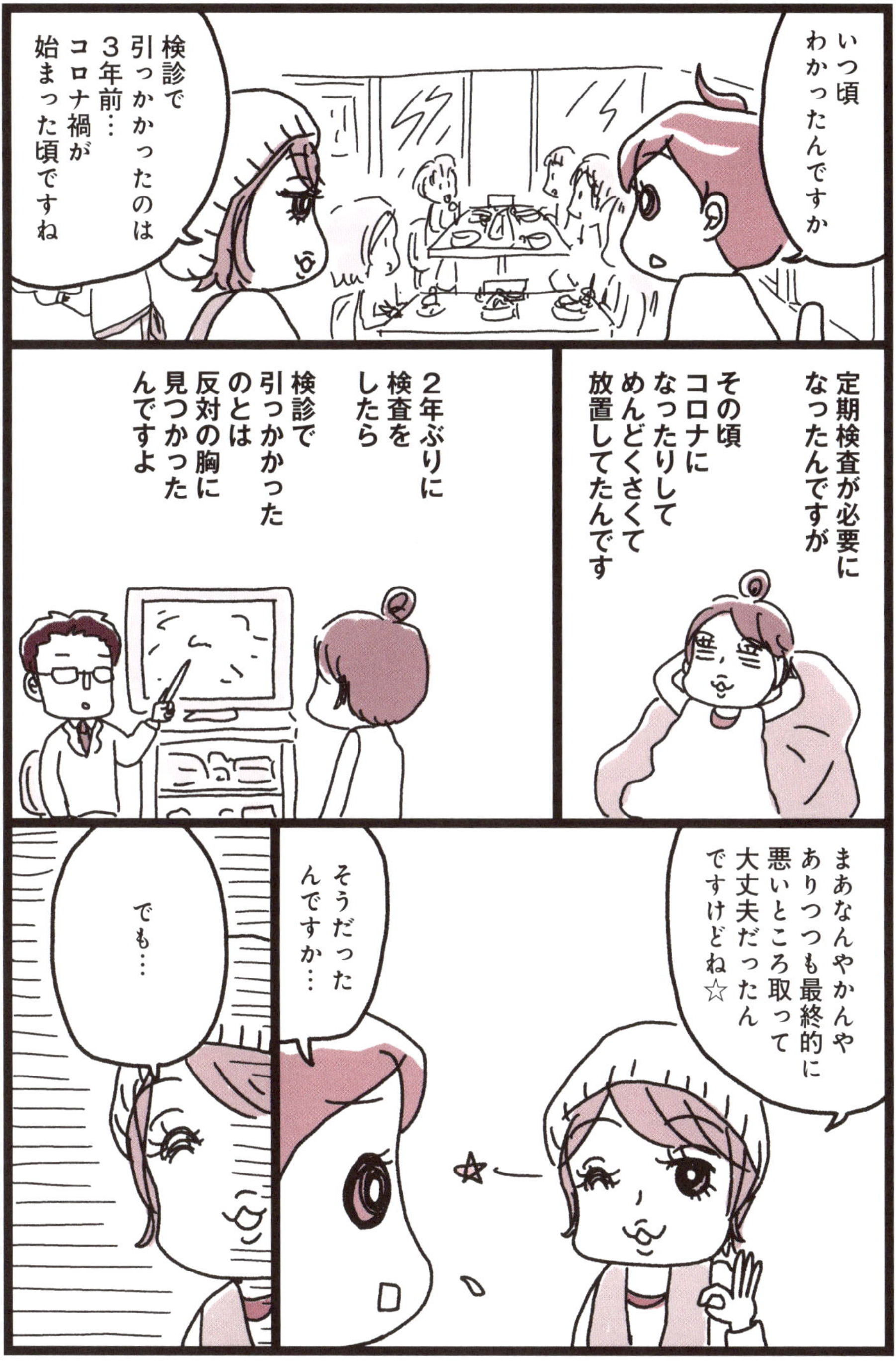
いつ頃わかったんですか
検診で引っかかったのは3年前…コロナ禍が始まった頃ですね
定期検査が必要になったんですが
その頃コロナになったりしてめんどくさくて放置してたんです
2年ぶりに検査をしたら
検診で引っかかったのとは反対の胸に見つかったんですよ
まあなんやかんやありつつも最終的に悪いところ取って大丈夫だったんですけどね☆
そうだったんですか…
でも…

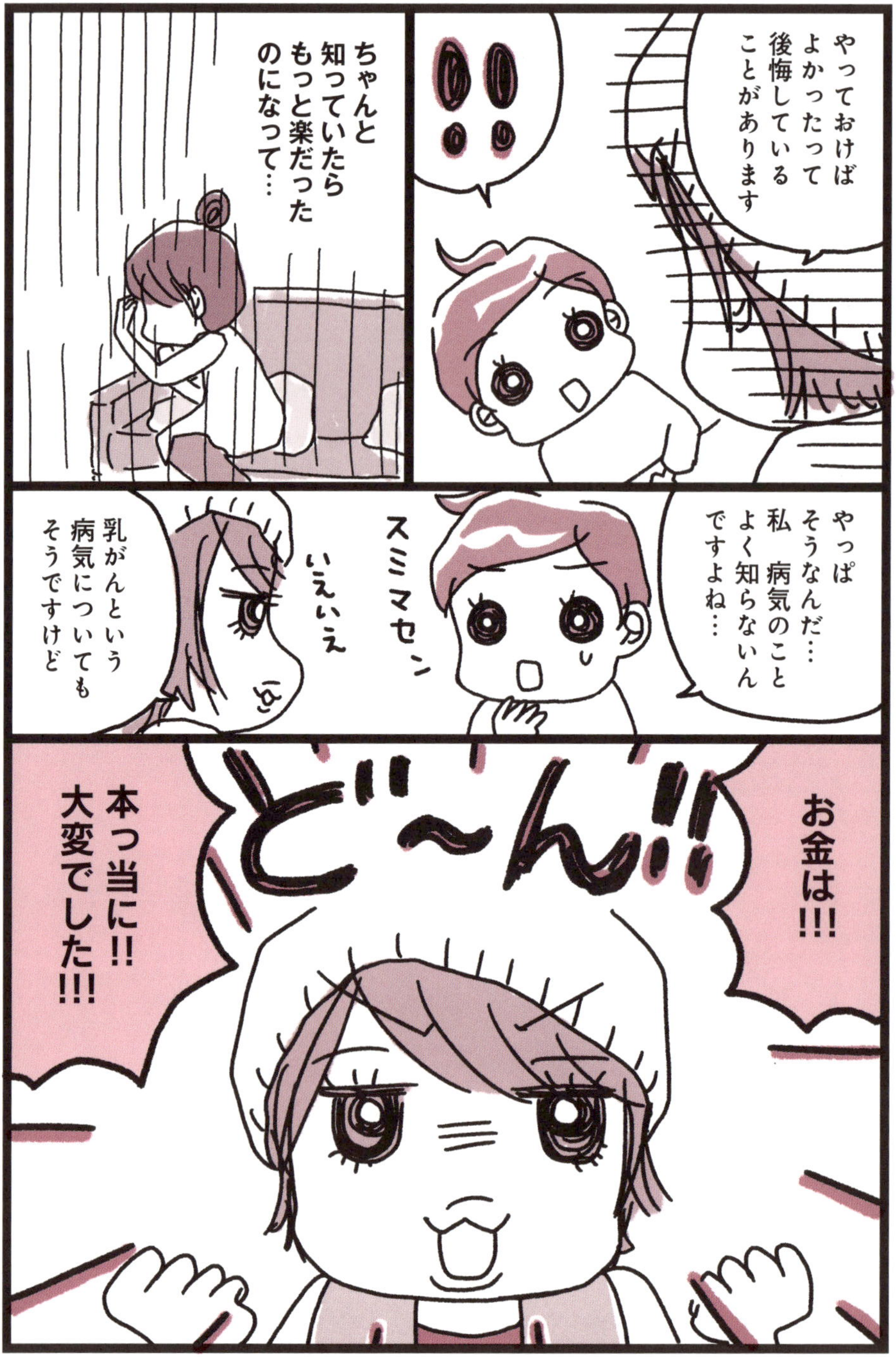
やっておけば
よかったって
後悔している
ことがあります
ちゃんと
知っていたら
もっと楽だった
のになって…
やっぱ
そうなんだ…
私　病気のこと
よく知らないん
ですよね…
スミマセン
いえいえ
乳がんという
病気についても
そうですけど
お金は!!!
ど〜ん!!
本っ当に!!
大変でした!!!

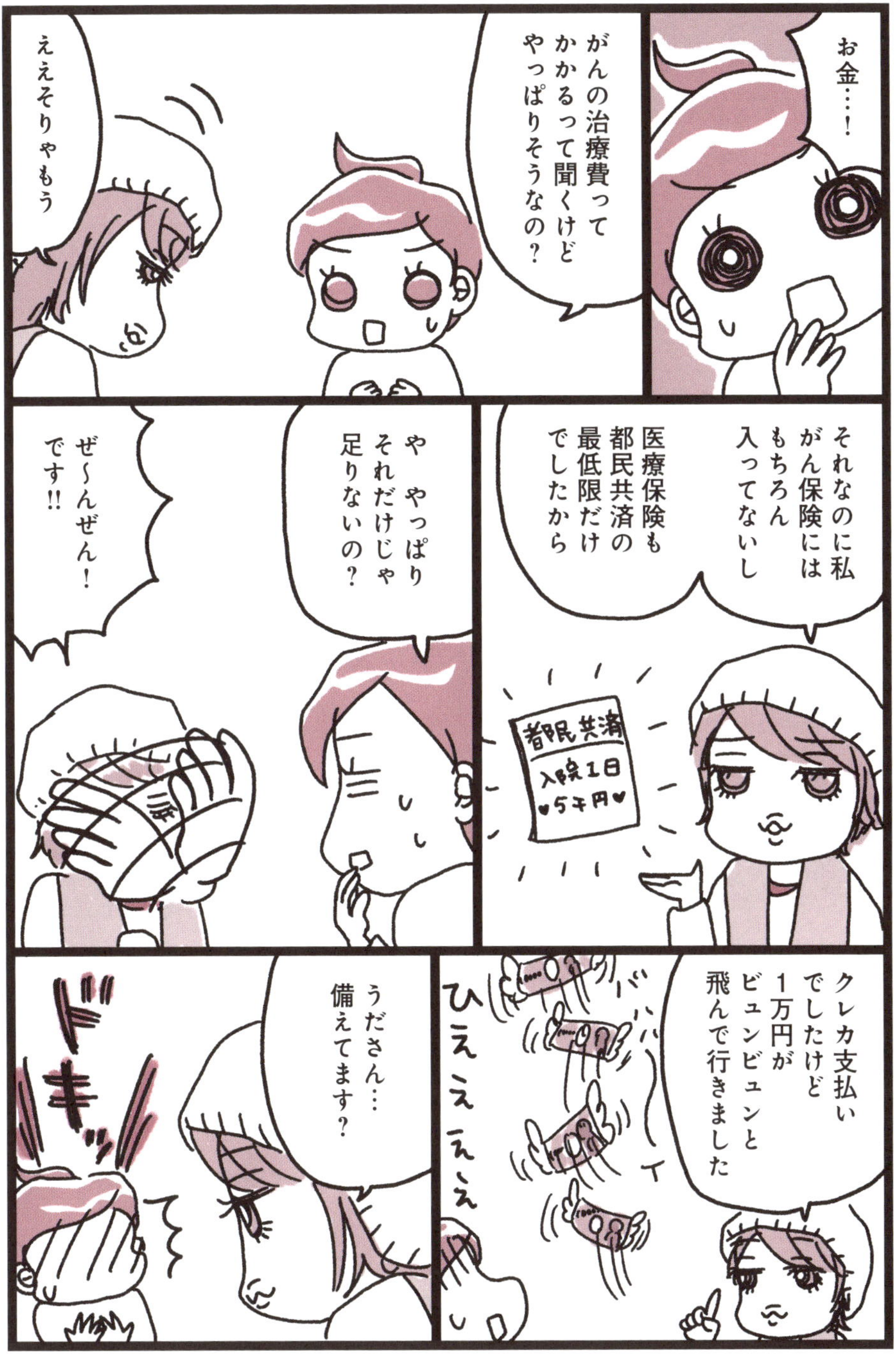
お金…！
がんの治療費って かかるって聞くけど やっぱりそうなの？
ええそりゃもう
それなのに私 がん保険には もちろん 入ってないし
医療保険も 都民共済の 最低限だけ でしたから
都民共済
入院1日 ♥5千円♥
や やっぱり それだけじゃ 足りないの？
ぜ～んぜん！ です!!
クレカ支払い でしたけど 1万円が ビュンビュンと 飛んで行きました
バババ
ひええええ
うださん… 備えてます？
ドキッ

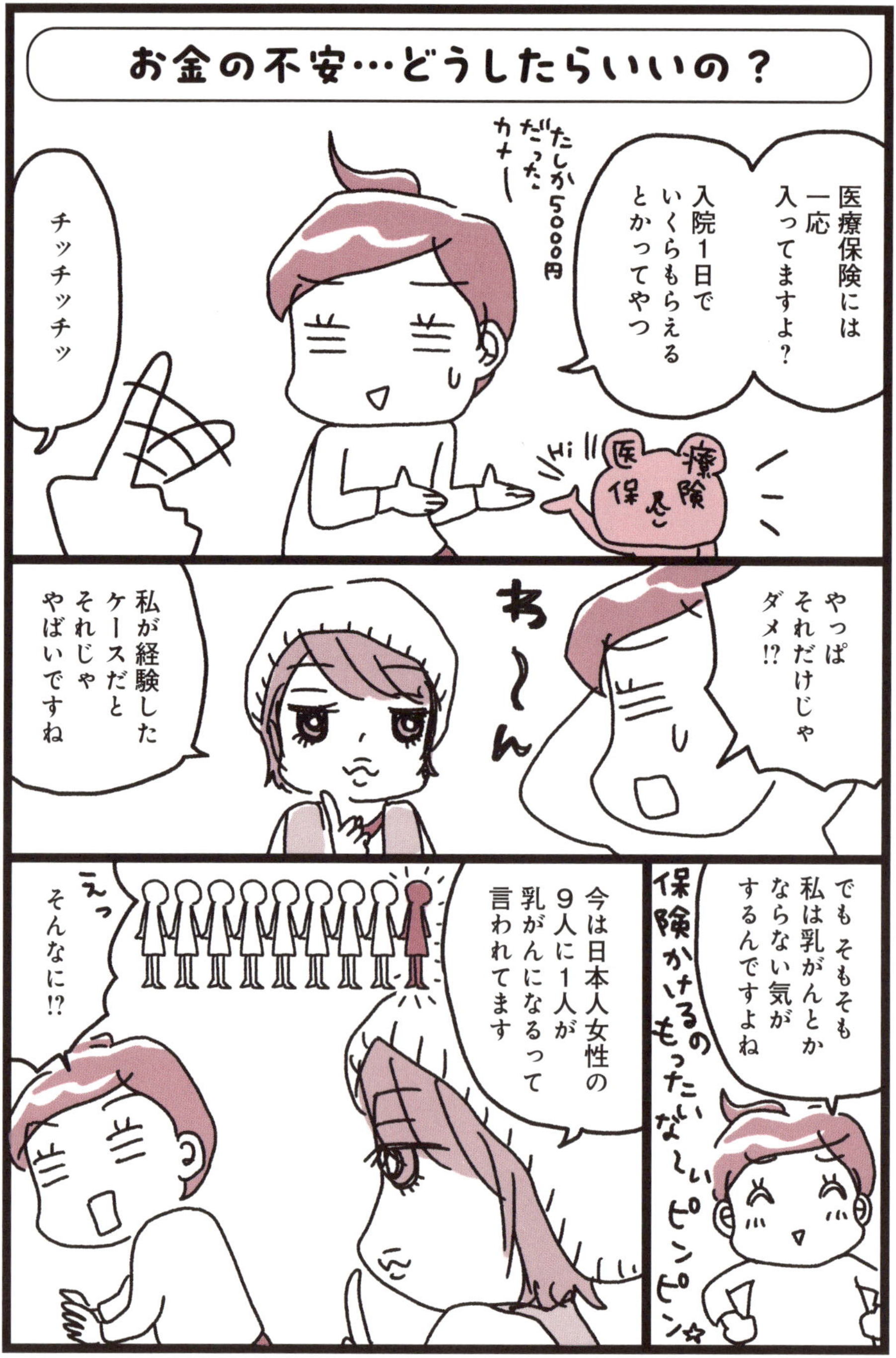
お金の不安…どうしたらいいの？
医療保険には一応入ってますよ？入院1日でいくらもらえるとかってやつ
たしか5000円だったカナー
医療保険
Hi
チッチッチッ
やっぱそれだけじゃダメ!?
わ〜ん
私が経験したケースだとそれじゃやばいですね
でもそもそも私は乳がんとかならない気がするんですよね
保険かけるのもったいないな〜い
ピンピン☆
今は日本人女性の9人に1人が乳がんになるって言われてます
えっ
そんなに!?

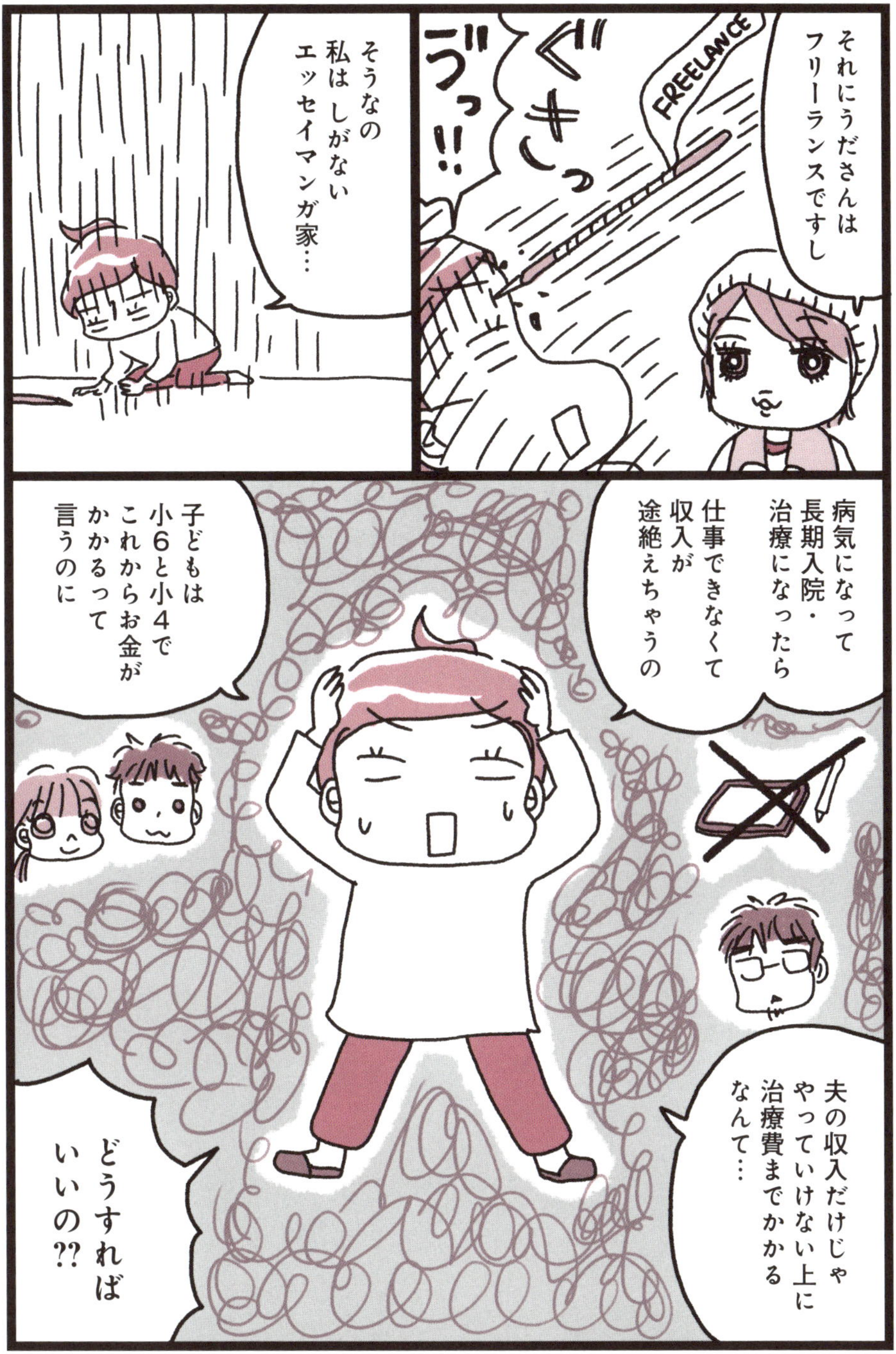
それにうださんはフリーランスですし
FREELANCE
ぐきっ
づっ!!
そうなの 私は しがない エッセイマンガ家…
病気になって長期入院・治療になったら仕事できなくて収入が途絶えちゃうの
子どもは小6と小4でこれからお金がかかるって言うのに
夫の収入だけじゃやっていけない上に治療費までかかるなんて…
どうすればいいの⁇

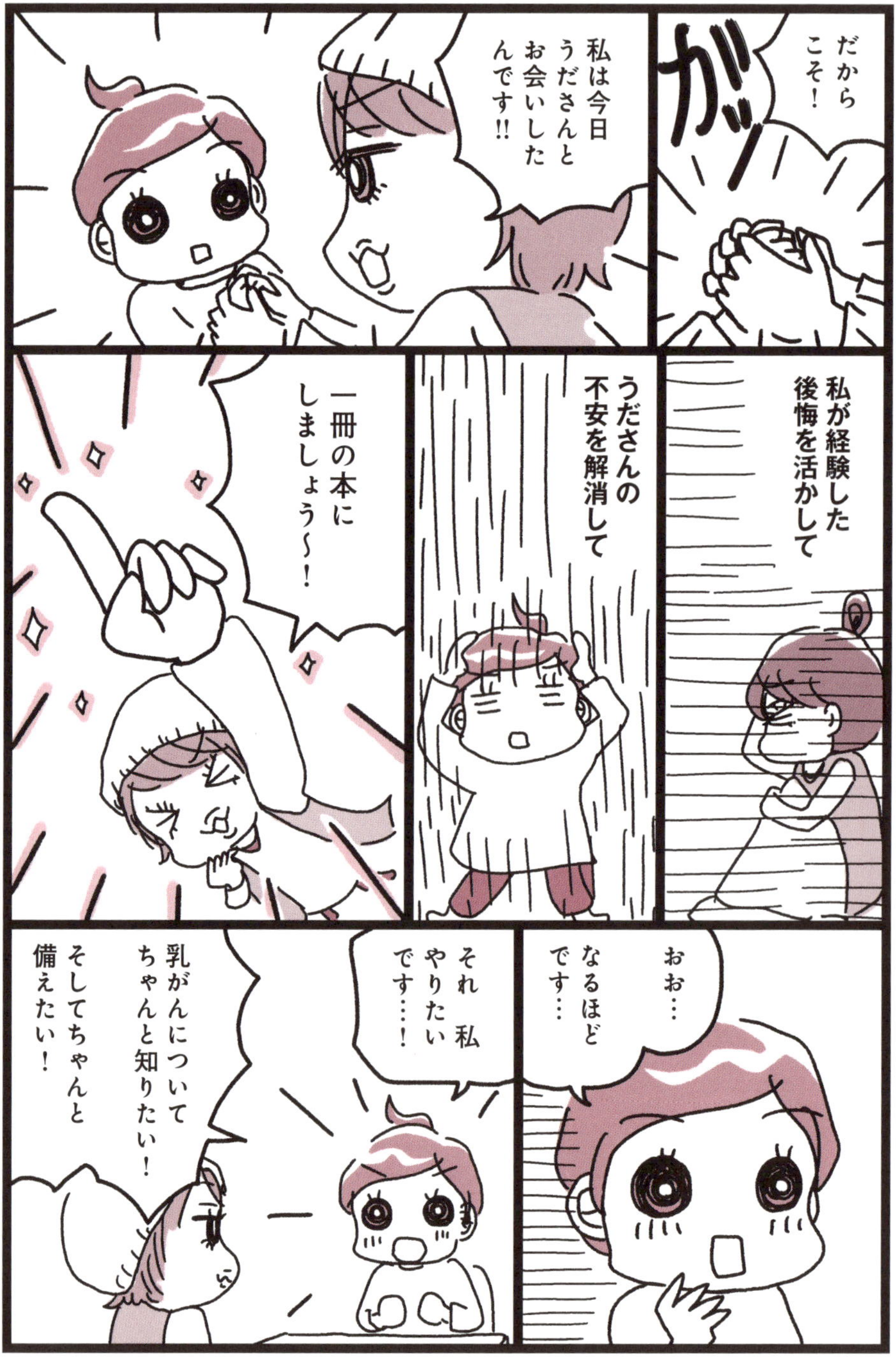
だからこそ！
ガッ
私は今日うださんとお会いしたんです!!
私が経験した後悔を活かして
うださんの不安を解消して
一冊の本にしましょう～！
おお…なるほどです…
それ 私やりたいです…！
乳がんについてちゃんと知りたい！
そしてちゃんと備えたい！

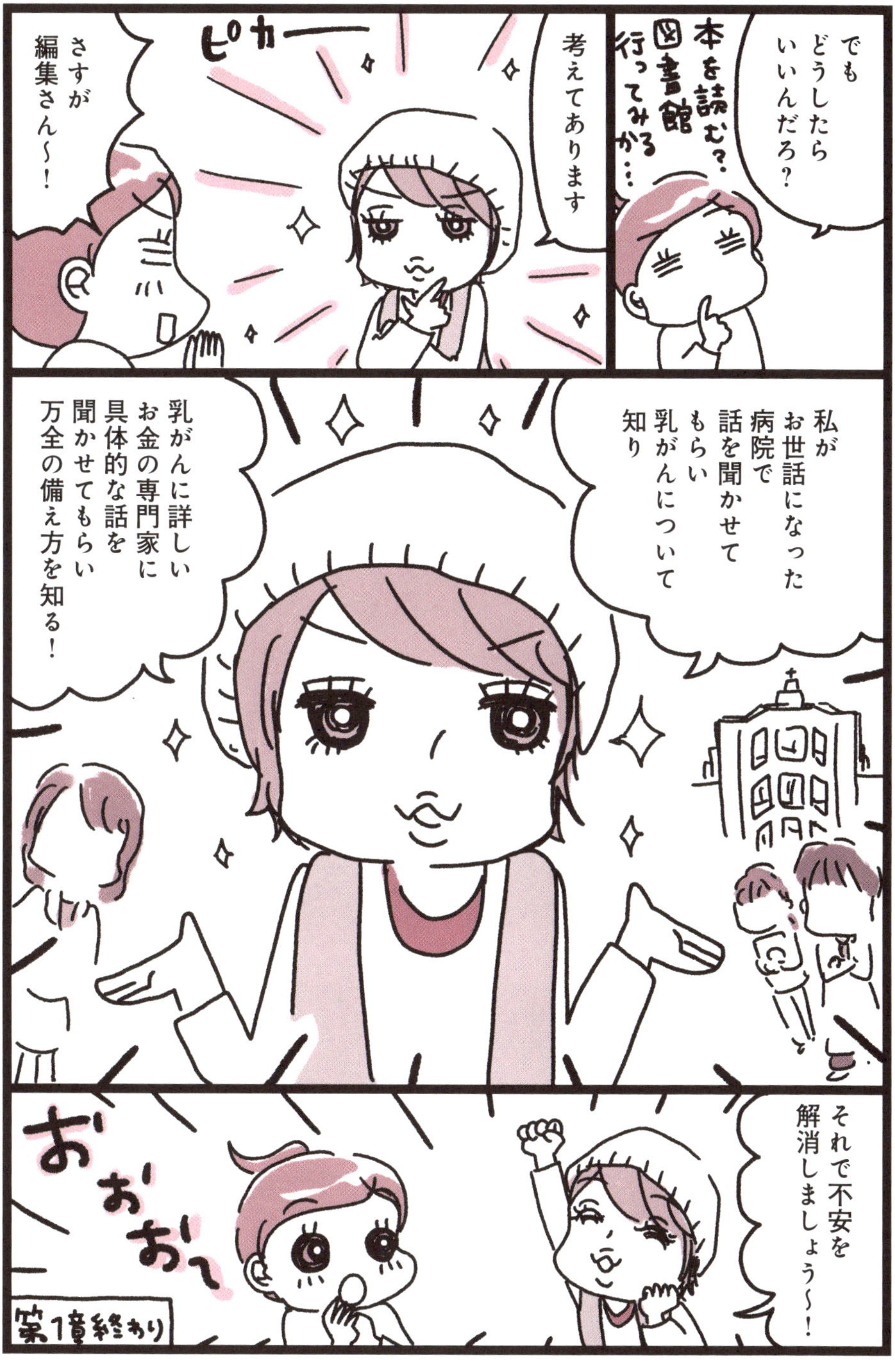
でも どうしたら いいんだろ？
本を読む？ 図書館行ってみるか…
考えてあります
ピカー
さすが 編集さん～！
私がお世話になった病院で話を聞かせてもらい乳がんについて知り
乳がんに詳しいお金の専門家に具体的な話を聞かせてもらい万全の備え方を知る！
それで不安を解消しましょう～！
おおお～
第1章終わり

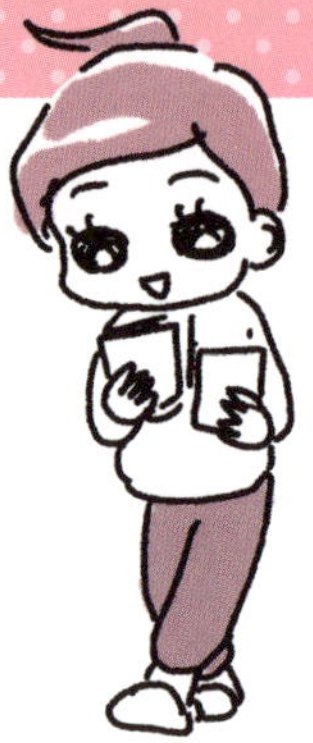

第1章

プロローグ 乳がんにかかるお金って？

第2章

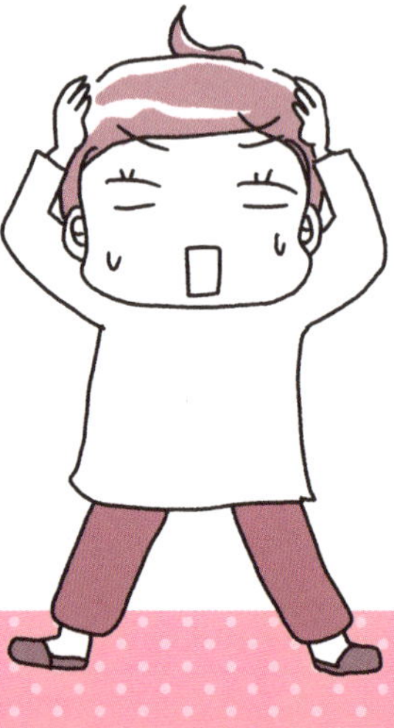

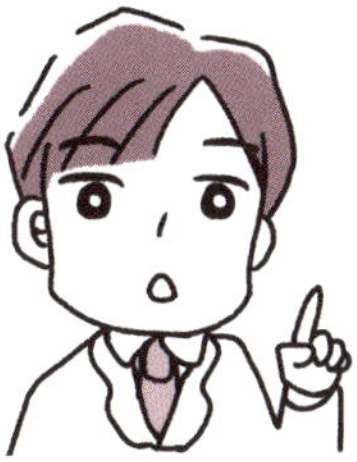

第3章 治療にかかるお金の基本 49

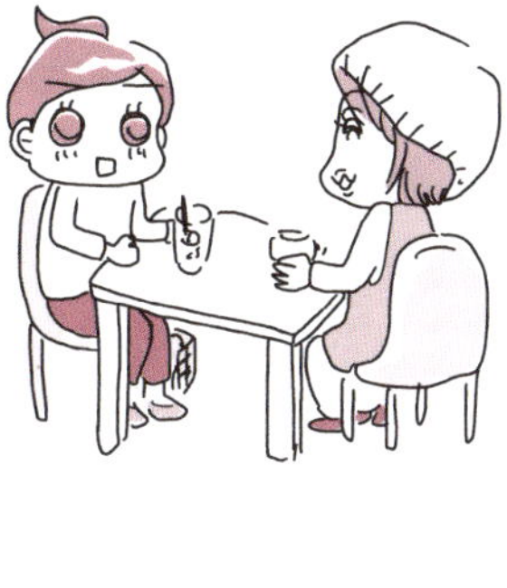

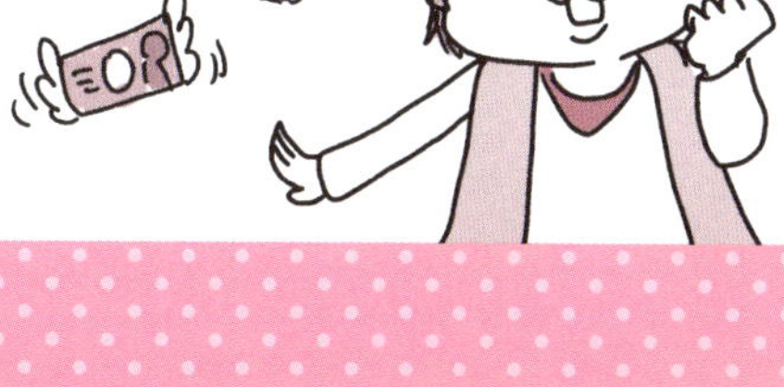

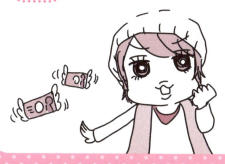

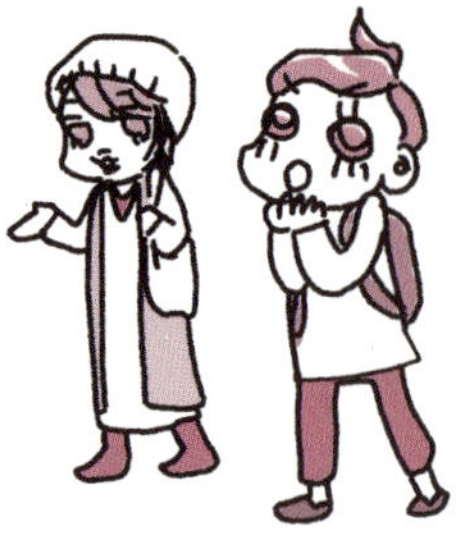

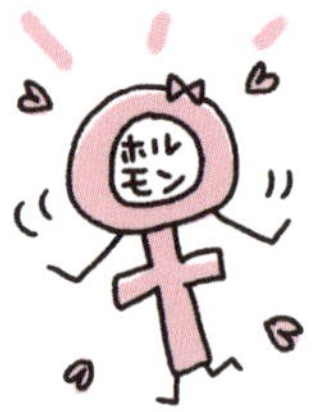

第4章 備えるためにより知る

column③

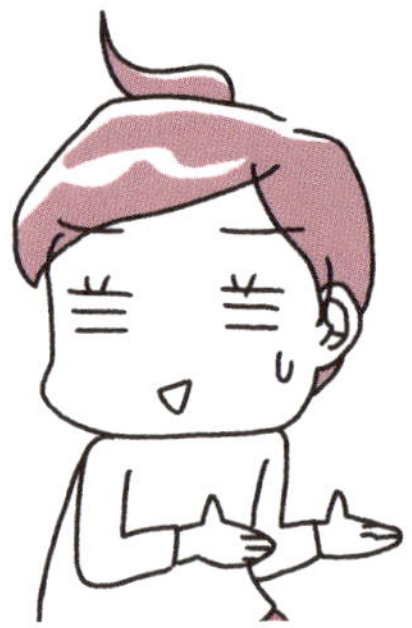

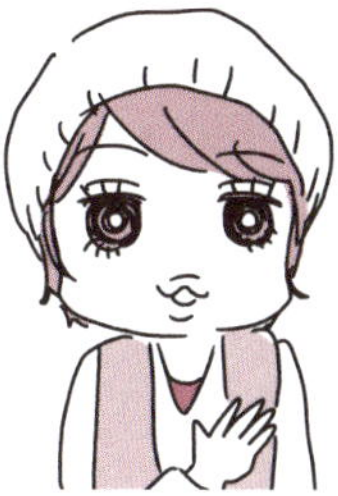

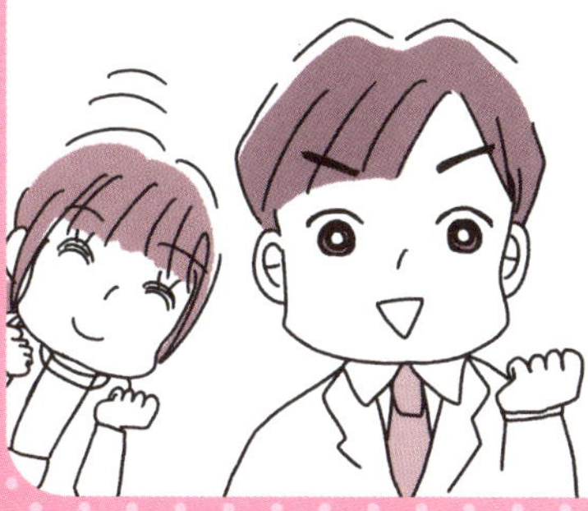

キャラクター紹介②

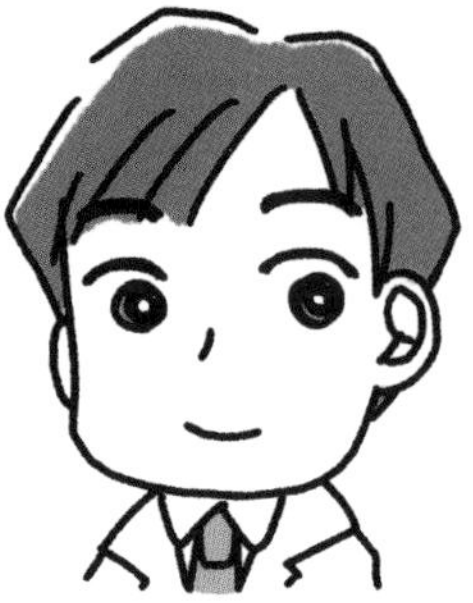

吉田先生

聖路加国際病院の
乳腺外科部長さん。
手術経験も豊富で、
乳がん初心者の著者たちにも
丁寧に教えてくれる。

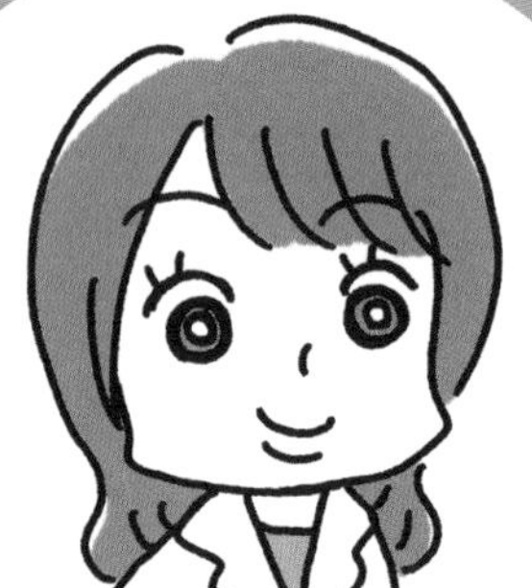

FP深田さん

乳がん経験のある
FPさん。
TVや雑誌でも活躍。

第2章

乳がんを知る

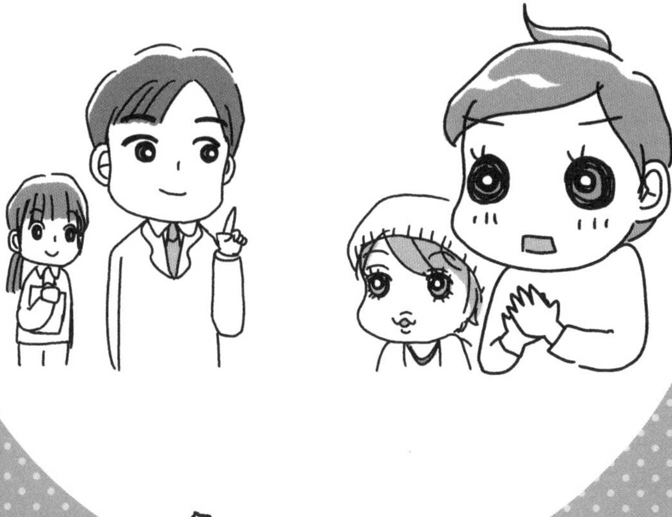

乳がんについて教えてもらう

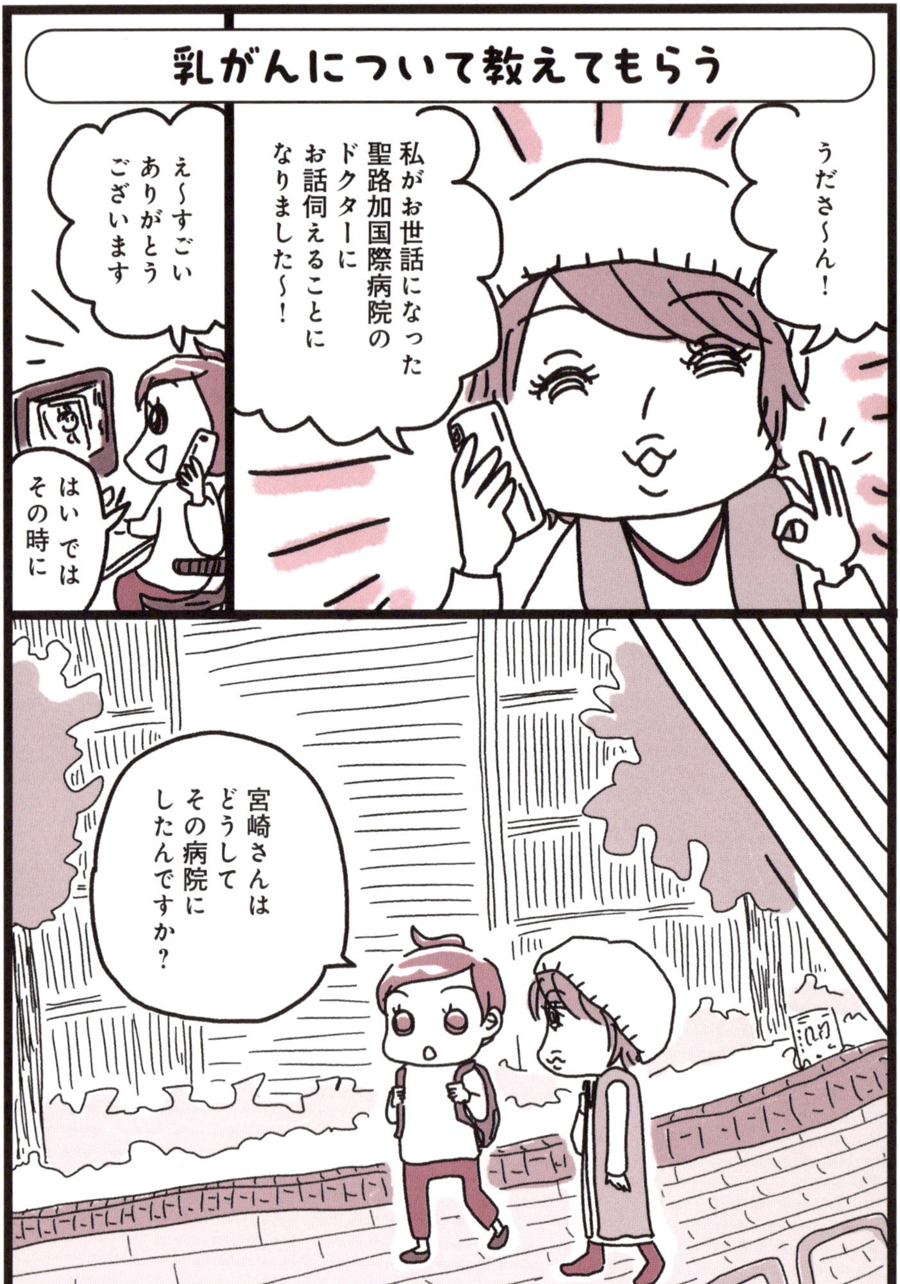
うださ〜ん！
私がお世話になった聖路加国際病院のドクターにお話伺えることになりました〜！
え〜すごいありがとうございます
はい ではその時に
宮崎さんはどうしてその病院にしたんですか？

自宅近くのクリニックで検査を受けて「乳がんでしょう」と言われて
会社の上司に相談したら
聖路加国際病院は身内が乳がんになってお世話になったけどよかったよ
って言われて
それでクリニックに紹介状書いてもらってお世話になることにしたんです
あとうちから最悪タクシーで行けるというのもあり
聖路加国際病院
紹介状
病院選びって結構大変って聞くんですけど
そうですね
でも私は上司のおすすめに従ったから楽でした
病気がわかってしんどい時だから余計に……
後から知ったんですけど聖路加さんは日本初ブレストセンターができた病院だし
(乳腺) Breast center
乳がん手術件数年間約800件もあるんですって
へ〜〜!
それは心強いですね…!

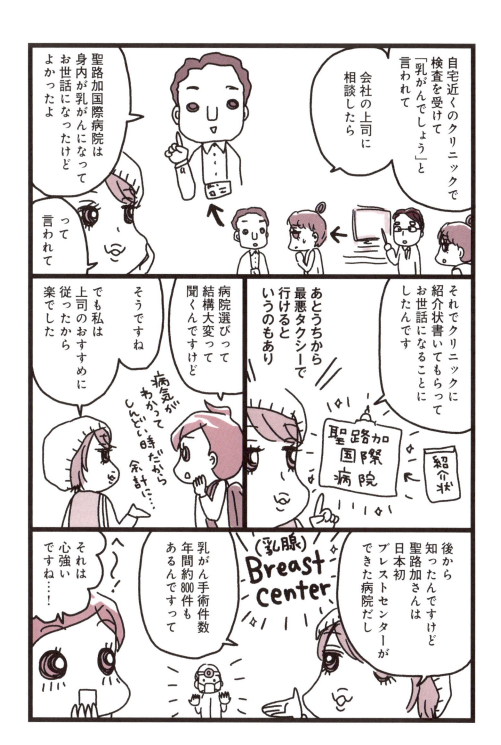

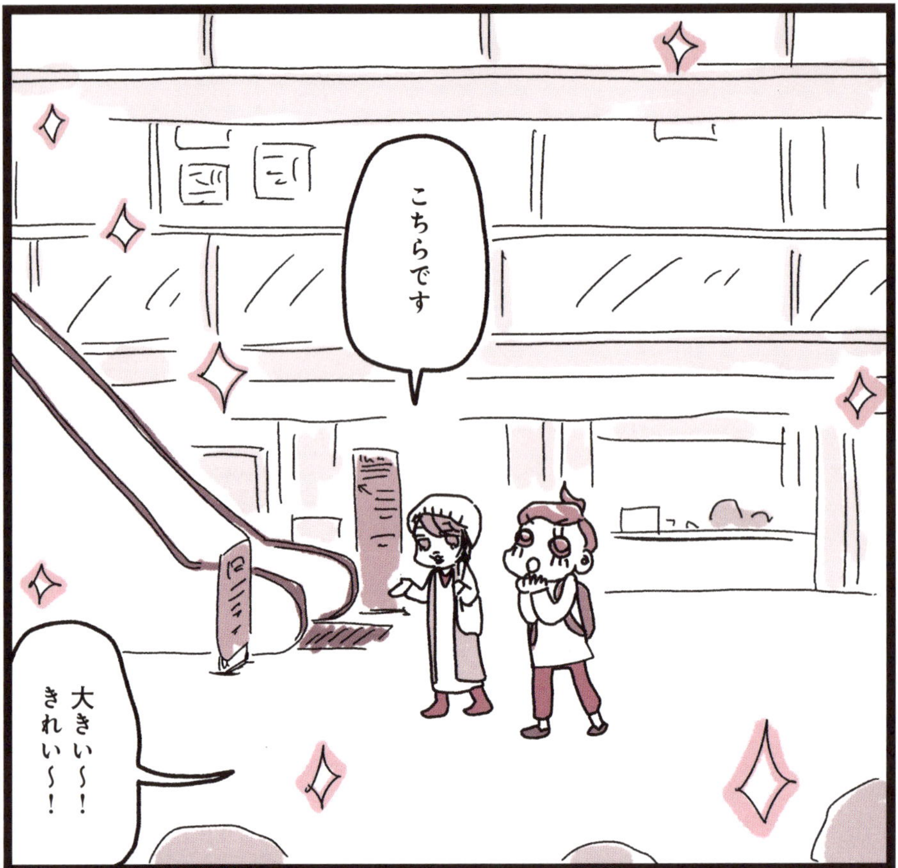
こちらです
大きい〜!きれい〜!

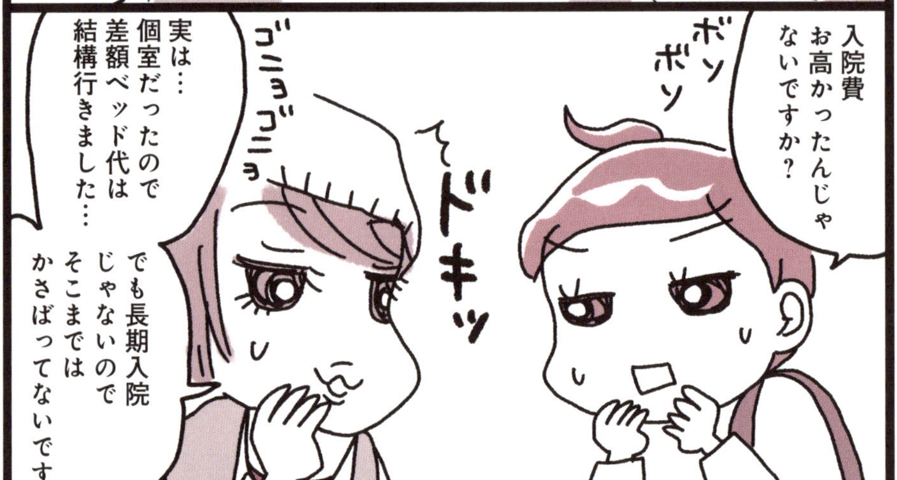
入院費お高かったんじゃないですか?
ボソボソ
ドキッ
ゴニョゴニョ
実は…個室だったので差額ベッド代は結構行きました…
でも長期入院じゃないのでそこまではかさばってないです

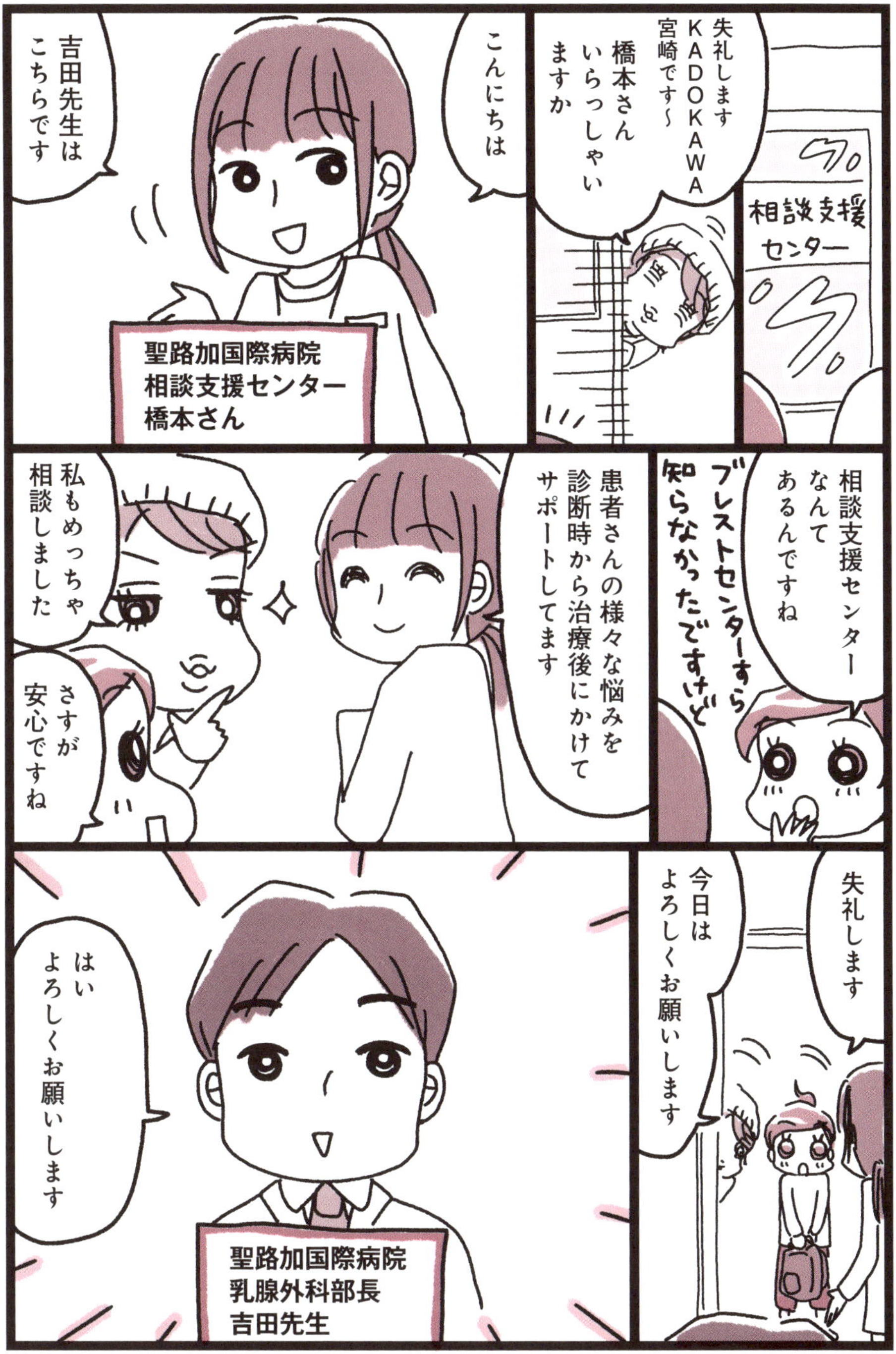

失礼します KADOKAWA宮崎です〜 橋本さんいらっしゃいますか
相談支援センター
こんにちは
吉田先生はこちらです
聖路加国際病院 相談支援センター 橋本さん
相談支援センターなんてあるんですね
ブレストセンターすら知らなかったですけど
患者さんの様々な悩みを診断時から治療後にかけてサポートしてます
私もめっちゃ相談しました
さすが安心ですね
失礼します
今日はよろしくお願いします
はい よろしくお願いします
聖路加国際病院 乳腺外科部長 吉田先生

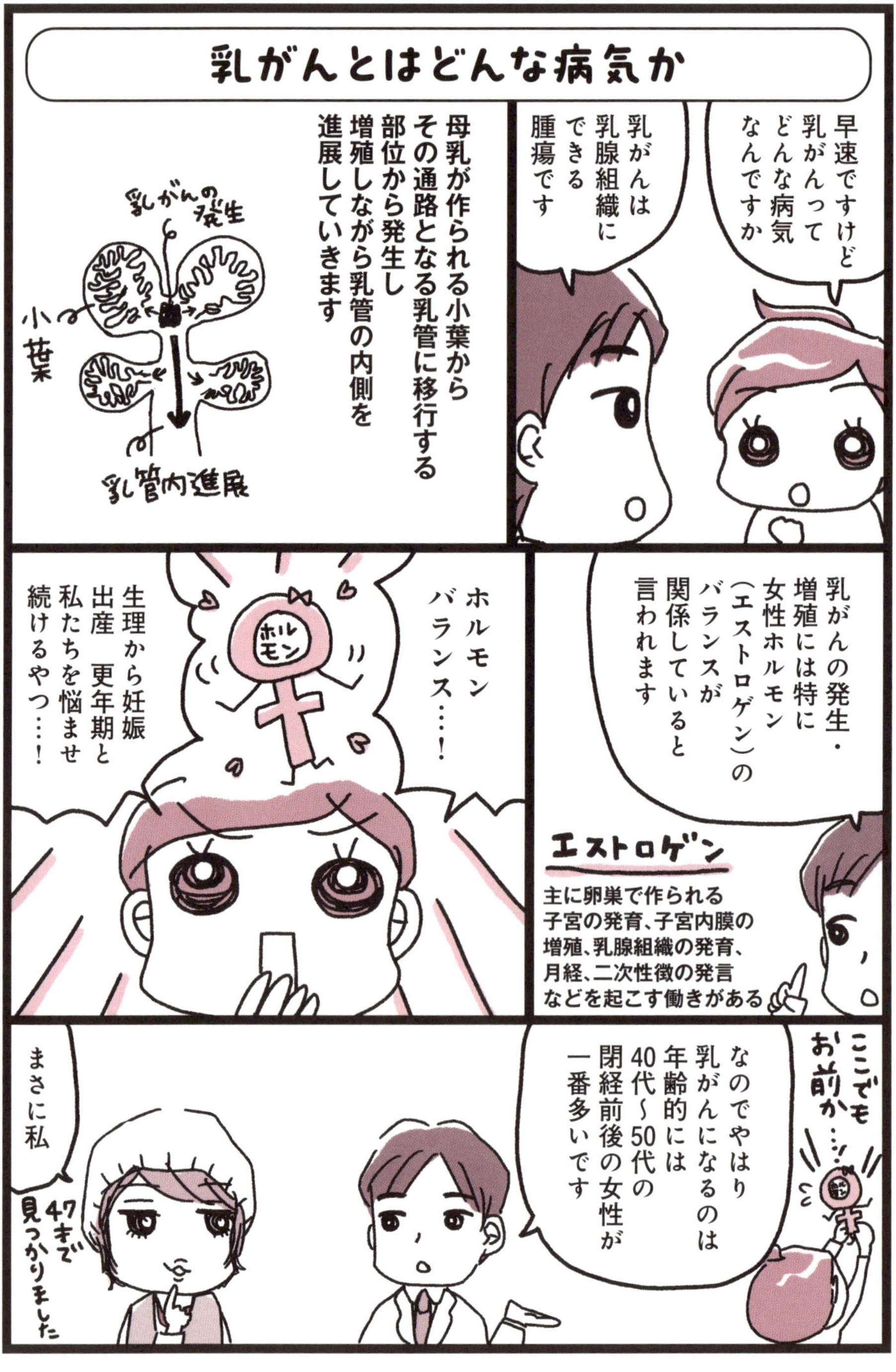
乳がんとはどんな病気か
早速ですけど乳がんってどんな病気なんですか
乳がんは乳腺組織にできる腫瘍です
母乳が作られる小葉からその通路となる乳管に移行する部位から発生し増殖しながら乳管の内側を進展していきます
乳がんの発生
小葉
乳管内進展
乳がんの発生・増殖には特に女性ホルモン（エストロゲン）のバランスが関係していると言われます
エストロゲン
主に卵巣で作られる
子宮の発育、子宮内膜の増殖、乳腺組織の発育、月経、二次性徴の発言
などを起こす働きがある
ホルモンバランス……！
ホルモン
生理から妊娠 出産 更年期と私たちを悩ませ続けるやつ……！
ここでもお前か……！
なのでやはり乳がんになるのは年齢的には40代〜50代の閉経前後の女性が一番多いです
まさに私
47才で見つかりました

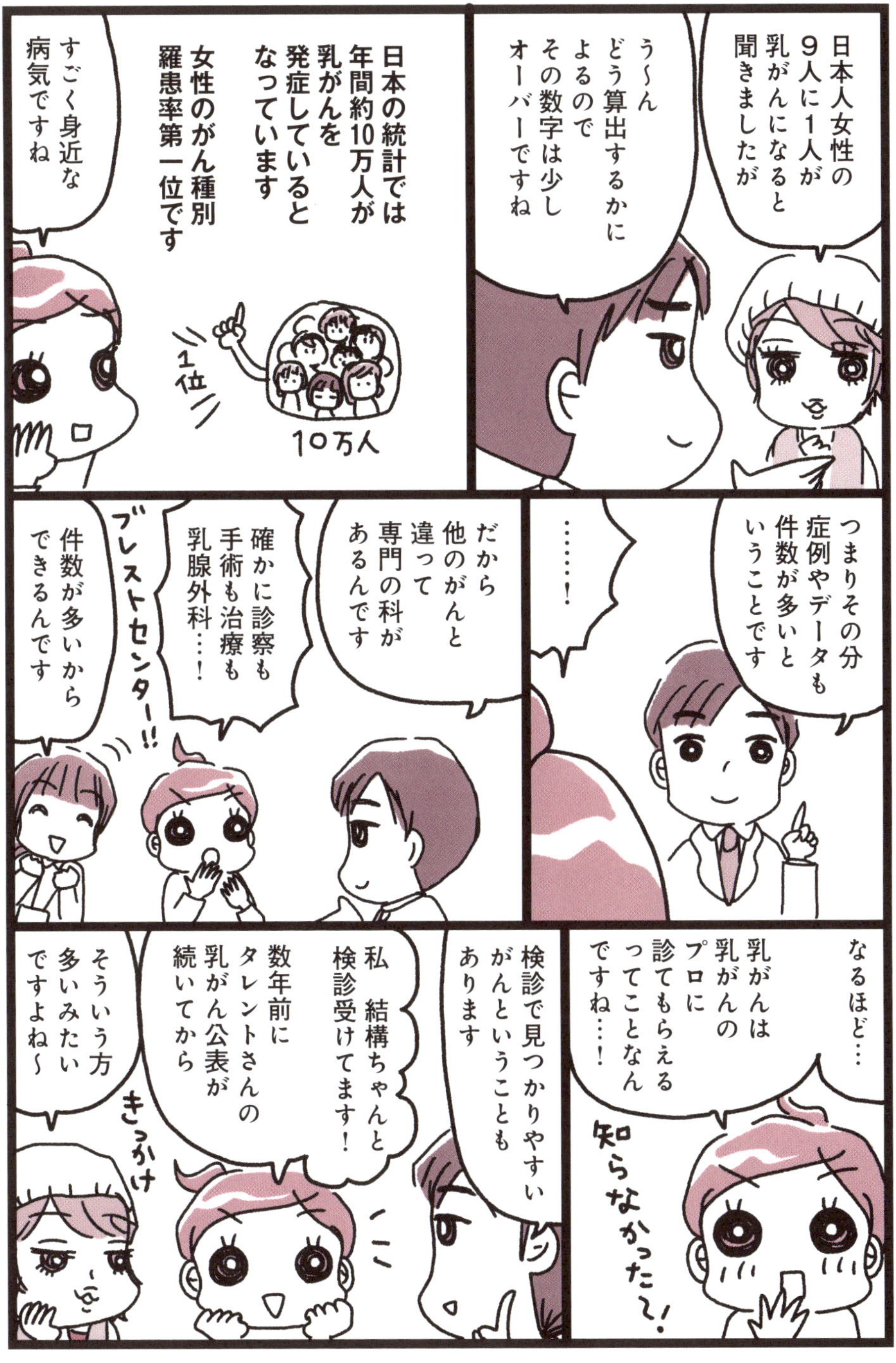
日本人女性の9人に1人が乳がんになると聞きましたが
う〜ん どう算出するかによるので その数字は少しオーバーですね
日本の統計では年間約10万人が乳がんを発症していると なっています
女性のがん種別罹患率第一位です
1位
10万人
すごく身近な病気ですね
つまりその分症例やデータも件数が多いということです
……！
だから他のがんと違って専門の科があるんです
確かに診察も手術も治療も乳腺外科…！
ブレストセンター!!
件数が多いからできるんです
なるほど…
乳がんは乳がんのプロに診てもらえるってことなんですね…！
知らなかった〜！
検診で見つかりやすいがんということもあります
私 結構ちゃんと検診受けてます！
数年前にタレントさんの乳がん公表が続いてから
きっかけ
そういう方多いみたいですよね〜

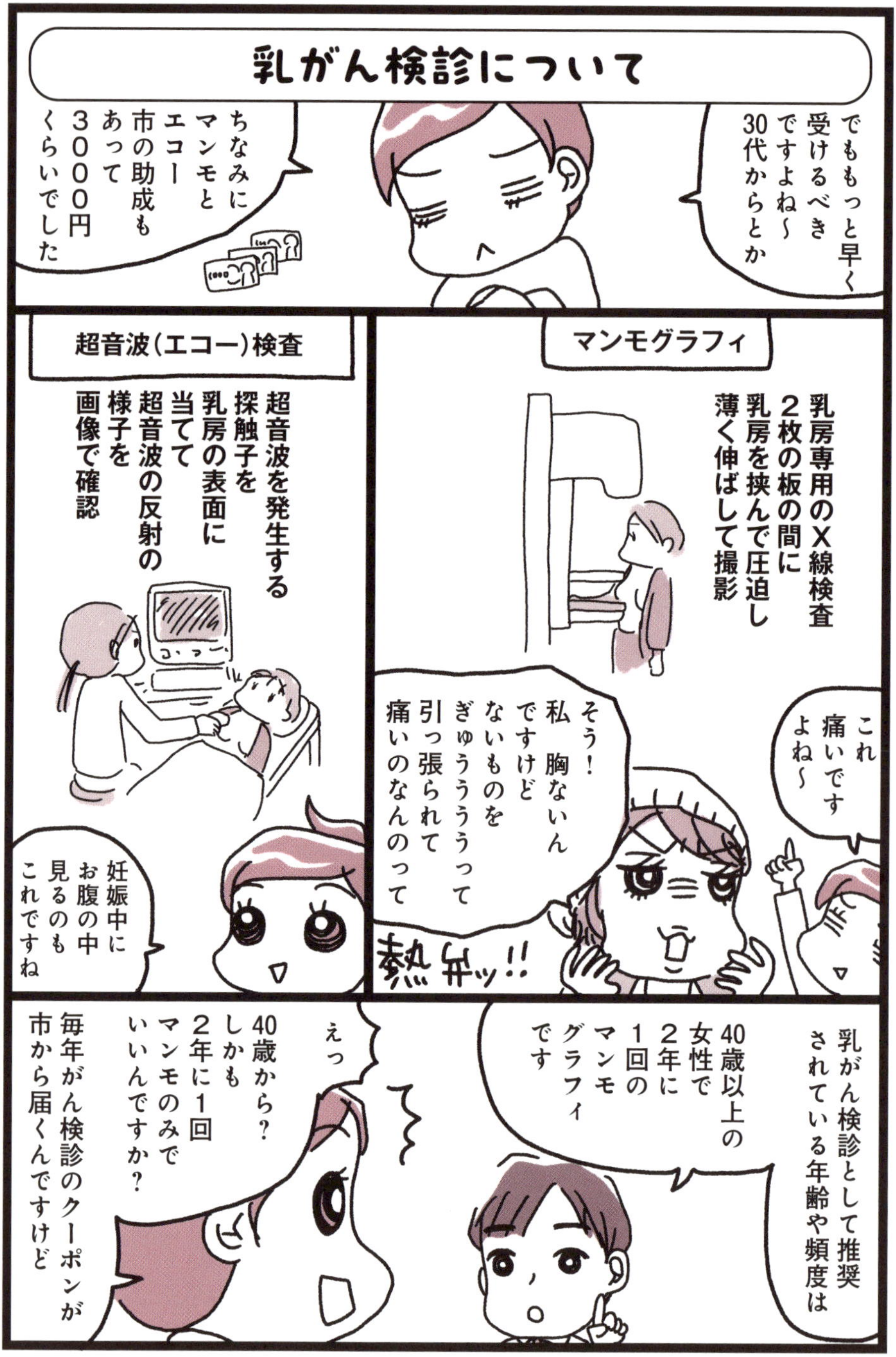

乳がん検診について
でももっと早く受けるべきですよね〜30代からとか
ちなみにマンモとエコー市の助成もあって3000円くらいでした
マンモグラフィ
乳房専用のX線検査 2枚の板の間に乳房を挟んで圧迫し薄く伸ばして撮影
超音波(エコー)検査
超音波を発生する探触子を乳房の表面に当てて超音波の反射の様子を画像で確認
これ痛いですよね〜
そう! 私 胸ないんですけど ないものをぎゅううううって引っ張られて痛いのなんのって
熱弁ッ!!
妊娠中にお腹の中見るのもこれですね
乳がん検診として推奨されている年齢や頻度は
40歳以上の女性で2年に1回のマンモグラフィです
えっ
40歳から? しかも2年に1回マンモのみでいいんですか?
毎年がん検診のクーポンが市から届くんですけど

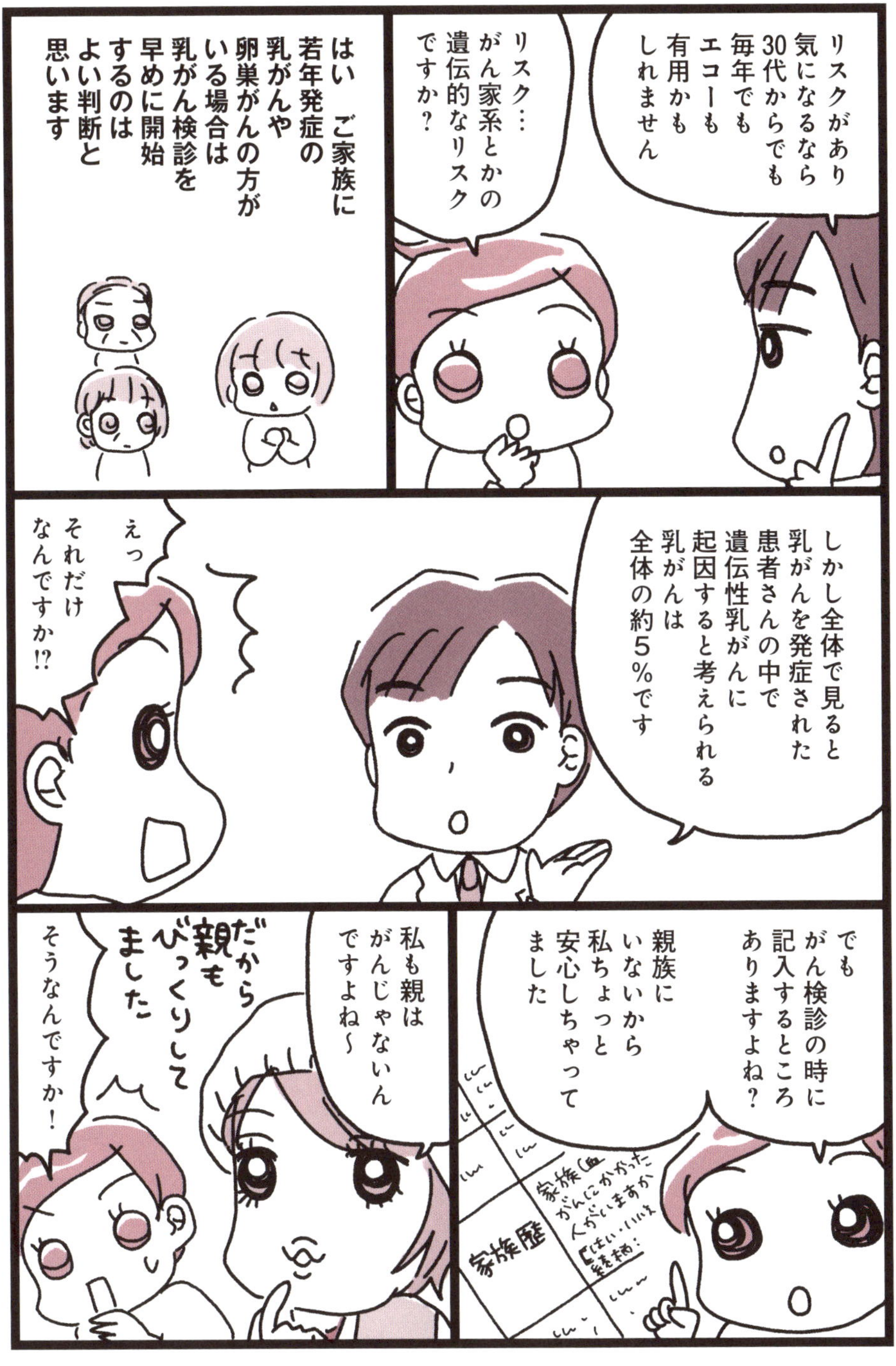

リスクがあり気になるなら30代からでも毎年でもエコーも有用かもしれません
リスク…がん家系とかの遺伝的なリスクですか？
はい　ご家族に若年発症の乳がんや卵巣がんの方がいる場合は乳がん検診を早めに開始するのはよい判断と思います
しかし全体で見ると乳がんを発症された患者さんの中で遺伝性乳がんに起因すると考えられる乳がんは全体の約５％です
えっ それだけなんですか!?
でもがん検診の時に記入するところありますよね？
親族にいないから私ちょっと安心しちゃってました
家族歴
がんにかかった人がいますか
私も親はがんじゃないんですよね～
だから親もびっくりしてました
そうなんですか！

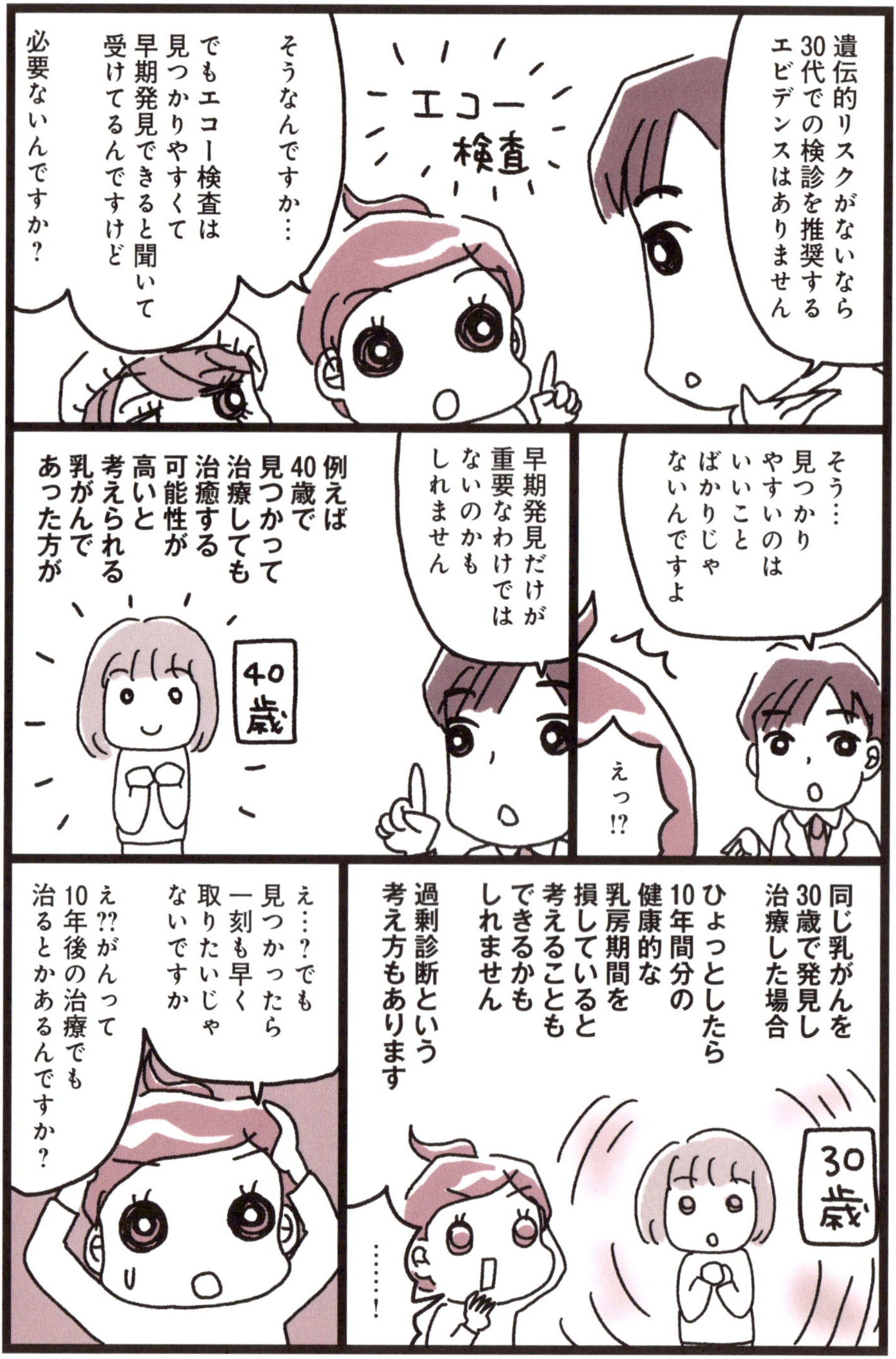
遺伝的リスクがないなら30代での検診を推奨するエビデンスはありません
エコー検査
そうなんですか…でもエコー検査は見つかりやすくて早期発見できると聞いて受けてるんですけど必要ないんですか？
そう…見つかりやすいのはいいことばかりじゃないんですよ
えっ⁉
早期発見だけが重要なわけではないのかもしれません
例えば40歳で見つかって治療しても治癒する可能性が高いと考えられる乳がんであった方が
40歳
同じ乳がんを30歳で発見し治療した場合
ひょっとしたら10年間分の健康的な乳房期間を損していると考えることもできるかもしれません
過剰診断という考え方もあります
30歳
……！
え…？でも見つかったら一刻も早く取りたいじゃないですか
え⁇がんって10年後の治療でも治るとかあるんですか？

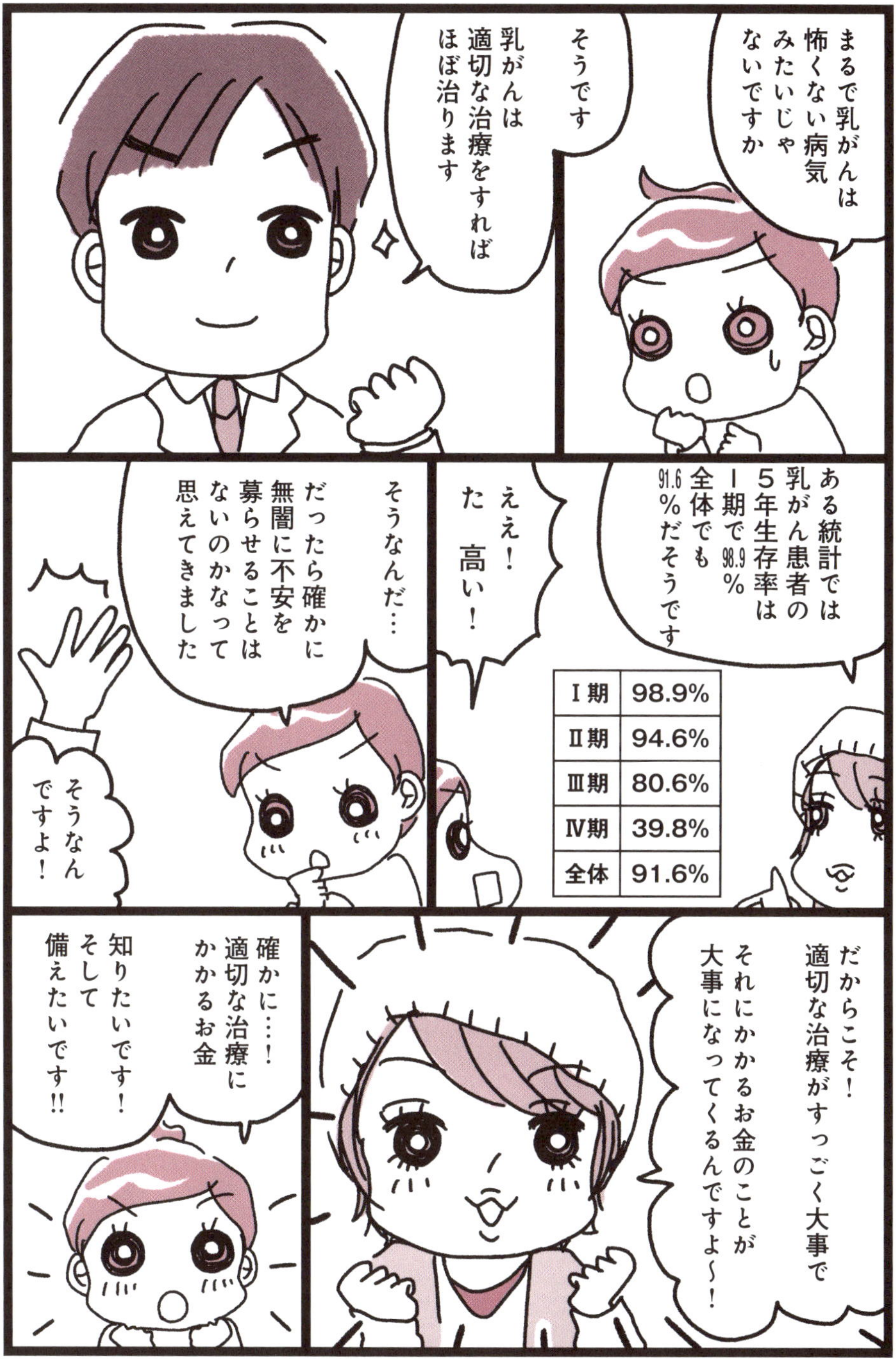

まるで乳がんは怖くない病気みたいじゃないですか
そうです 乳がんは適切な治療をすればほぼ治ります
ある統計では乳がん患者の5年生存率はⅠ期で98.9%全体でも91.6%だそうです
ええ！ た 高い！
Ⅰ期 98.9%
Ⅱ期 94.6%
Ⅲ期 80.6%
Ⅳ期 39.8%
全体 91.6%
そうなんだ… だったら確かに無闇に不安を募らせることはないのかなって思えてきました
そうなんですよ！
だからこそ！ 適切な治療がすっごく大事で それにかかるお金のことが大事になってくるんですよ〜！
確かに…！ 適切な治療にかかるお金
知りたいです！ そして備えたいです!!

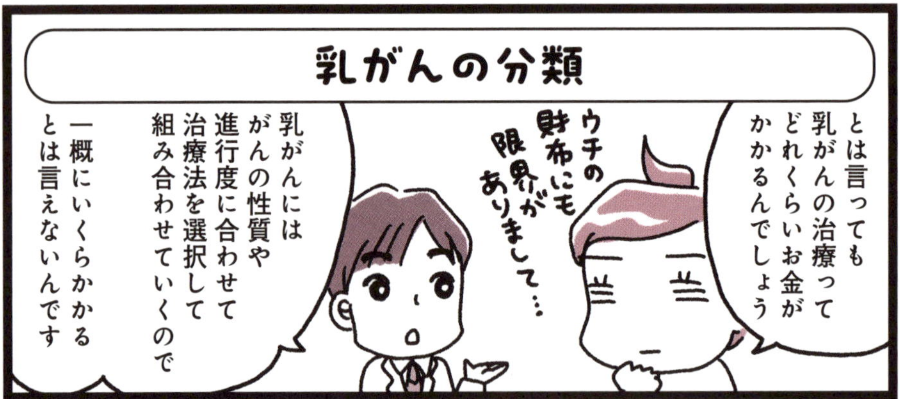
乳がんの分類
とは言っても乳がんの治療ってどれくらいお金がかかるんでしょう
ウチの財布にも限界がありまして…
乳がんにはがんの性質や進行度に合わせて治療法を選択して組み合わせていくので一概にいくらかかるとは言えないんです

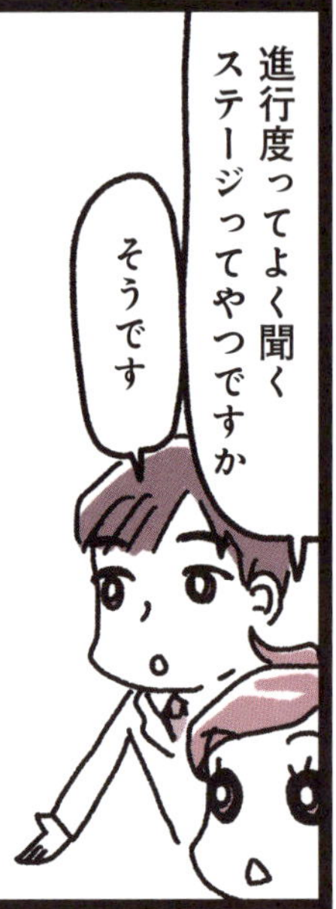
進行度ってよく聞くステージってやつですか
そうです

乳がんのステージ		
	がんの大きさ	リンパ節転移
0期	非浸潤がん	なし
Ⅰ期	2cm以下	なし
Ⅱ A期	2cm以下	腋窩リンパ節に転移しそのリンパ節は固定されておらず動く
	2cm～5cm以下	なし
Ⅱ B期	2cm～5cm以下	腋窩リンパ節に転移しそのリンパ節は固定されておらず動く
	5cm～	なし
Ⅲ A期	5cm以下	腋窩リンパ節に転移しそのリパ節は固定されて動かないかリンパ節が互いに癒着している。または腋窩リンパ節に転移はないが内胸リンパ節に転移がある
	5cm～	腋窩リンパ節か内胸リンパ節に転移がある
Ⅲ B期	がんの大きさやリンパ節転移の有無に拘らず、がんが胸壁に固定されている。または、がんが皮膚に出たり皮膚が崩れたり、むくんでいる。	
Ⅲ C期	がんの大きさに拘わらず、腋窩リンパ節と内胸リンパ節の両方に転移がある。または、鎖骨の上もしくは上のリンパ節に転移がある	
Ⅳ期	がんの大きさやリンパ節転移の有無に拘わらず、骨、肝臓、肺、脳など他の臓器への遠隔転移がある	

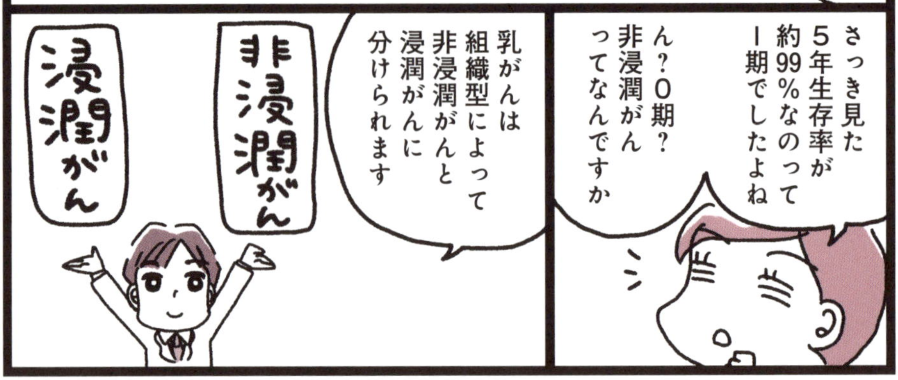
さっき見た5年生存率が約99%なのってI期でしたよね
ん?0期?非浸潤がんってなんですか
乳がんは組織型によって非浸潤がんと浸潤がんに分けられます
非浸潤がん
浸潤がん

非浸潤がん
先ほど乳がんは乳腺組織の小葉からその通路となる乳管に移行する部位から発生すると言いましたが
この乳管の内側にとどまっているものを非浸潤がんと言います
リンパ筋や遠くの臓器に転移することはなく真の意味での早期がんです
この段階で見つかるのは現在のところ乳がん全体の10～20%です
結構多い！
がん
乳腺組織
乳管から出てない
浸潤がん
対して乳管の壁を壊しがんが周りの組織にまでおよんだものを浸潤がんと言います
リンパ節や遠隔臓器に転移する可能性があり
非浸潤がんを放置すると浸潤がんになっていくことがわかっています
乳管から出た！
リンパ節
骨
肝臓
肺
脳
そうなんですね…
これってマンモやエコーの後で乳がんとわかってからの精密検査で調べるんですか？
そうですね診断の後で様々な検査をしますし治療中にもします

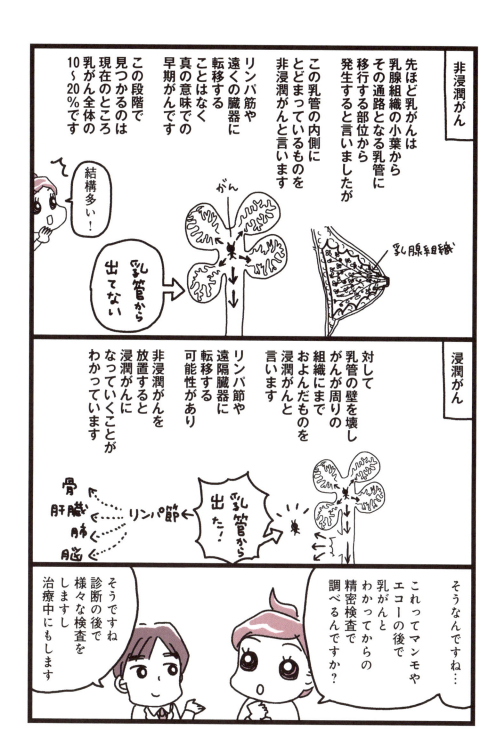

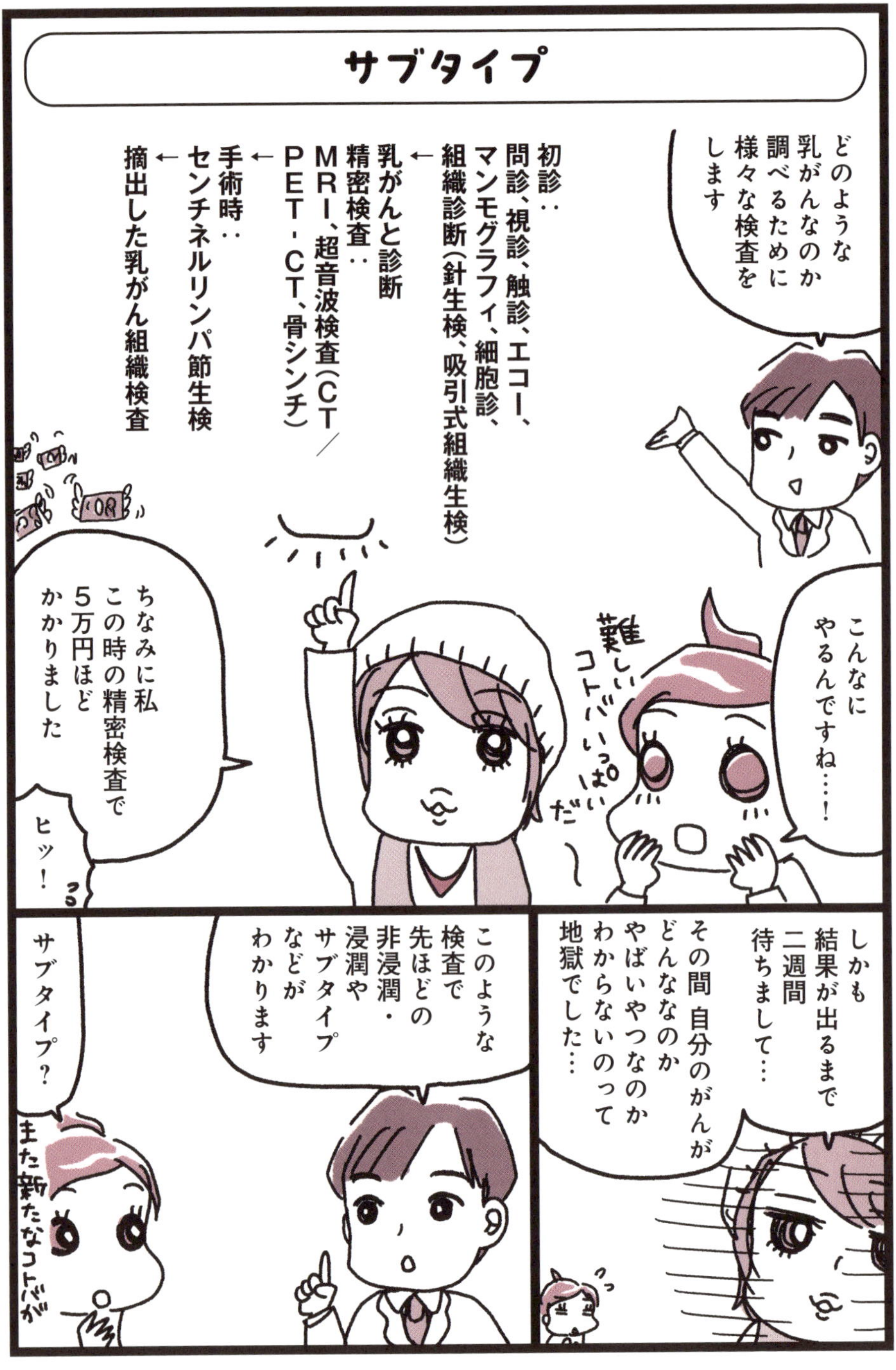
サブタイプ
どのような乳がんなのか調べるために様々な検査をします
初診：問診、視診、触診、エコー、マンモグラフィ、細胞診、組織診断（針生検、吸引式組織生検）
← 乳がんと診断
精密検査：MRI、超音波検査（CT／PET・CT、骨シンチ）
← 手術時：センチネルリンパ節生検
← 摘出した乳がん組織検査
こんなにやるんですね……！
難しいコトバいっぱいだ〜
ちなみに私この時の精密検査で5万円ほどかかりました
ヒッ！
しかも結果が出るまで二週間待ちまして…
その間自分のがんがどんなのかやばいやつなのかわからないのって地獄でした…
このような検査で先ほどの非浸潤・浸潤やサブタイプなどがわかります
サブタイプ？
また新たなコトバが

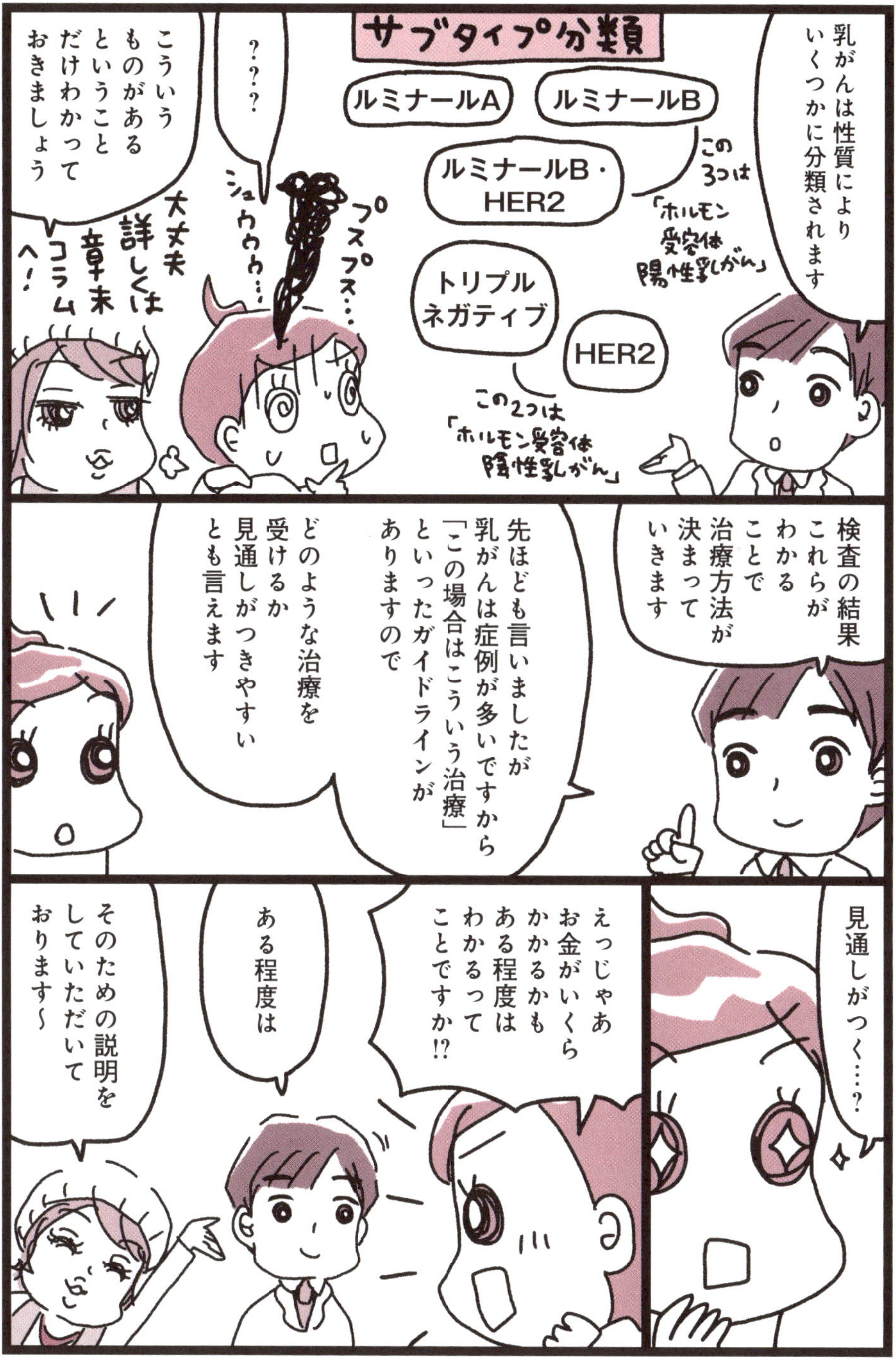
乳がんは性質により いくつかに分類されます
サブタイプ分類
ルミナールA
ルミナールB
ルミナールB・HER2
この3つは「ホルモン受容体陽性乳がん」
トリプルネガティブ
HER2
この2つは「ホルモン受容体陰性乳がん」
プスプス…
シュウウウ…
？？？
こういうものがあるということだけわかっておきましょう
大丈夫 詳しくは章末コラムへ！
検査の結果これらがわかることで治療方法が決まっていきます
先ほども言いましたが乳がんは症例が多いですから「この場合はこういう治療」といったガイドラインがありますので
どのような治療を受けるか見通しがつきやすいとも言えます
見通しがつく…？
えっじゃあお金がいくらかかるかもある程度はわかるってことですか!?
ある程度は
そのための説明をしていただいております〜

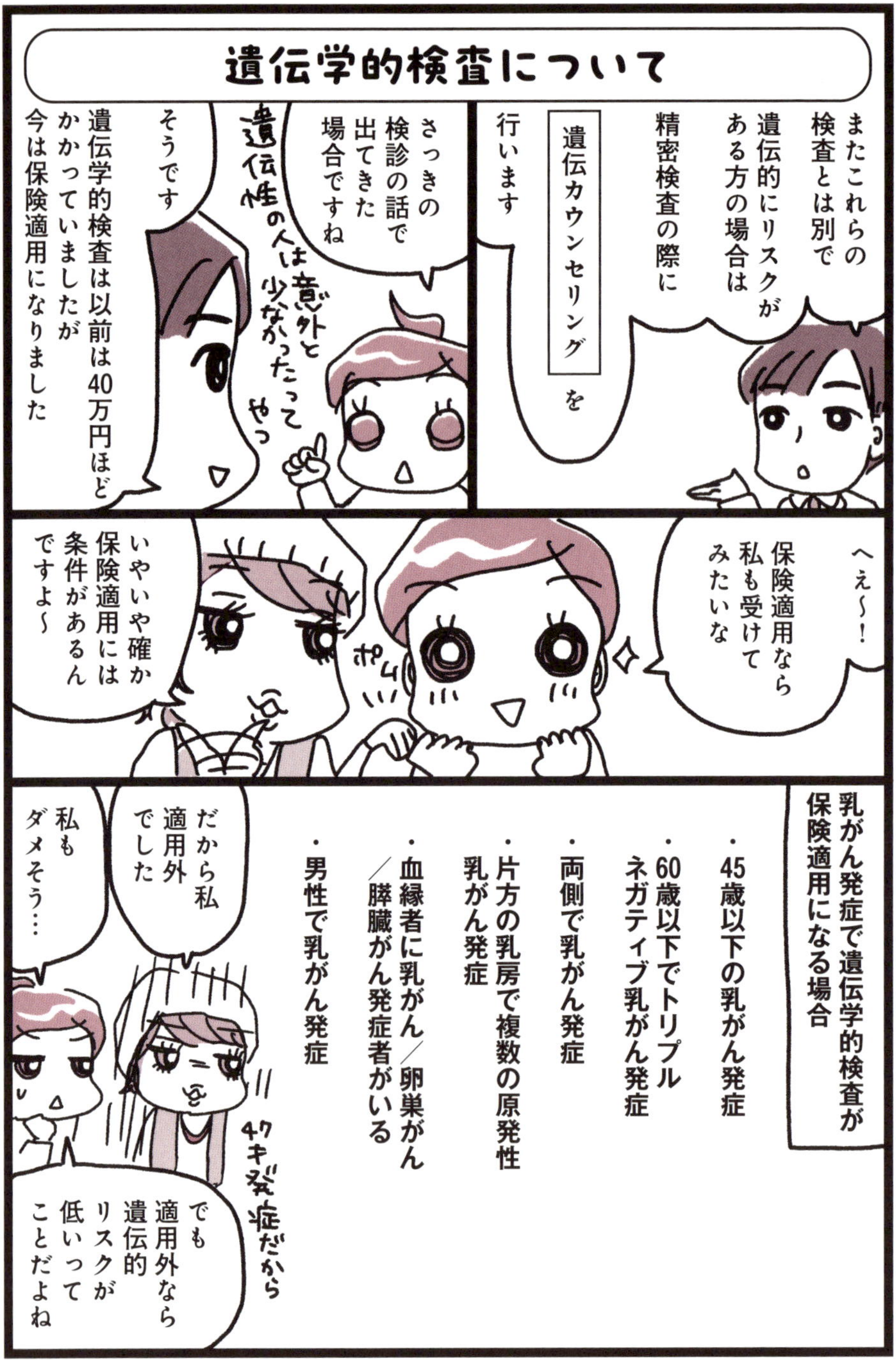
遺伝学的検査について
またこれらの検査とは別で遺伝的にリスクがある方の場合は精密検査の際に
遺伝カウンセリング を 行います
さっきの検診の話で出てきた場合ですね
遺伝性の人は意外と少なかったってやつ
そうです
遺伝学的検査は以前は40万円ほどかかっていましたが今は保険適用になりました
へぇ〜！
保険適用なら私も受けてみたいな
ポム
いやいや確か保険適用には条件があるんですよ〜
乳がん発症で遺伝学的検査が保険適用になる場合
・45歳以下の乳がん発症
・60歳以下でトリプルネガティブ乳がん発症
・両側で乳がん発症
・片方の乳房で複数の原発性乳がん発症
・血縁者に乳がん／卵巣がん／膵臓がん発症者がいる
・男性で乳がん発症
だから私適用外でした
私もダメそう…
47キ発症だから
でも適用外なら遺伝的リスクが低いってことだよね

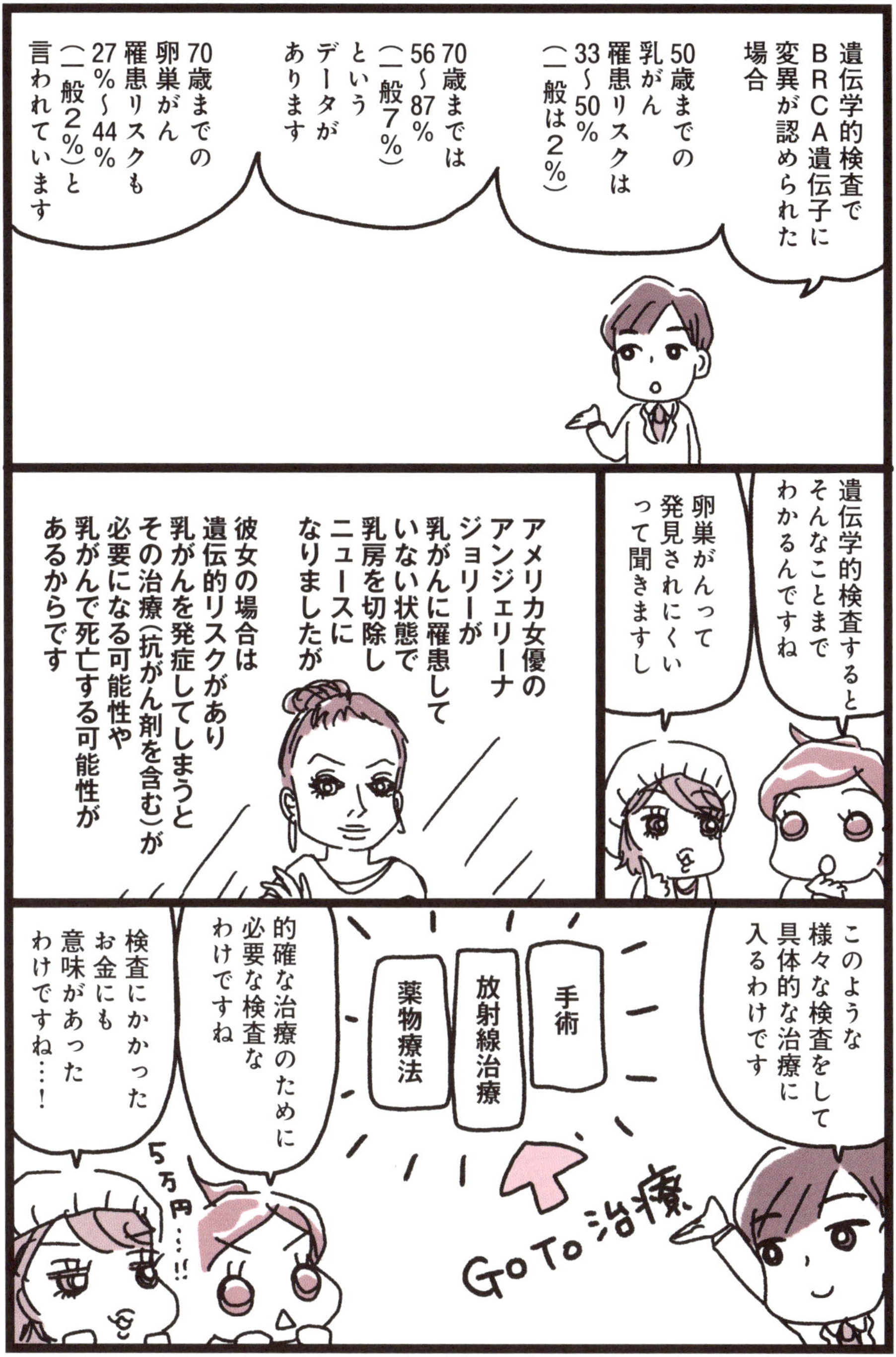

遺伝学的検査でＢＲＣＡ遺伝子に変異が認められた場合
50歳までの乳がん罹患リスクは33～50%（一般は２%）
70歳までは56～87%（一般７%）というデータがあります
70歳までの卵巣がん罹患リスクも27%～44%（一般２%）と言われています
遺伝学的検査するとそんなことまでわかるんですね
卵巣がんって発見されにくいって聞きますし
アメリカ女優のアンジェリーナジョリーが乳がんに罹患していない状態で乳房を切除しニュースになりましたが
彼女の場合は遺伝的リスクがあり乳がんを発症してしまうとその治療（抗がん剤を含む）が必要になる可能性や乳がんで死亡する可能性があるからです
このような様々な検査をして具体的な治療に入るわけです
手術
放射線治療
薬物療法
GoTo治療
的確な治療のために必要な検査なわけですね
5万円…!!
検査にかかったお金にも意味があったわけですね…！

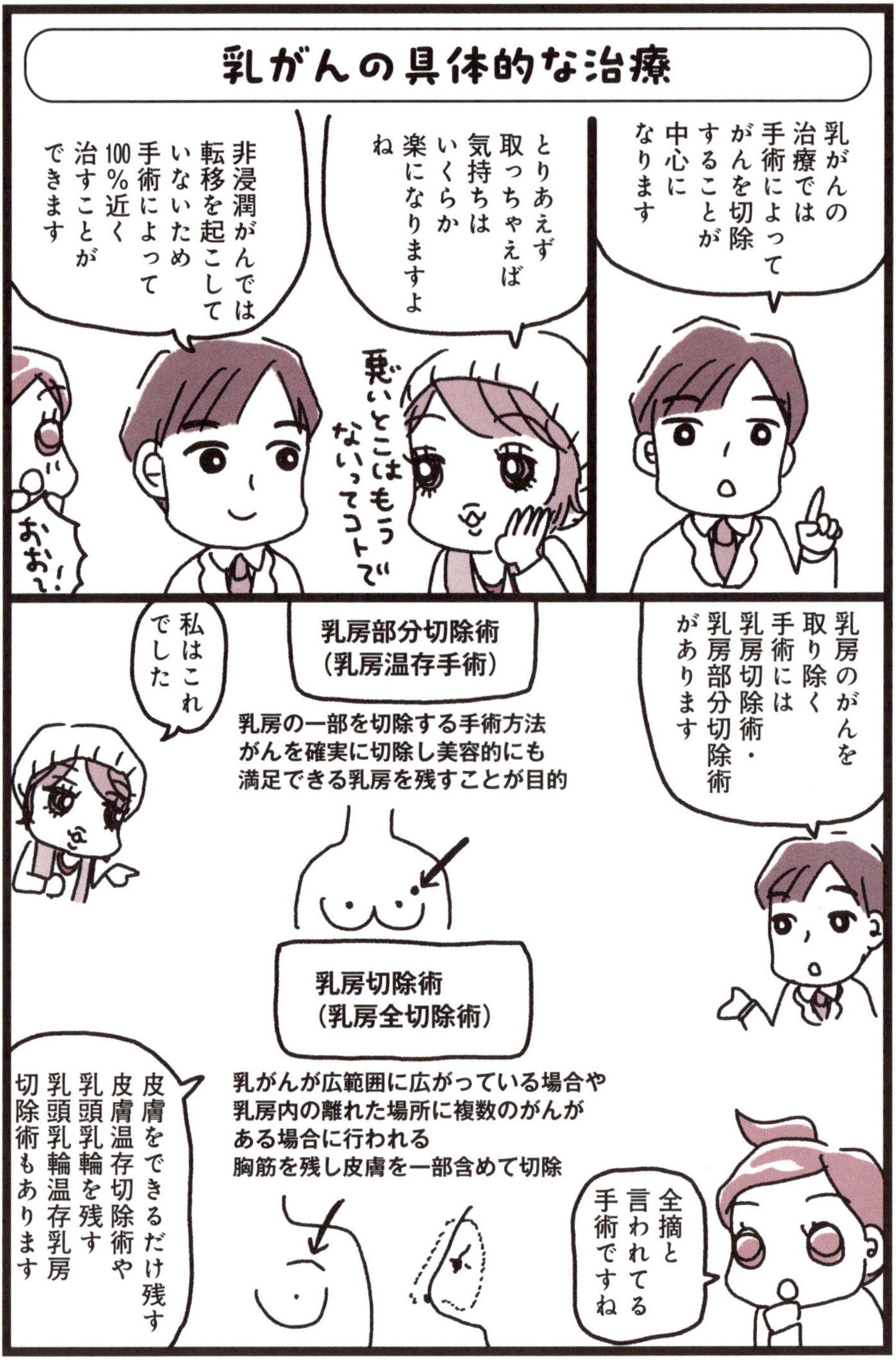

乳がんの具体的な治療
乳がんの治療では手術によってがんを切除することが中心になります
とりあえず取っちゃえば気持ちはいくらか楽になりますよね
悪いとこはもうないってコトで
非浸潤がんでは転移を起こしていないため手術によって100%近く治すことができます
おお〜!
乳房のがんを取り除く手術には乳房切除術・乳房部分切除術があります
乳房部分切除術（乳房温存手術）
乳房の一部を切除する手術方法
がんを確実に切除し美容的にも
満足できる乳房を残すことが目的
私はこれでした
乳房切除術（乳房全切除術）
乳がんが広範囲に広がっている場合や
乳房内の離れた場所に複数のがんが
ある場合に行われる
胸筋を残し皮膚を一部含めて切除
全摘と言われてる手術ですね
皮膚をできるだけ残す皮膚温存切除術や乳頭乳輪を残す乳頭乳輪温存乳房切除術もあります

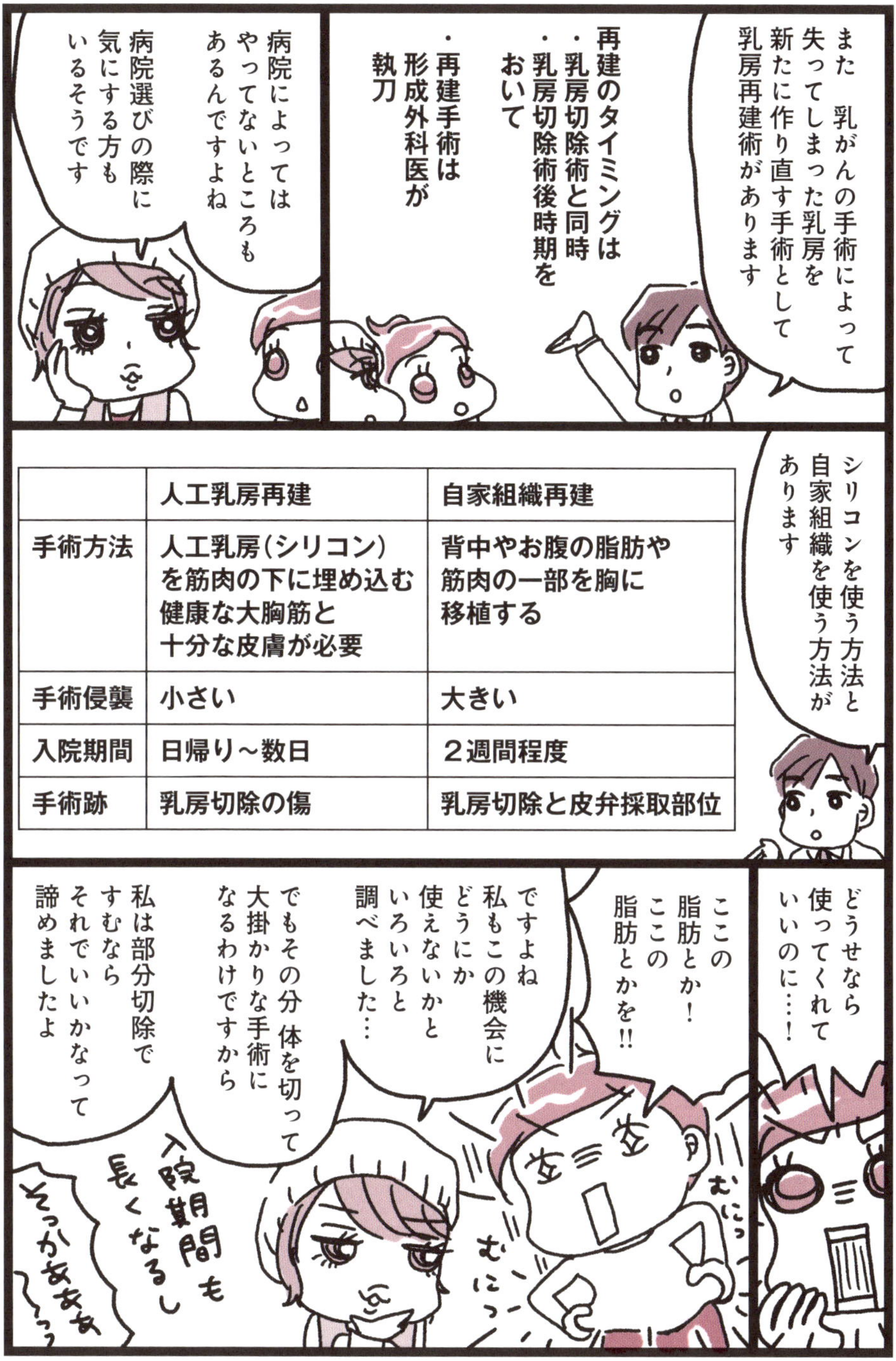

	人工乳房再建	自家組織再建
手術方法	人工乳房(シリコン)を筋肉の下に埋め込む 健康な大胸筋と十分な皮膚が必要	背中やお腹の脂肪や筋肉の一部を胸に移植する
手術侵襲	小さい	大きい
入院期間	日帰り〜数日	２週間程度
手術跡	乳房切除の傷	乳房切除と皮弁採取部位

センチネルリンパ節：がん細胞がリンパ管に
転移する際に最初に辿り着くリンパ節
ここのみを切除して転移がないか調べる

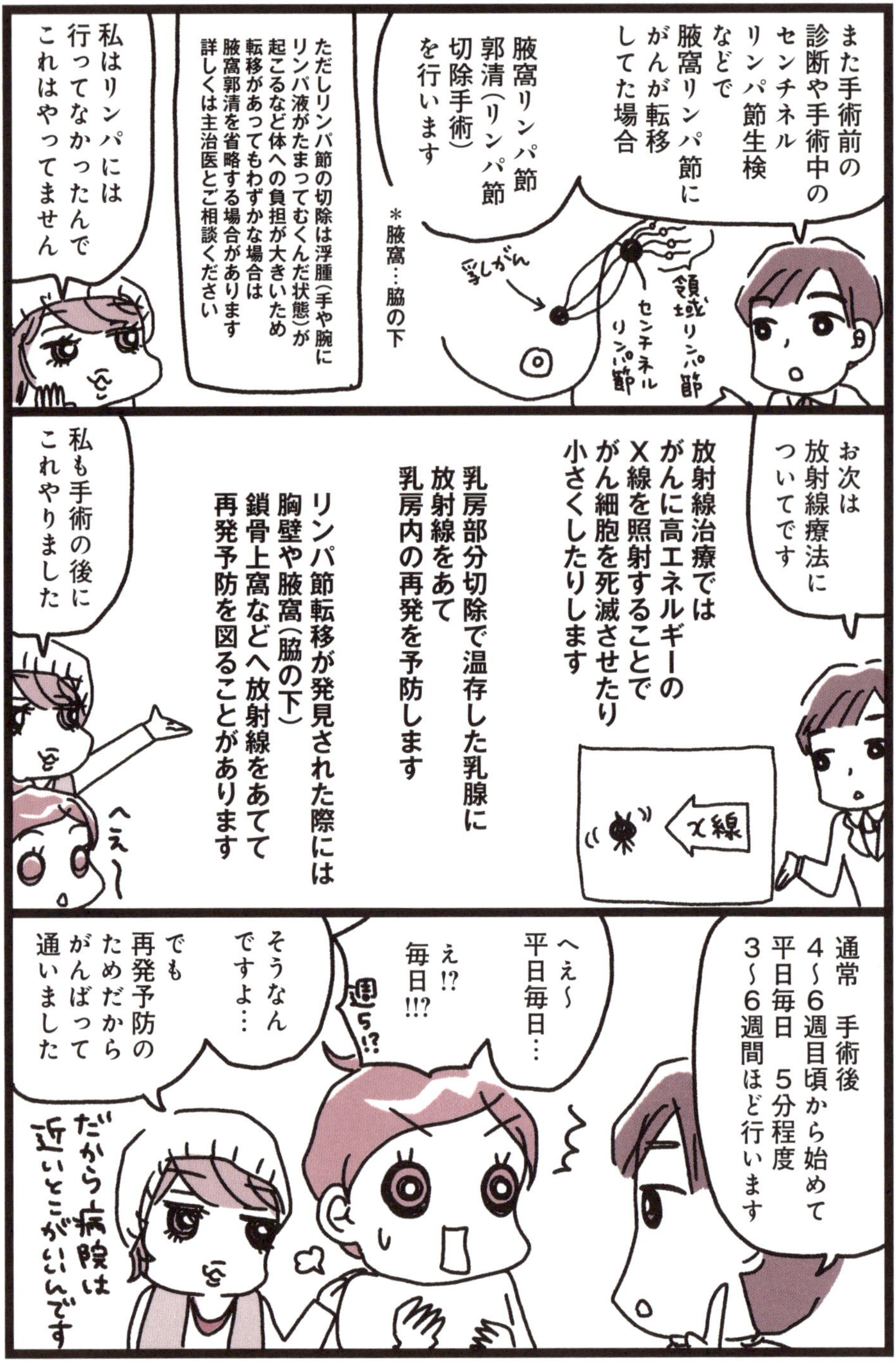

また手術前の診断や手術中のセンチネルリンパ節生検などで腋窩リンパ節にがんが転移してた場合
腋窩リンパ節郭清（リンパ節切除手術）を行います
＊腋窩…脇の下
乳がん
領域リンパ節
センチネルリンパ節
ただしリンパ節の切除は浮腫（手や腕にリンパ液がたまってむくんだ状態）が起こるなど体への負担が大きいため転移があってもわずかな場合は腋窩郭清を省略する場合があります
詳しくは主治医とご相談ください
私はリンパには行ってなかったんでこれはやってません
お次は放射線療法についてです
放射線治療ではがんに高エネルギーのX線を照射することでがん細胞を死滅させたり小さくしたりします
乳房部分切除で温存した乳腺に放射線をあて乳房内の再発を予防します
リンパ節転移が発見された際には胸壁や腋窩（脇の下）鎖骨上窩などへ放射線をあてて再発予防を図ることがあります
X線
私も手術の後にこれやりました
へぇ〜
通常 手術後4〜6週目頃から始めて平日毎日 5分程度3〜6週間ほど行います
へぇ〜平日毎日…
え!? 毎日!!?
週5!?
そうなんですよ…
でも再発予防のためだからがんばって通いました
だから病院は近いとこがいいんです

(※参照画見て)

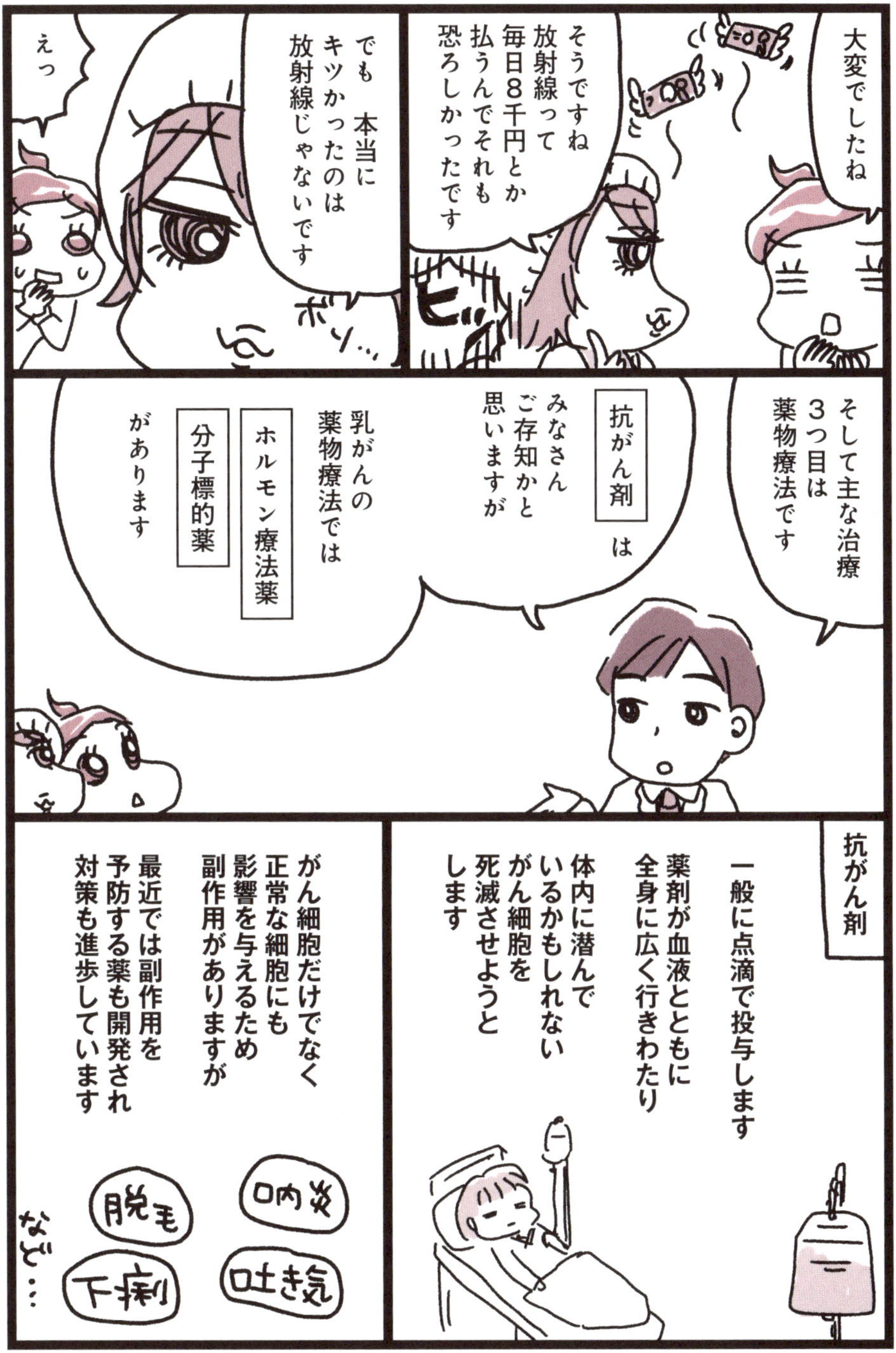
大変でしたね
そうですね 放射線って 毎日8千円とか 払うんでそれも 恐ろしかったです
でも 本当に キツかったのは 放射線じゃないです
ボソ…
えっ
そして主な治療 3つ目は 薬物療法です
抗がん剤 は みなさん ご存知かと 思いますが
乳がんの 薬物療法では ホルモン療法薬 分子標的薬 があります
抗がん剤
一般に点滴で投与します
薬剤が血液とともに 全身に広く行きわたり 体内に潜んで いるかもしれない がん細胞を 死滅させようと します
がん細胞だけでなく 正常な細胞にも 影響を与えるため 副作用がありますが 最近では副作用を 予防する薬も開発され 対策も進歩しています
口内炎
吐き気
脱毛
下痢
など…

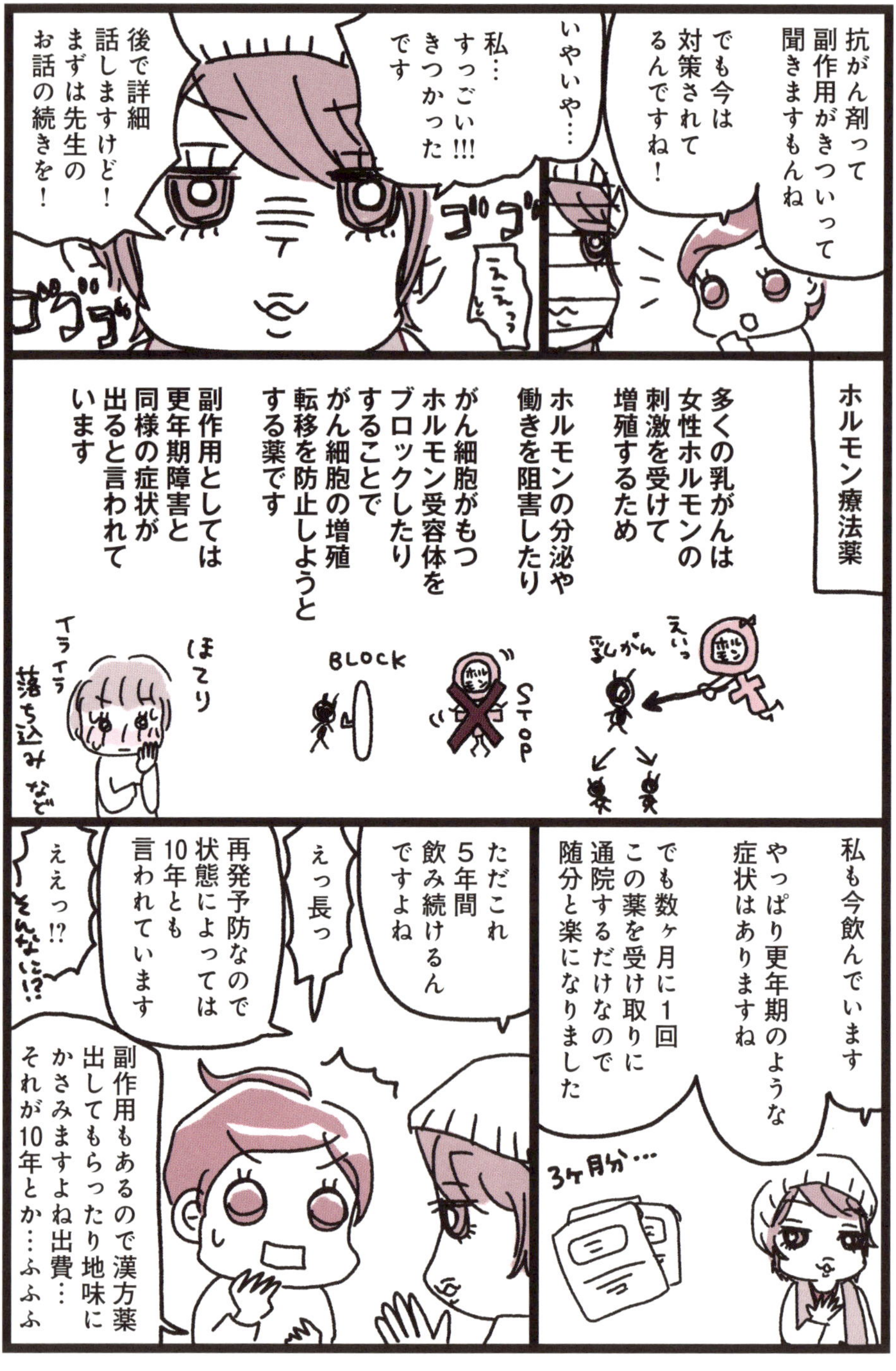
抗がん剤って副作用がきついって聞きますもんね
でも今は対策されてるんですね！
いやいや…
私…すっごい!!!きつかったです
ゴゴ
後で詳細話しますけど！まずは先生のお話の続きを！
ゴゴゴ
ホルモン療法薬
多くの乳がんは女性ホルモンの刺激を受けて増殖するため
ホルモンの分泌や働きを阻害したり
がん細胞がもつホルモン受容体をブロックしたりすることでがん細胞の増殖転移を防止しようとする薬です
副作用としては更年期障害と同様の症状が出ると言われています
えいっ
ホルモン
乳がん
STOP
BLOCK
ほてり
イライラ
落ち込み など
私も今飲んでいます
やっぱり更年期のような症状はありますね
でも数ヶ月に1回この薬を受け取りに通院するだけなので随分と楽になりました
3ヶ月分…
ただこれ5年間飲み続けるんですよね
えっ長っ
再発予防なので状態によっては10年とも言われています
ええっ!?
そんなに!?
副作用もあるので漢方薬出してもらったり地味にかさみますよね出費…それが10年とか…ふふふ

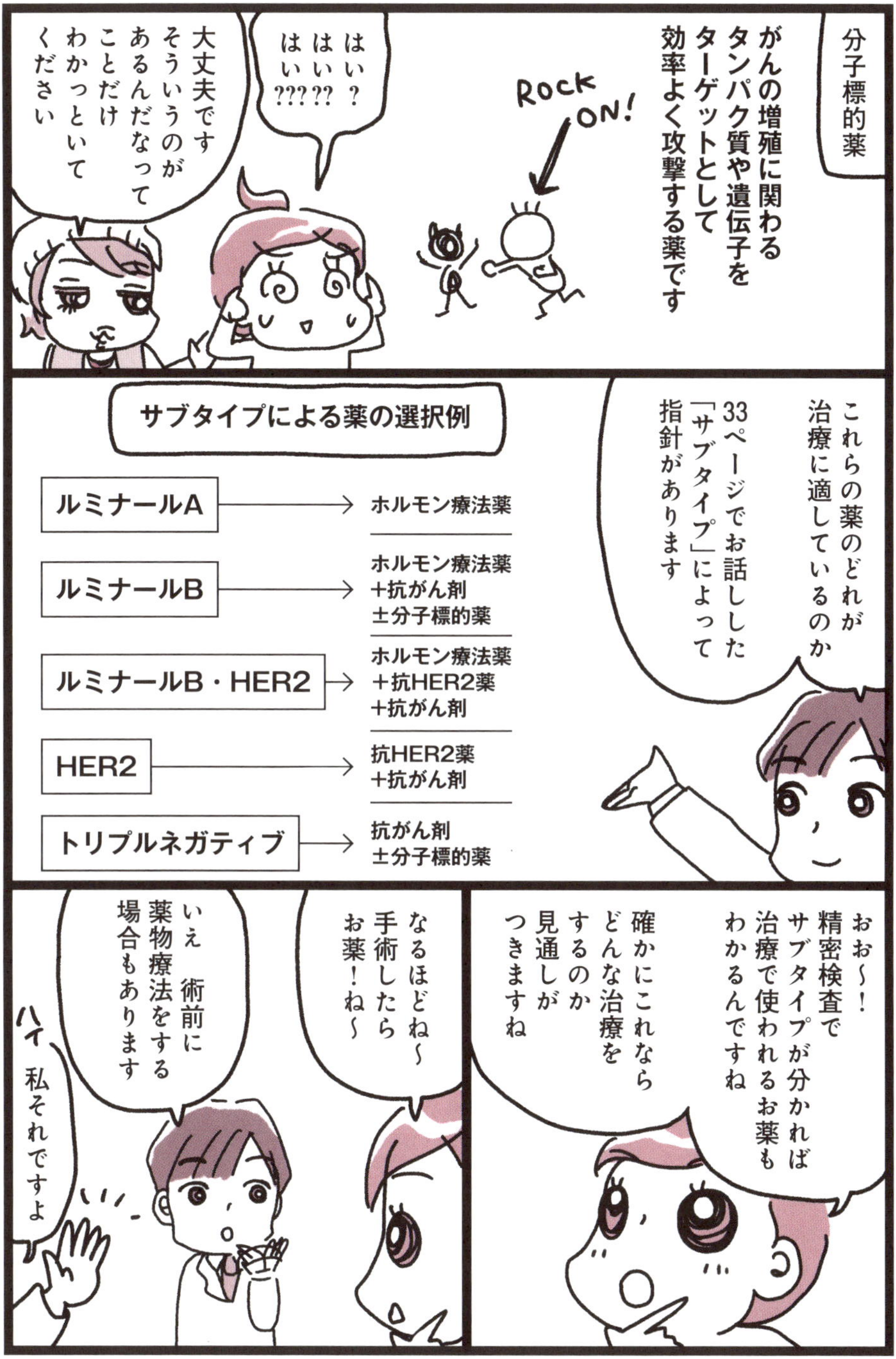
分子標的薬
がんの増殖に関わるタンパク質や遺伝子をターゲットとして効率よく攻撃する薬です
ROCK ON!
はい？ はい？？ はい？？？
大丈夫ですそういうのがあるんだなってことだけわかっといてください
これらの薬のどれが治療に適しているのか33ページでお話しした「サブタイプ」によって指針があります
サブタイプによる薬の選択例
ルミナールA → ホルモン療法薬
ルミナールB → ホルモン療法薬 ＋抗がん剤 ±分子標的薬
ルミナールB・HER2 → ホルモン療法薬 ＋抗HER2薬 ＋抗がん剤
HER2 → 抗HER2薬 ＋抗がん剤
トリプルネガティブ → 抗がん剤 ±分子標的薬
おお～！精密検査でサブタイプが分かれば治療で使われるお薬もわかるんですね
確かにこれならどんな治療をするのか見通しがつきますね
なるほどね～手術したらお薬！ね～
いえ 術前に薬物療法をする場合もあります
ハイ
私それですよ

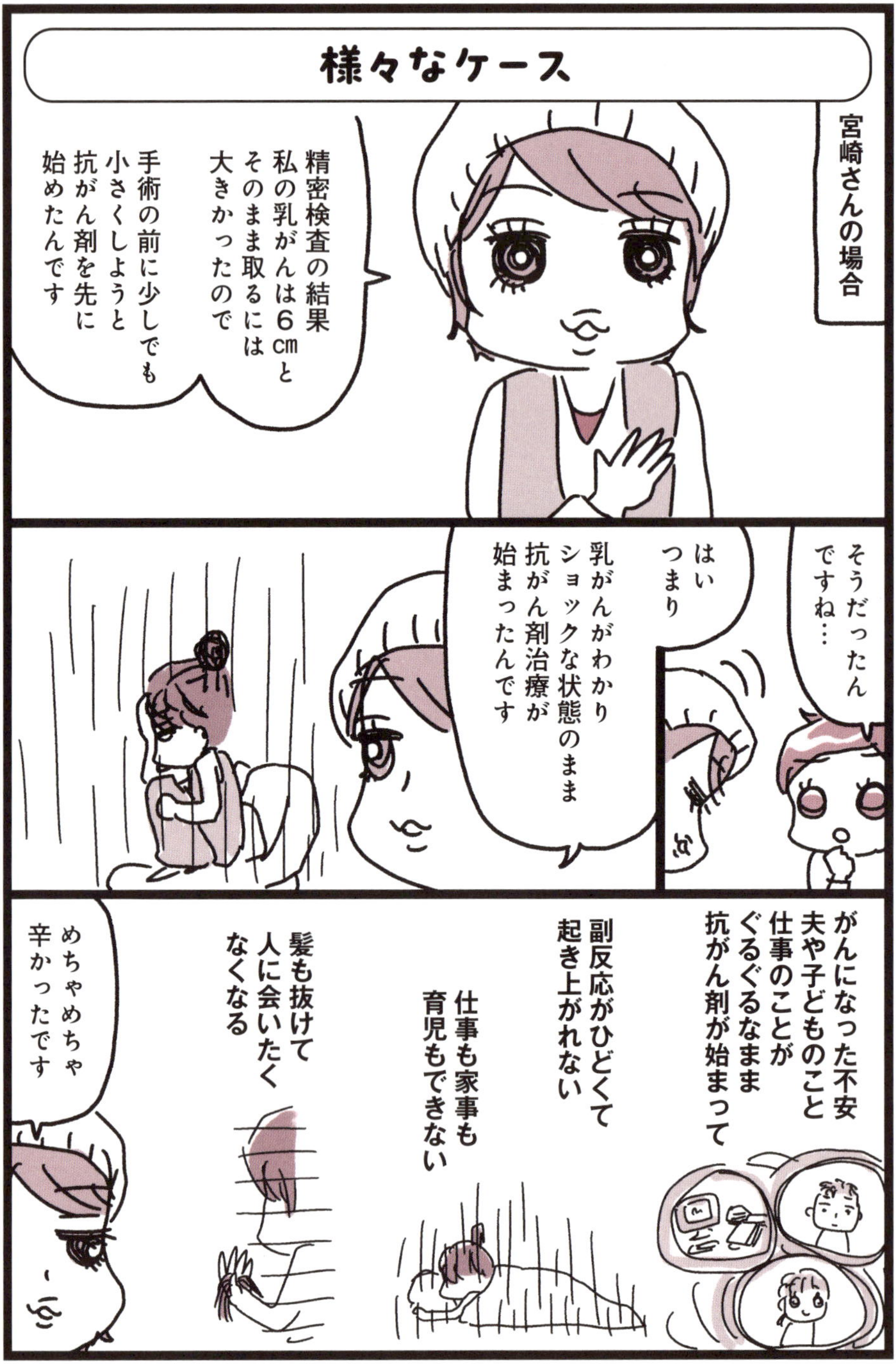
様々なケース
宮崎さんの場合
精密検査の結果私の乳がんは6㎝とそのまま取るには大きかったので手術の前に少しでも小さくしようと抗がん剤を先に始めたんです
そうだったんですね…
はい つまり乳がんがわかりショックな状態のまま抗がん剤治療が始まったんです
がんになった不安夫や子どものこと仕事のことがぐるぐるなまま抗がん剤が始まって
副反応がひどくて起き上がれない
仕事も家事も育児もできない
髪も抜けて人に会いたくなくなる
めちゃめちゃ辛かったです

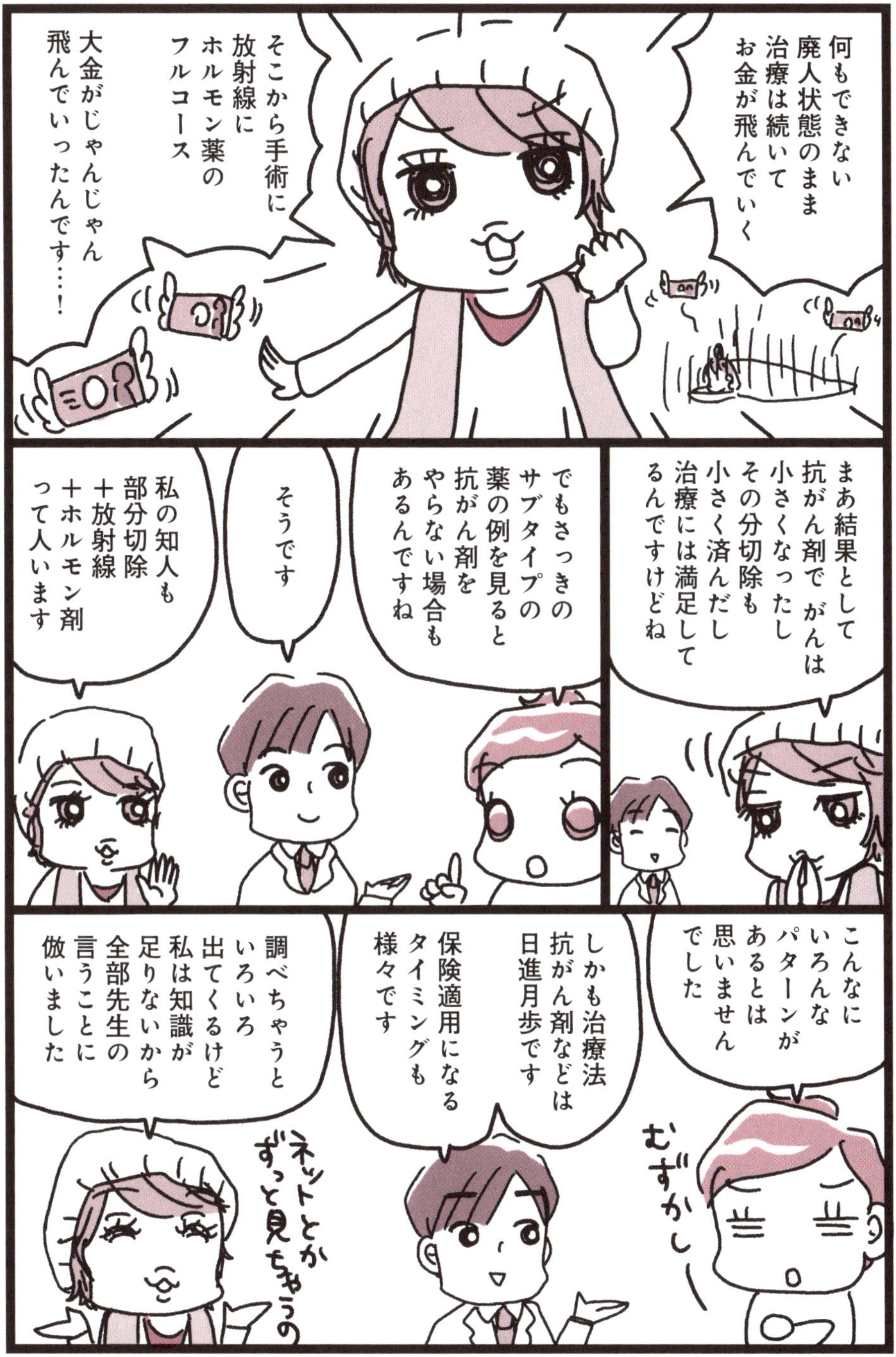
何もできない廃人状態のまま治療は続いてお金が飛んでいく
そこから手術に放射線にホルモン薬のフルコース
大金がじゃんじゃん飛んでいったんです…！
まあ結果として抗がん剤で がんは小さくなったしその分切除も小さく済んだし治療には満足してるんですけどね
でもさっきのサブタイプの薬の例を見ると抗がん剤をやらない場合もあるんですね
そうです
私の知人も部分切除＋放射線＋ホルモン剤って人います
こんなにいろんなパターンがあるとは思いませんでした
しかも治療法抗がん剤などは日進月歩です
保険適用になるタイミングも様々です
むずかし
調べちゃうといろいろ出てくるけど私は知識が足りないから全部先生の言うことに倣いました
ネットとかずっと見ちゃうの

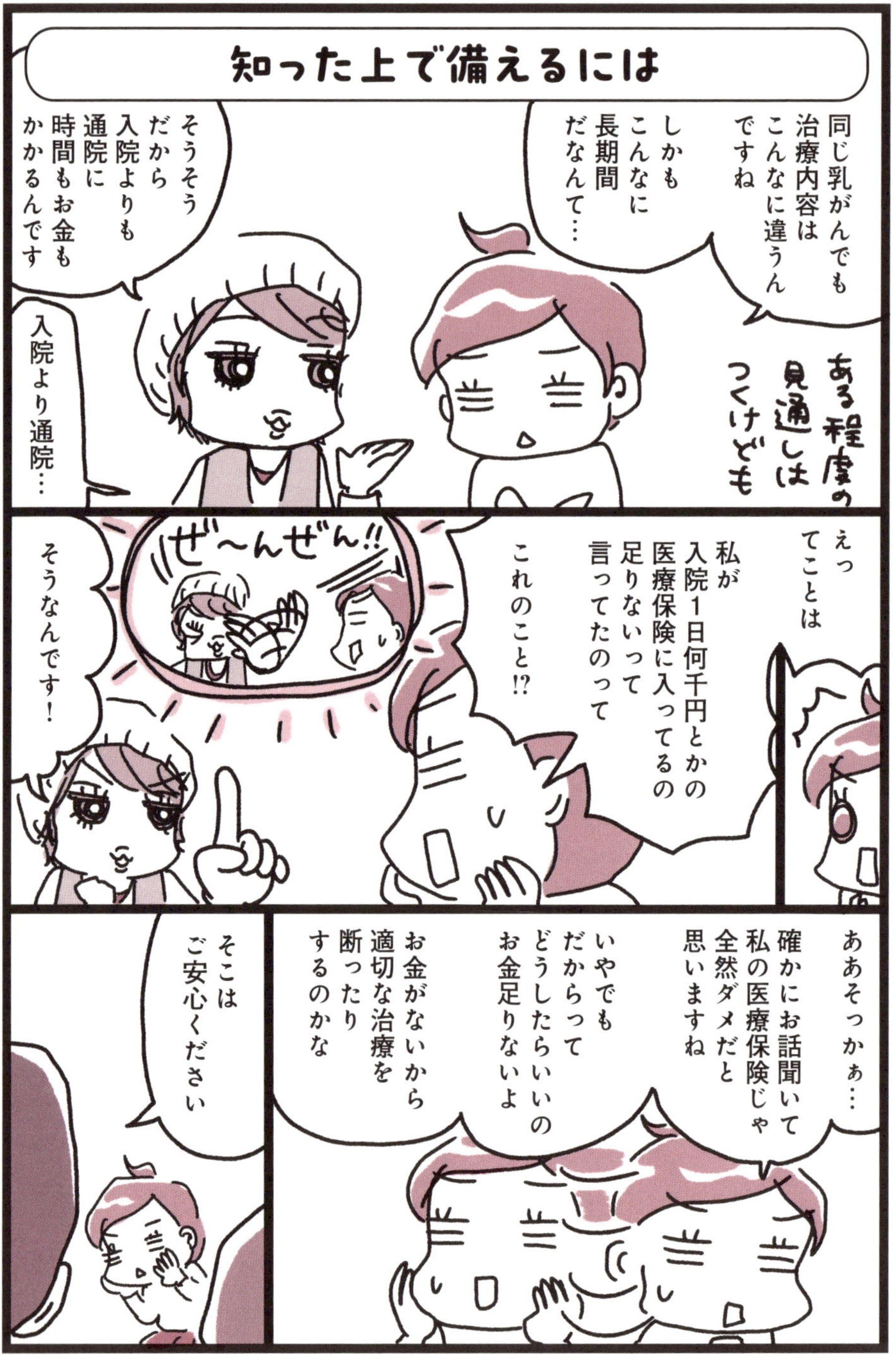
知った上で備えるには
同じ乳がんでも治療内容はこんなに違うんですね
しかもこんなに長期間だなんて…
ある程度の見通しはつくけども
そうそうだから入院よりも通院に時間もお金もかかるんです
入院より通院…
えってことは
私が入院1日何千円とかの医療保険に入ってるの足りないって言ってたのってこれのこと!?
ぜ〜んぜん!!
そうなんです!
ああそっかぁ…確かにお話聞いて私の医療保険じゃ全然ダメだと思いますね
いやでもだからってどうしたらいいのお金足りないよ
お金がないから適切な治療を断ったりするのかな
そこはご安心ください

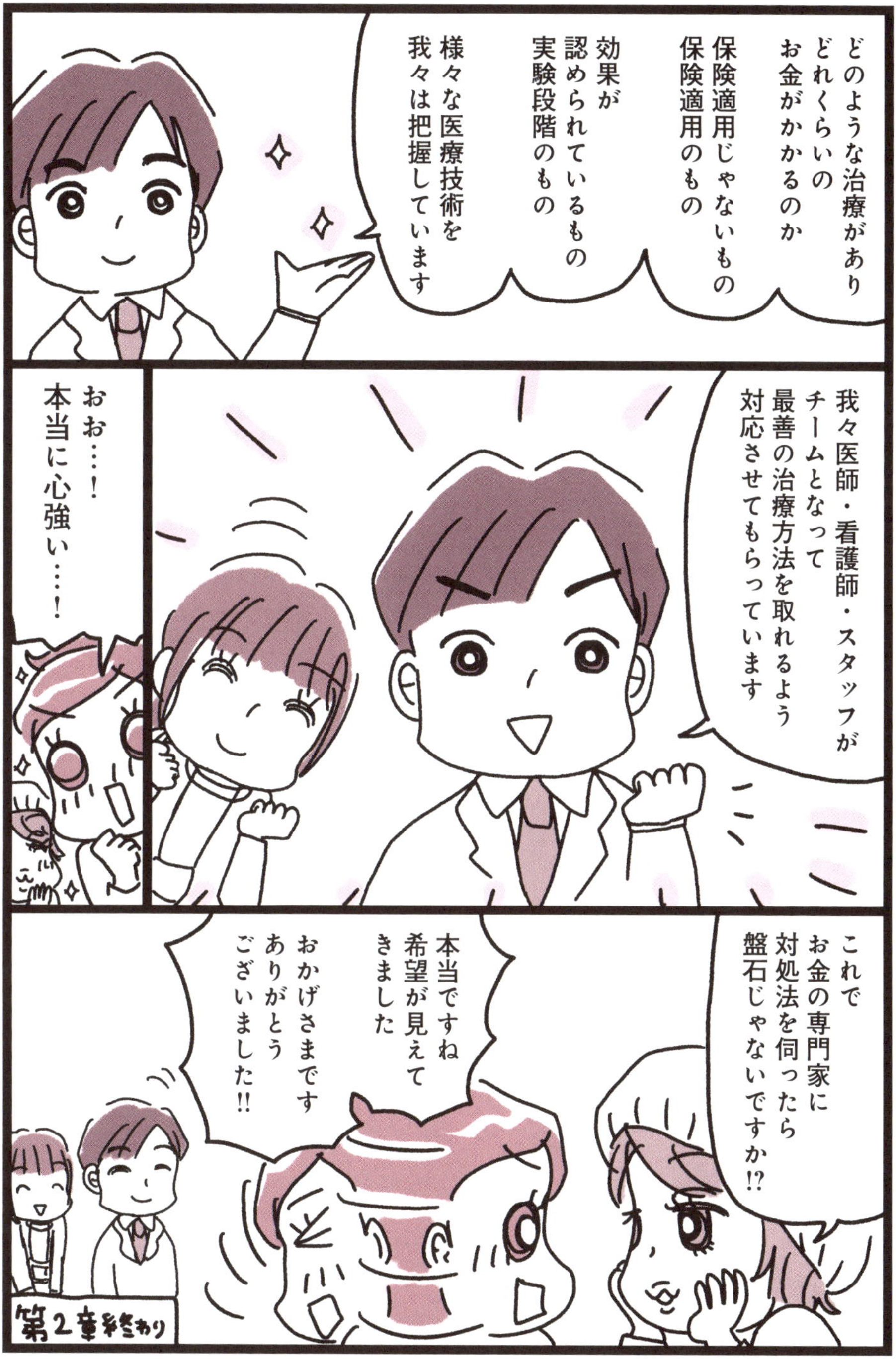
どのような治療がありどれくらいのお金がかかるのか保険適用じゃないもの保険適用のもの効果が認められているもの実験段階のもの様々な医療技術を我々は把握しています
我々医師・看護師・スタッフがチームとなって最善の治療方法を取れるよう対応させてもらっています
おお…！本当に心強い…！
これでお金の専門家に対処法を伺ったら盤石じゃないですか!?
本当ですね希望が見えてきました
おかげさまですありがとうございました!!
第2章終わり

column①

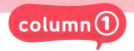

病院選び体験談

リーフさん 40代／東京都在住／フリーランス
ブログ→https://ameblo.jp/leaf0711/

「この程度なら針生検はしないよ。」パソコンに向かったまま、私の顔を見る事なく診察終了の気配。これは乳がん検診で要再検査になり、大学病院の乳腺外科へ行った時のできごとです。「不安な気持ちのまま帰れません。」そう食らいつく私に、「じゃあ、これあげる。先輩がクリニックやってるから。」とブレストクリニックのパンフレットを渡されました。

後日そこでマンモトーム生検をしましたが乳がんではありませんでした。以来、毎年同じクリニックで乳がん検診を受け続け3年後、反対側の胸にステージ1の乳がんが見つかりました。でも、クリニックでは手術は出来ません。病院選び、さてどうしよう？

通いやすさ、乳がんの年間手術数、乳腺外科に常駐の医師はいる？　入院設備は？　個室の値段は？　いわゆる“病院選び”も大事だけれど冒頭の苦い経験を踏まえて、コミュニケーションのとれる医師に主治医になって欲しい。そんな思いを胸にインターネットで探し始めてみるとまさしく理想的なサイトを発見！　それが【イシュラン】でした。

信頼できる乳がん治療をおこなっている病院を探せると同時に、医師への口コミや手紙の掲載。がん診療連携拠点病院・乳腺専門医、女性医師がいるかなどの絞り込み検索。

また、「コミュニケーションの名医」である“Warm30”というランキングまであってまさに至れり尽くせりの情報サイトでした。

病院と医師を決めたら初診をその医師の外来診察日に予約。この方法で無事、自分で選んだ医師が主治医となりストレスのない診察、治療が出来て本当に良かったです。

運任せではなく、不安や疑問をしっかりと伝えて安心して治療を受けられるように。ネットで調べたり、家族や友人に聞いたり、手段は様々ありますが、ご自身に合う病院と医師を探せると良いですね。

Yさん

40代／愛知県在住／パート主婦

定期検診で引っかかり、精密検査を受けるため自宅から車で15分ほどの距離にある乳がん専門クリニックに。職場の人が数年前にこのクリニックで手術をしていていろいろと聞いていたので、自分ももし通うならここだとぼんやりと決めていました。
専門クリニックだからか、検査から手術までのスピードも早く、最初の検査の後で「うちで手術するなら、今、針生検しますがどうしますか？」と聞かれました。悩む暇なく決めていき、４日後に精密検査の結果が出て、入院手術の日程を決めました。家族の予定も考え、２週間後に入院し一部切除の手術、1週間後に退院。診断から1ヶ月かかりませんでした。
クリニックの病室は、個室、二人部屋、四人部屋があり私は個室を希望したけど年齢や手術が一部切除だったこともあり個室には入れず、１週間二人部屋でした。私の入院中は最大で９人の患者さんがいて、食堂でお茶しながら同じ境遇の方とお話しできて情報交換もでき、心強かったです。診断を受けてから1週間で入院手術となるような人もいました。
ただこのクリニックでは放射線治療はできず、放射線治療の際はまた別の、近くの総合病院に通いました。

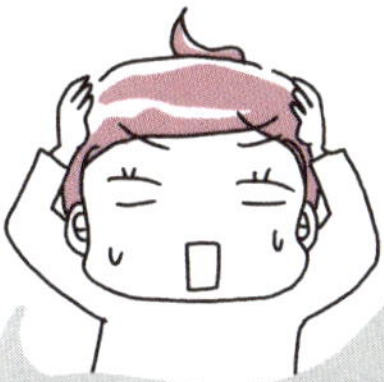

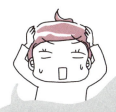

ここに注意！

ご家族や友人知人に聞いたり、ネットで調べたり……そんな中でついつい**ネットへの依存はご用心！**
病院の情報以外にももちろん症状などの詳しい話も載っていて、勉強になって心強いもの。ですがその反面、**ネガティブな情報**を取り込みすぎて、気分が参ってしまっては身も蓋もありません。
そんな時は趣味のことを挟むなど、適度に気分を入れ替えてみては！

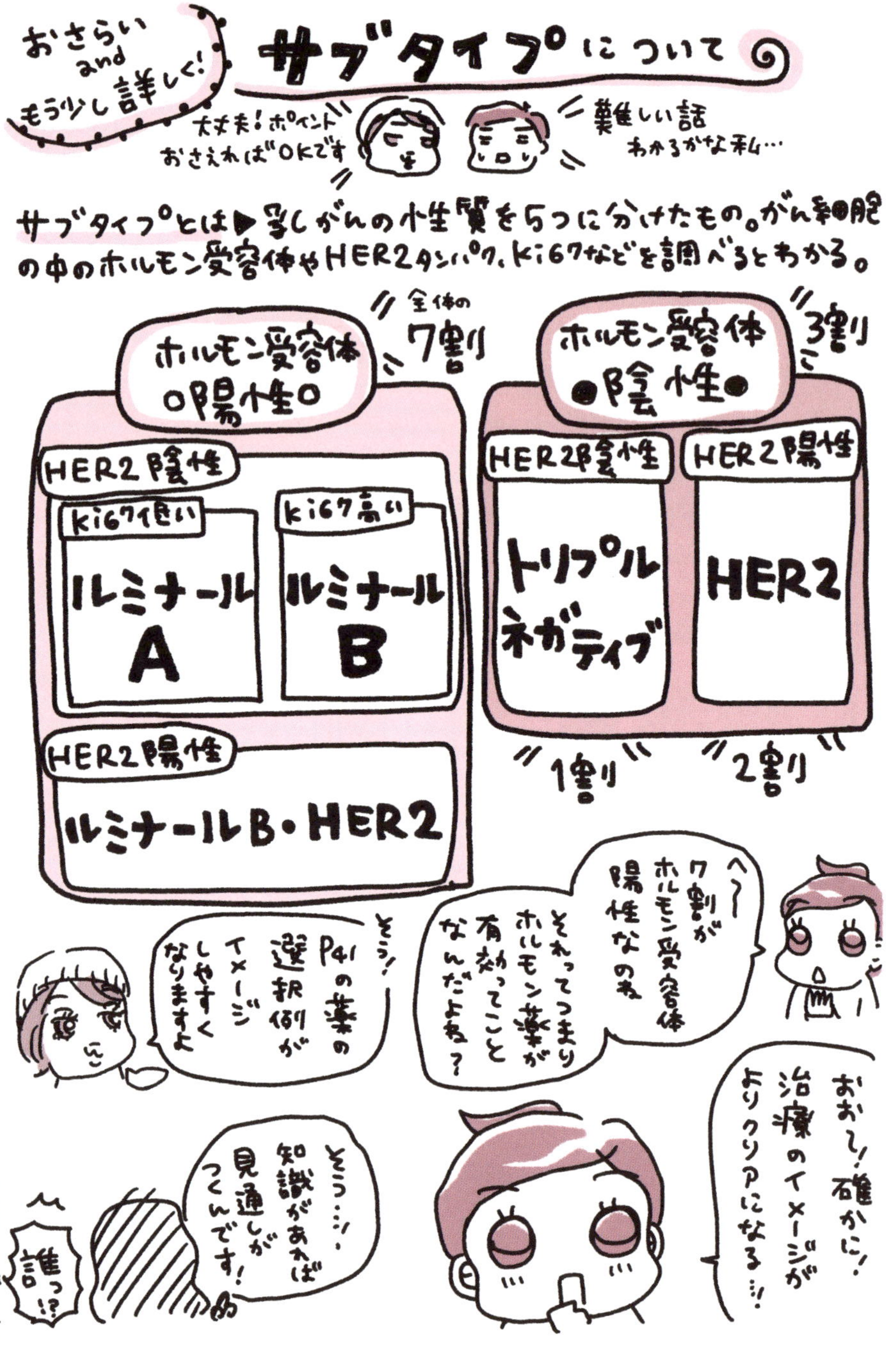
おさらい and もう少し詳しく!
サブタイプについて
大丈夫!ポイントおさえればOKです
難しい話わかるかな私…
サブタイプとは▶乳がんの性質を5つに分けたもの。がん細胞の中のホルモン受容体やHER2タンパク、Ki67などを調べるとわかる。
全体の7割
ホルモン受容体 ○陽性○
HER2陰性
Ki67低い
ルミナールA
Ki67高い
ルミナールB
HER2陽性
ルミナールB・HER2
3割
ホルモン受容体 ●陰性●
HER2陰性
トリプルネガティブ
HER2陽性
HER2
1割
2割
へ〜 7割がホルモン受容体陽性なのね それってつまりホルモン薬が有効ってことなんだよね?
そう! P41の薬の選択例がイメージしやすくなりますよ
おおっ!確かに!治療のイメージがよりクリアになる…!!
そう…!!知識があれば見通しがつくんです!
誰っ!?
3章へつづく!

第3章

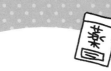

治療にかかるお金の基本

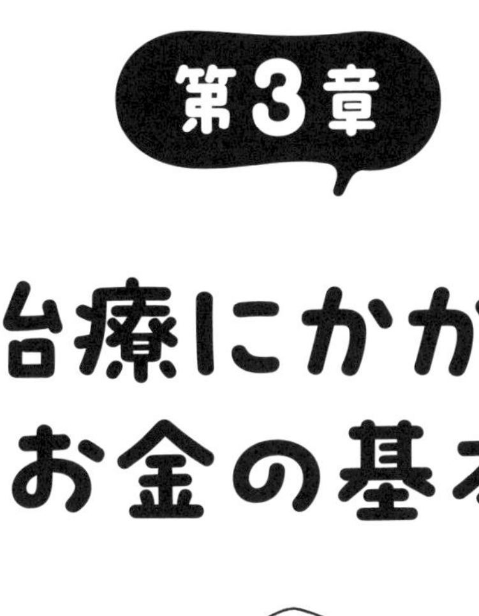

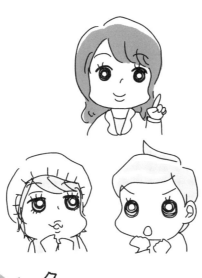

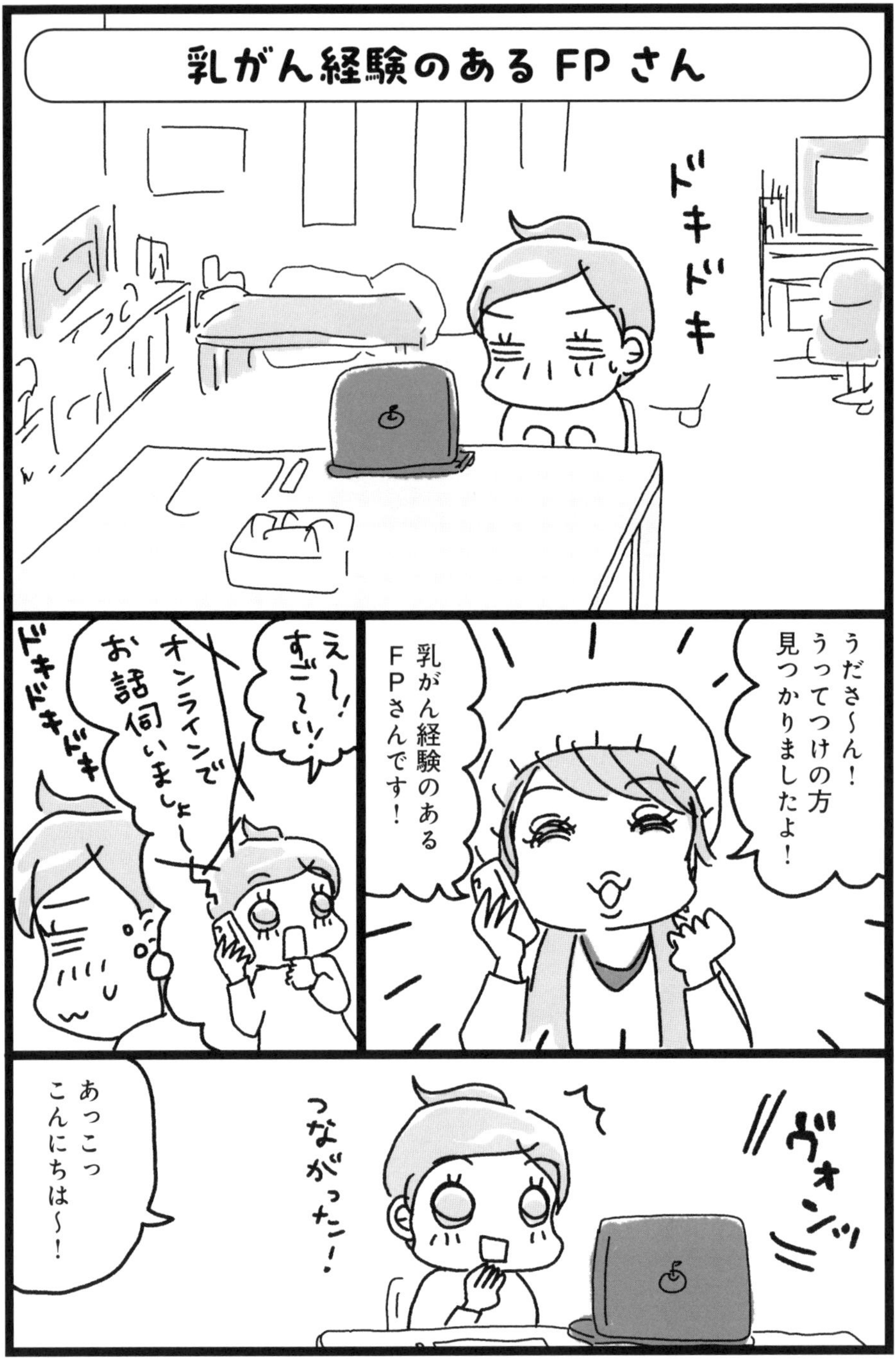
乳がん経験のあるFPさん
ドキドキ
うださ〜ん！うってつけの方見つかりましたよ！
乳がん経験のあるFPさんです！
え〜！すご〜い！
オンラインでお話伺いましょ〜
ドキドキドキドキ
ヴォンッ
つながったー！
あっこっこんにちは〜！

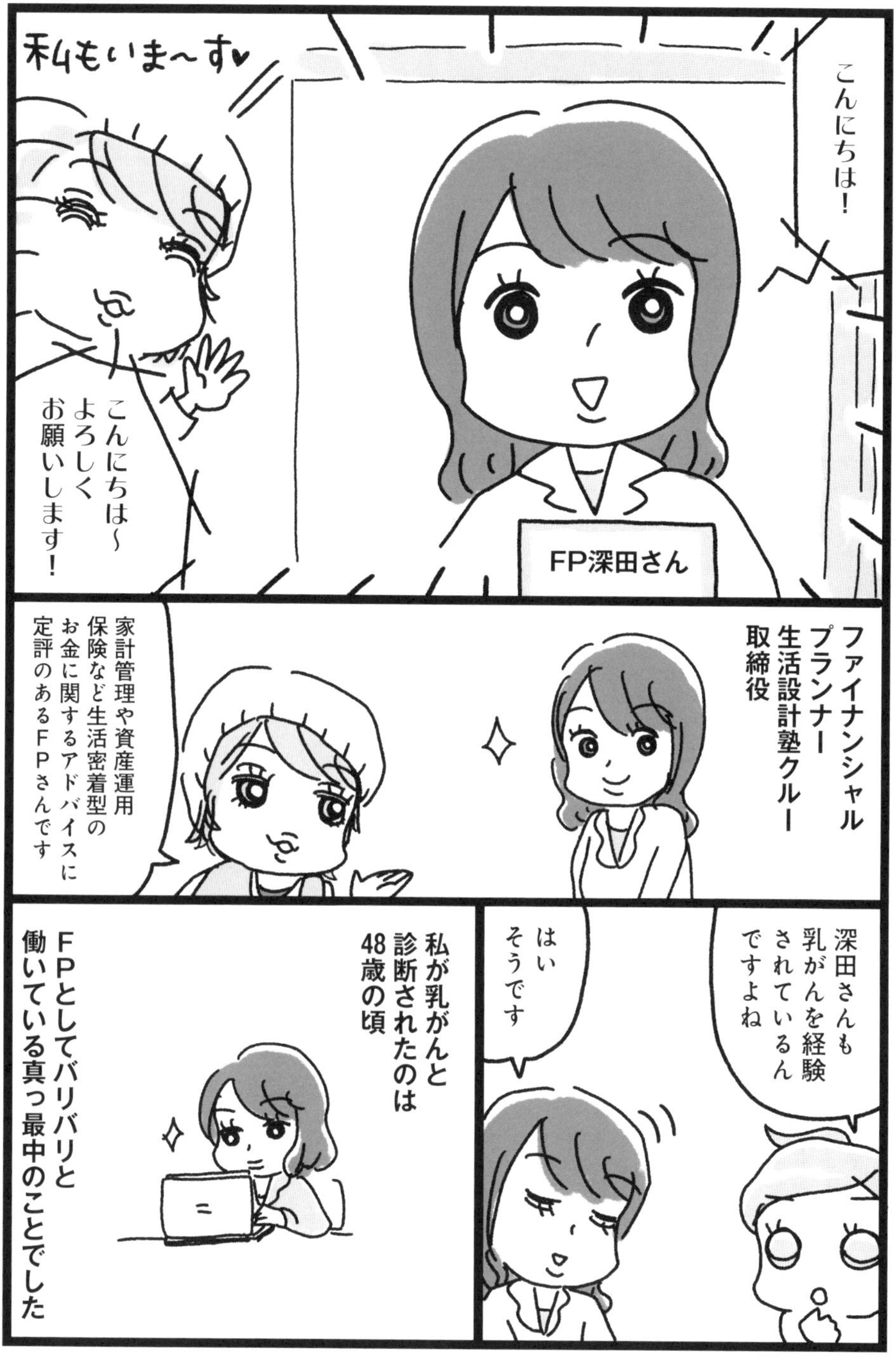
こんにちは！
FP深田さん
私もいま〜す♥
こんにちは〜
よろしく
お願いします！
ファイナンシャル
プランナー
生活設計塾クルー
取締役
家計管理や資産運用
保険など生活密着型の
お金に関するアドバイスに
定評のあるFPさんです
深田さんも
乳がんを経験
されているん
ですよね
はい
そうです
私が乳がんと
診断されたのは
48歳の頃
FPとしてバリバリと
働いている真っ最中のことでした

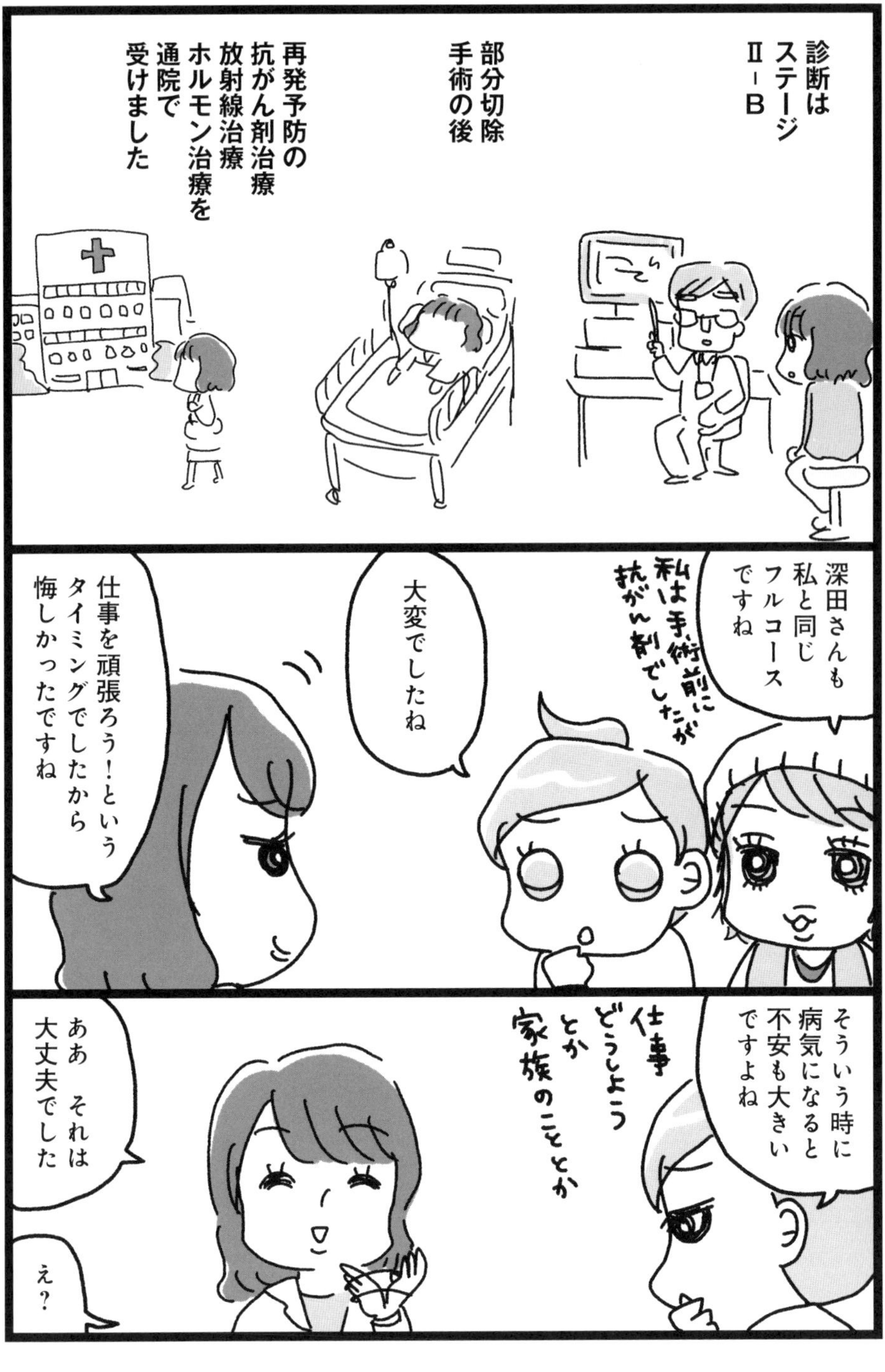
診断はステージⅡ-B
部分切除手術の後
再発予防の抗がん剤治療放射線治療ホルモン治療を通院で受けました
深田さんも私と同じフルコースですね
私は手術前に抗がん剤でしたが
大変でしたね
仕事を頑張ろう！というタイミングでしたから悔しかったですね
そういう時に病気になると不安も大きいですよね
仕事どうしようとか家族のこととか
ああ それは大丈夫でした
え？

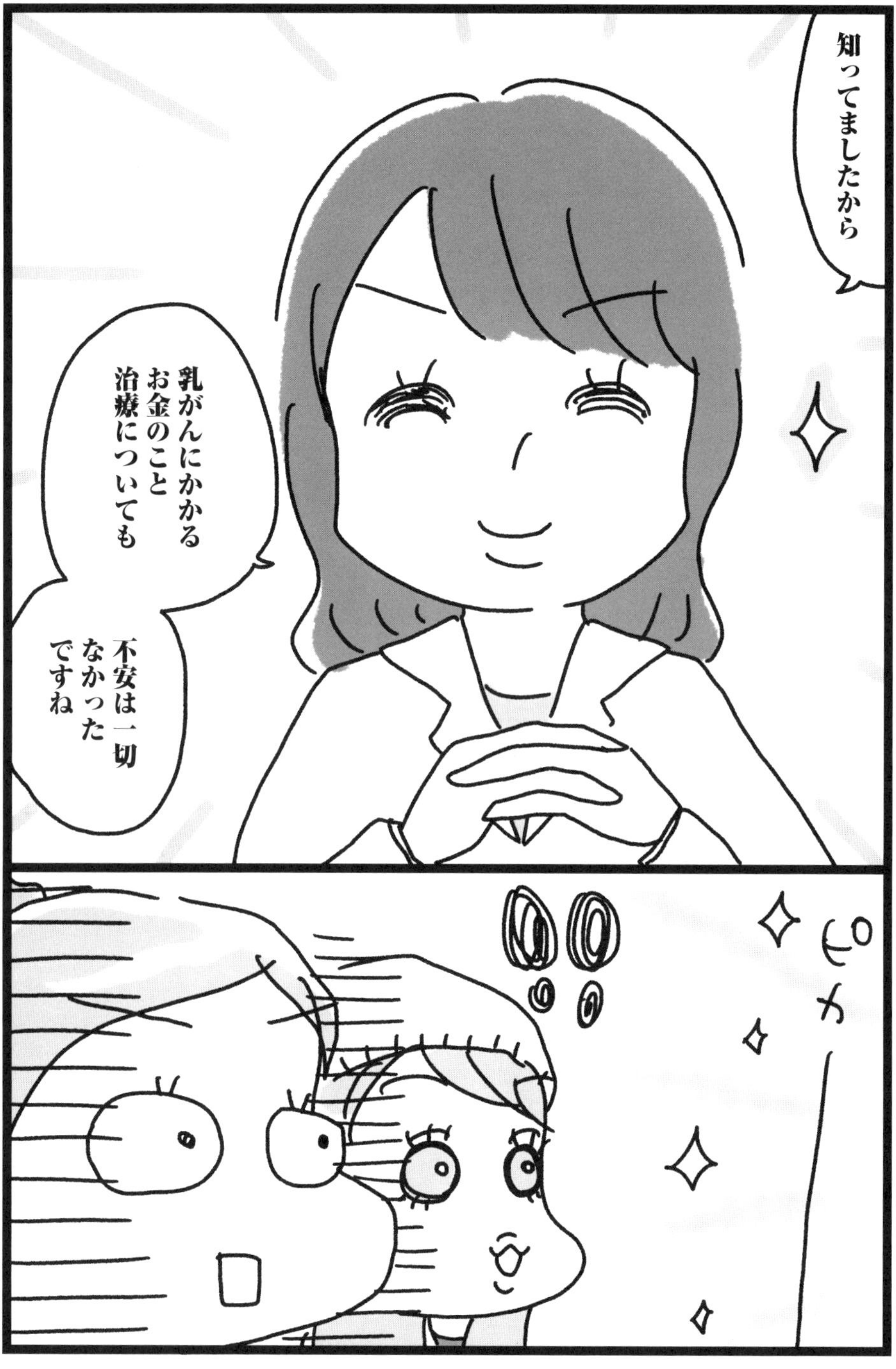
知ってましたから
乳がんにかかるお金のこと治療についても
不安は一切なかったですね
ピカ

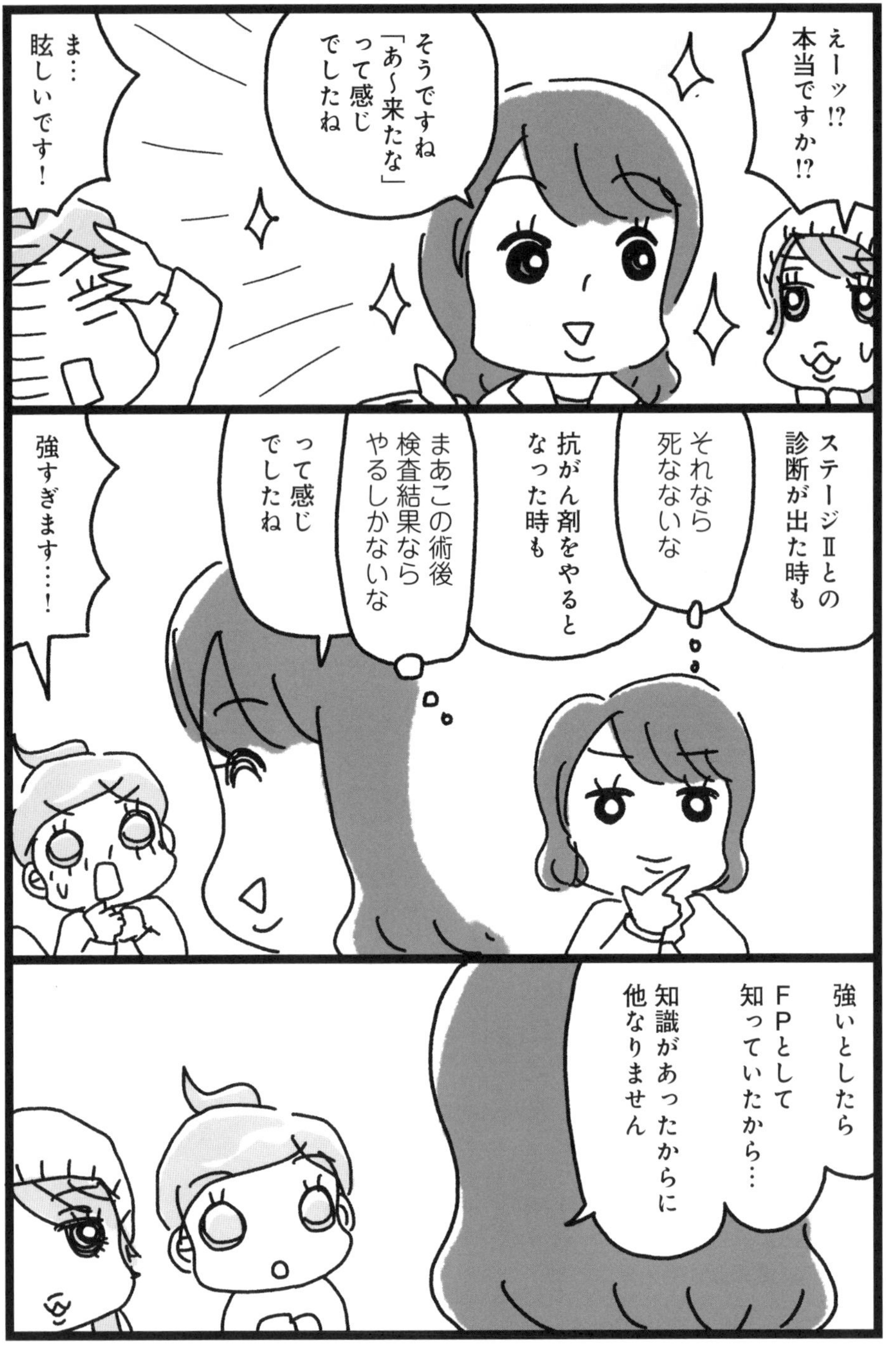
えーッ!? 本当ですか!?
そうですね「あ〜来たな」って感じでしたね
ま… 眩しいです!
ステージⅡとの診断が出た時も
それなら死なないな
抗がん剤をやるとなった時も
まあこの術後検査結果ならやるしかないな
って感じでしたね
強すぎます…!
強いとしたら FPとして知っていたから…
知識があったからに他なりません

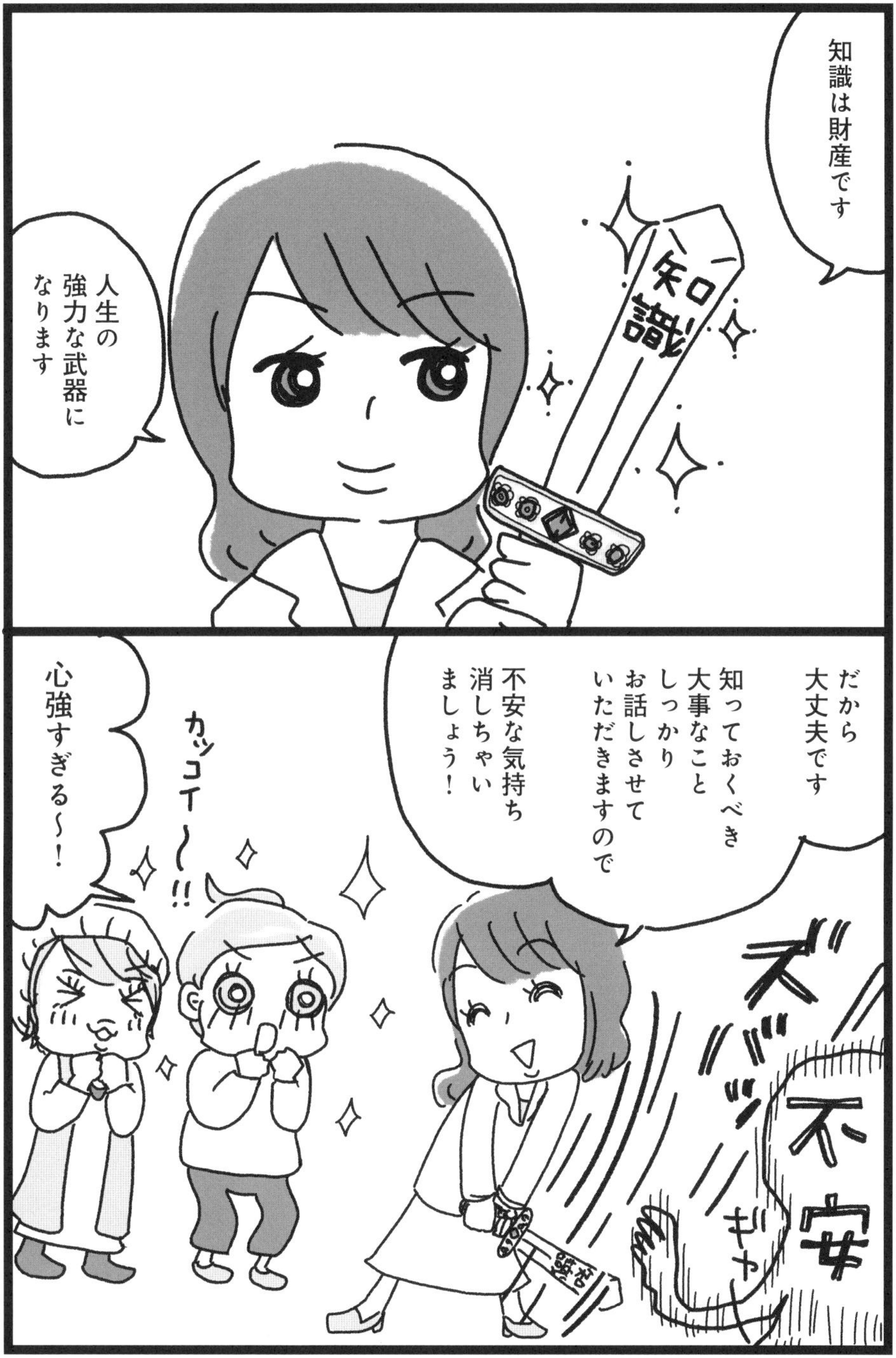
知識は財産です
知識
人生の強力な武器になります
だから大丈夫です 知っておくべき大事なことしっかりお話しさせていただきますので不安な気持ち消しちゃいましょう！
ズバッ
不安
もや
カッコイイ～!!
心強すぎる～！

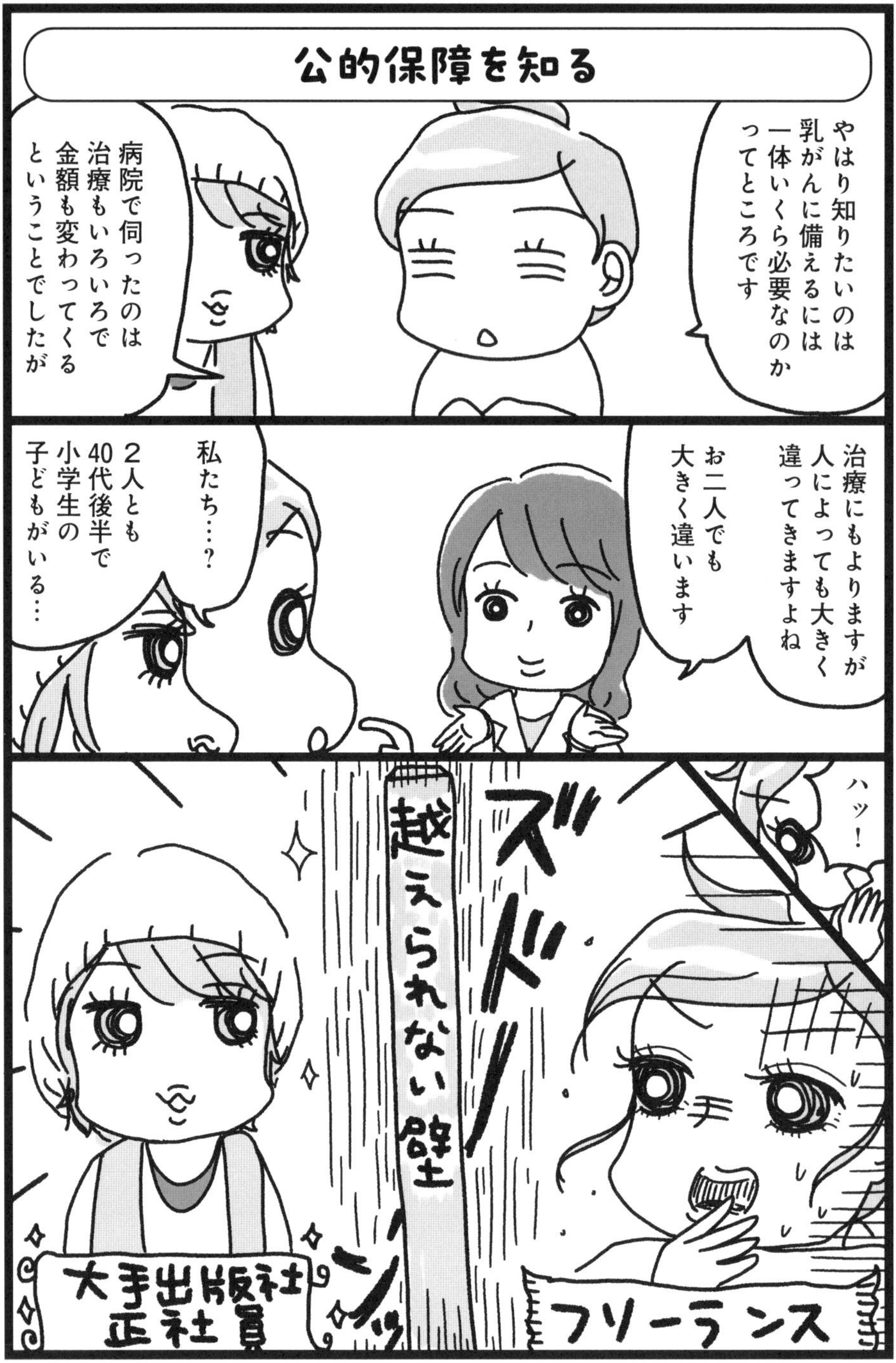
公的保障を知る
やはり知りたいのは乳がんに備えるには一体いくら必要なのかってところです
病院で伺ったのは治療もいろいろで金額も変わってくるということでしたが
治療にもよりますが人によっても大きく違ってきますよね
お二人でも大きく違います
私たち…？
２人とも40代後半で小学生の子どもがいる…
ハッ！
ズドーンッ
越えられない壁
大手出版社正社員
フリーランス

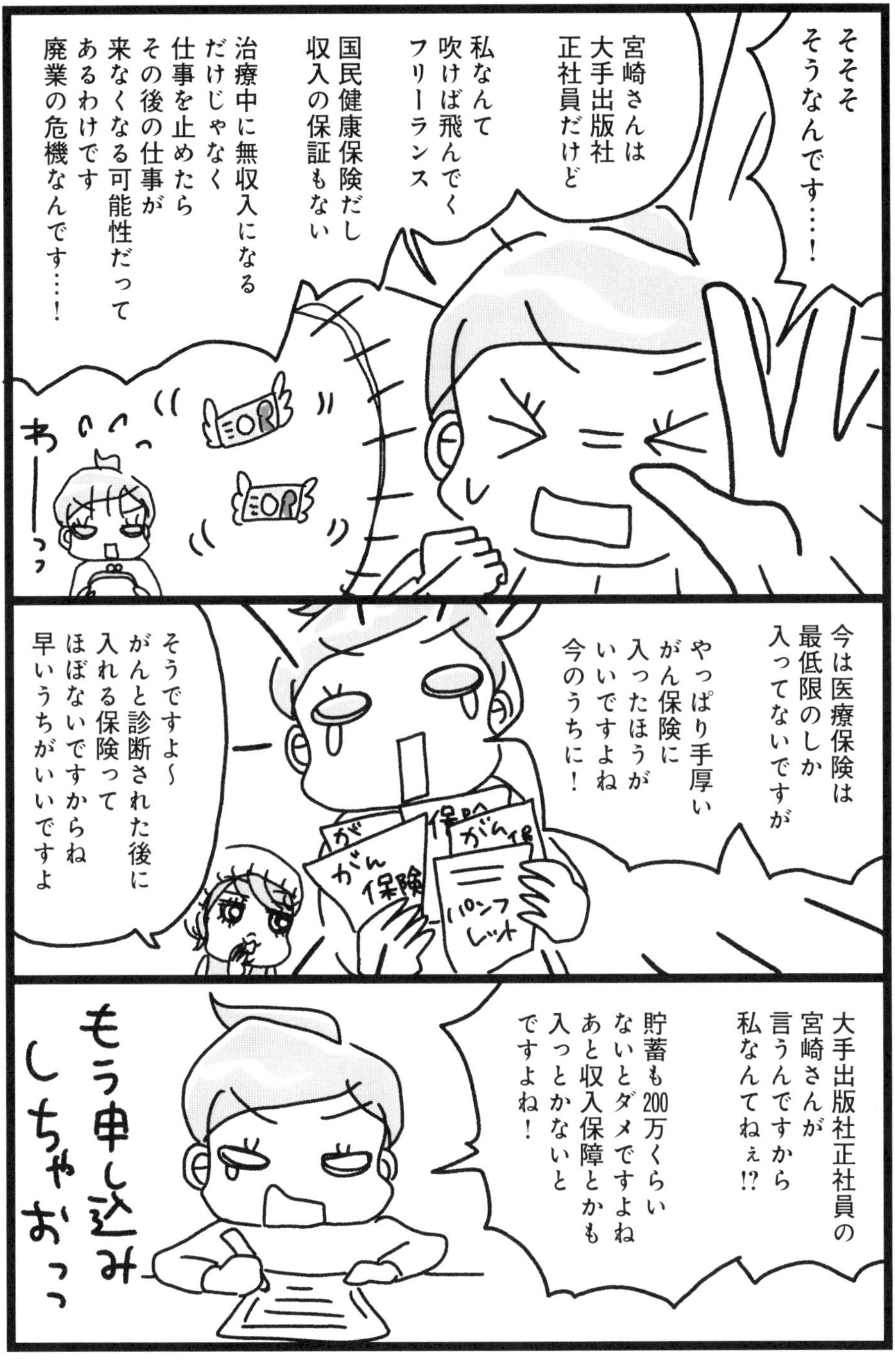
そそ
そうなんです…！
宮崎さんは大手出版社正社員だけど
私なんて吹けば飛んでくフリーランス
国民健康保険だし収入の保証もない
治療中に無収入になるだけじゃなく仕事を止めたらその後の仕事が来なくなる可能性だってあるわけです
廃業の危機なんです…！
わーーっっ
今は医療保険は最低限のしか入ってないですが
やっぱり手厚いがん保険に入ったほうがいいですよね
今のうちに！
そうですよ〜
がんと診断された後に入れる保険ってほぼないですからね
早いうちがいいですよ
がん保険
パンフレット
大手出版社正社員の宮崎さんが言うんですから
私なんてねぇ!?
貯蓄も200万くらいないとダメですよね
あと収入保障とかも入っとかないとですよね！
もう申し込みしちゃおっっ

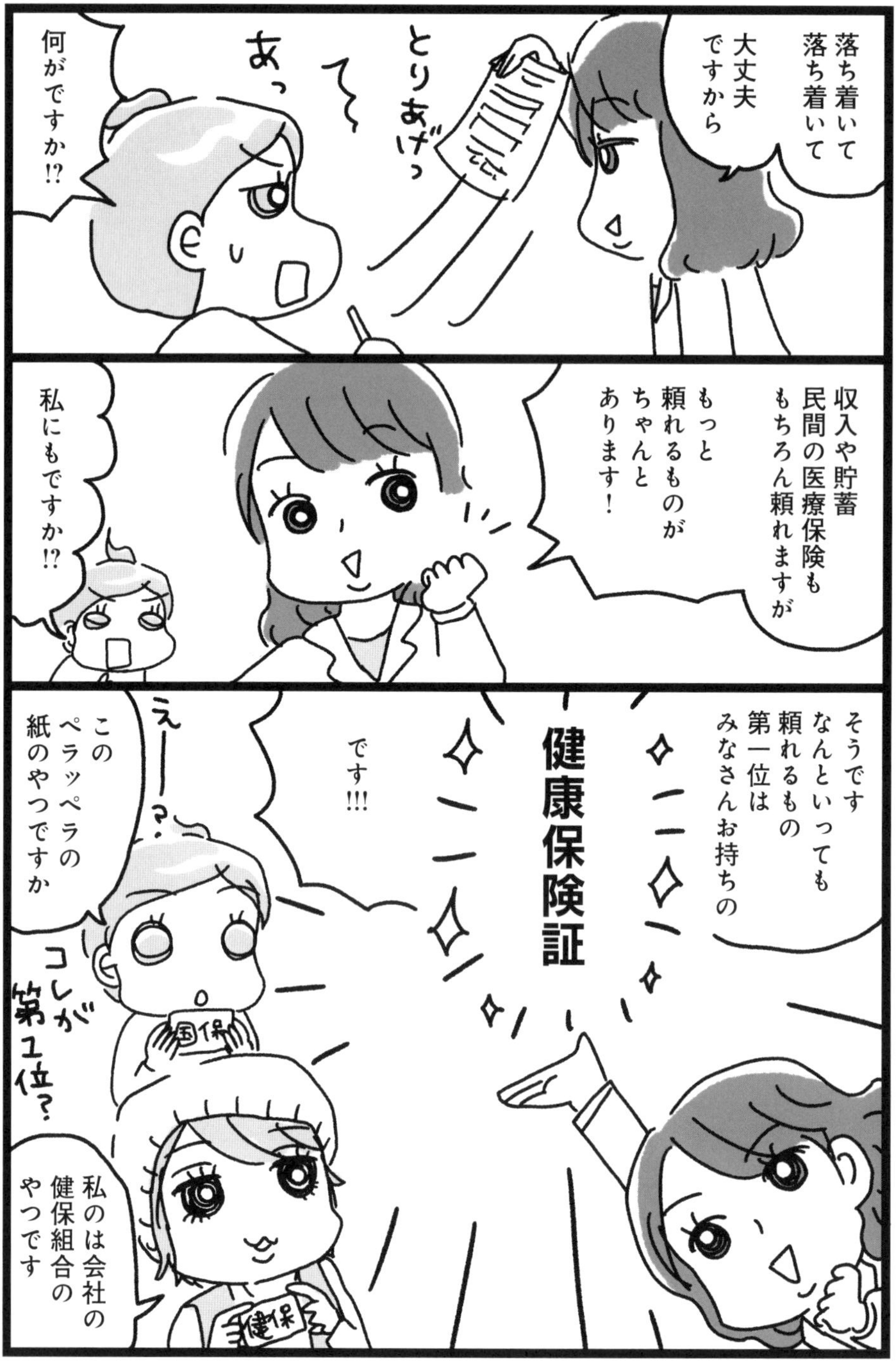
落ち着いて
落ち着いて
大丈夫ですから
とりあげっ
て〜〜
あっ
何がですか⁉
収入や貯蓄
民間の医療保険も
もちろん頼れますが
もっと
頼れるものが
ちゃんと
あります！
私にもですか⁉
そうです
なんといっても
頼れるもの
第一位は
みなさんお持ちの
健康保険証
です!!!
えーーっ？
この
ペラッペラの
紙のやつですか
国保
コレが第1位？
私のは会社の
健保組合の
やつです
健保

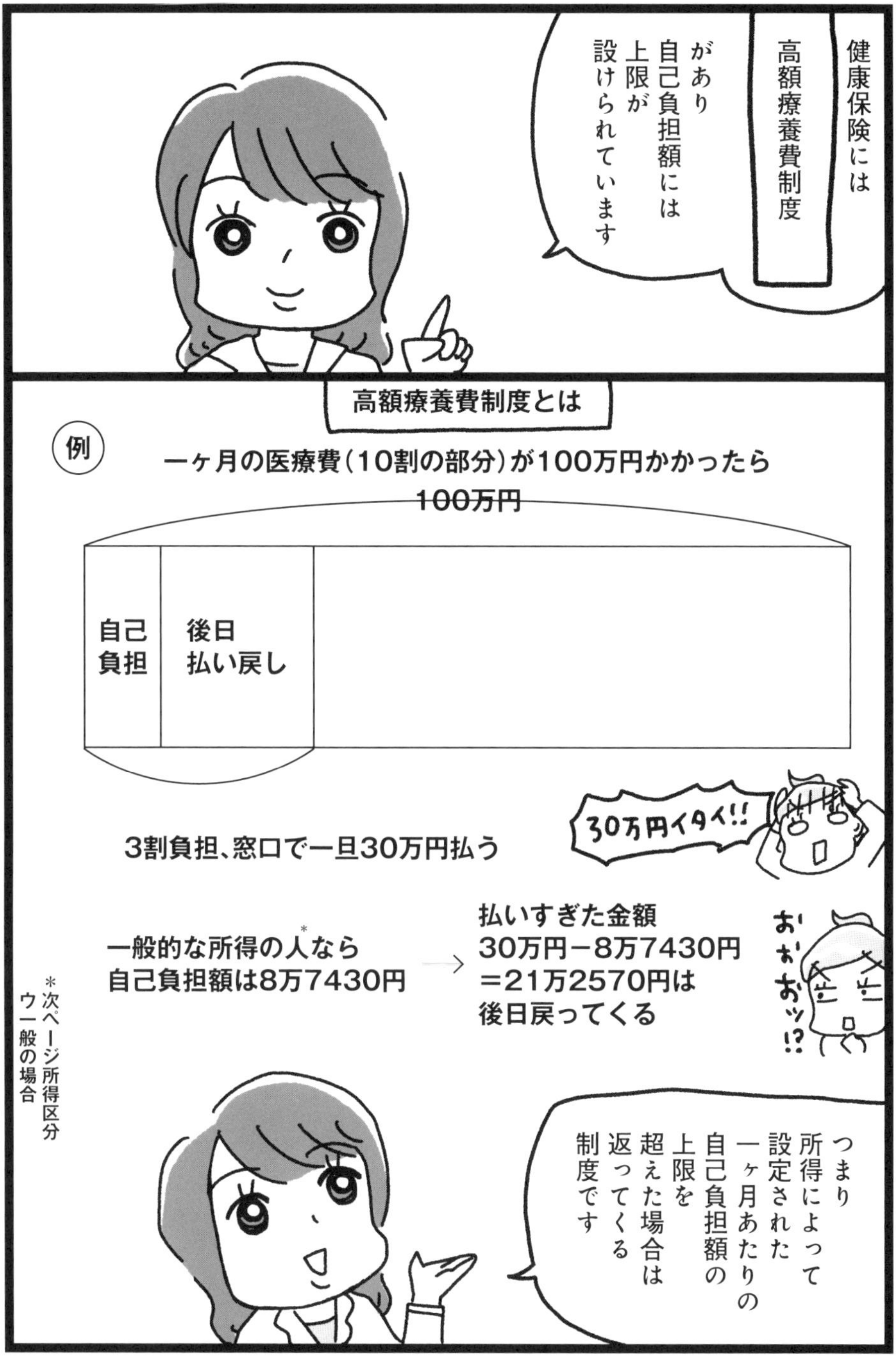
健康保険には
高額療養費制度
があり
自己負担額には
上限が
設けられています
高額療養費制度とは
例
一ヶ月の医療費（10割の部分）が100万円かかったら
100万円
自己負担
後日払い戻し
30万円イタイ!!
3割負担、窓口で一旦30万円払う
一般的な所得の人*なら
自己負担額は8万7430円
払いすぎた金額
30万円−8万7430円
＝21万2570円は
後日戻ってくる
おぉおッ!?
*次ページ所得区分ウ一般の場合
つまり
所得によって
設定された
一ヶ月あたりの
自己負担額の
上限を
超えた場合は
返ってくる
制度です

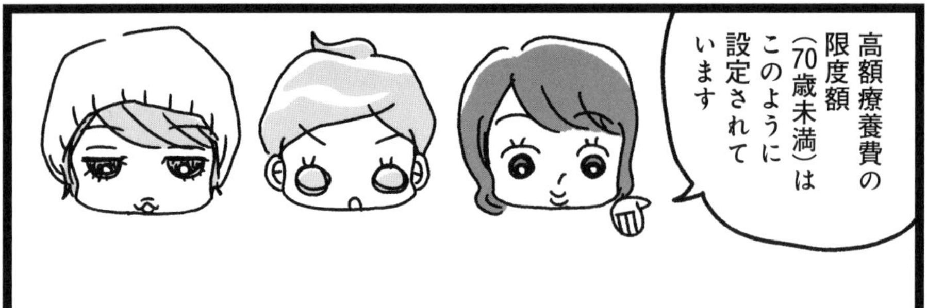
高額療養費の限度額（70歳未満）はこのように設定されています

<table>
<tr><th>対象者</th><th>自己負担限度額（月額）　世帯単位（入院・外来）</th><th>多数該当（4回目以上）</th></tr>
<tr><td>ア　標準報酬月額
83万円以上</td><td>252,600円＋（医療費総額－842,000円）×1%</td><td>140,100円</td></tr>
<tr><td>イ　標準報酬月額
53～79万円</td><td>167,400円＋（医療費総額－558,000円）×1%</td><td>93,000円</td></tr>
<tr><td>ウ　標準報酬月額
28～50万円以上</td><td>80,100円＋（医療費総額－267,000円）×1%</td><td rowspan="2">44,400円</td></tr>
<tr><td>エ　標準報酬月額
26万円以下</td><td>57,600円</td></tr>
<tr><td>オ　低所得者
（住民税非課税）</td><td>35,400円</td><td>24,600円</td></tr>
</table>

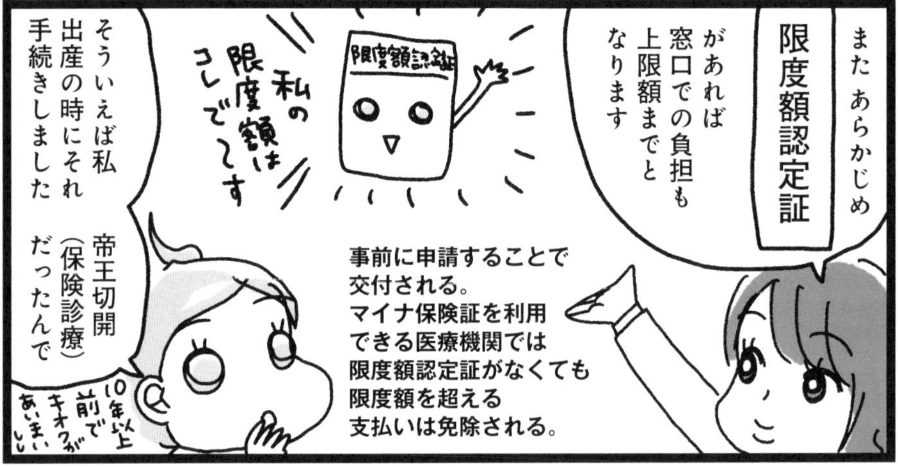
またあらかじめ
限度額認定証
があれば窓口での負担も上限額までとなります
事前に申請することで交付される。
マイナ保険証を利用できる医療機関では限度額認定証がなくても限度額を超える支払いは免除される。
限度額認証
私の限度額はコレです
そういえば私出産の時にそれ手続きしました
帝王切開（保険診療）だったんで
10年以上前でキオクがあいまい

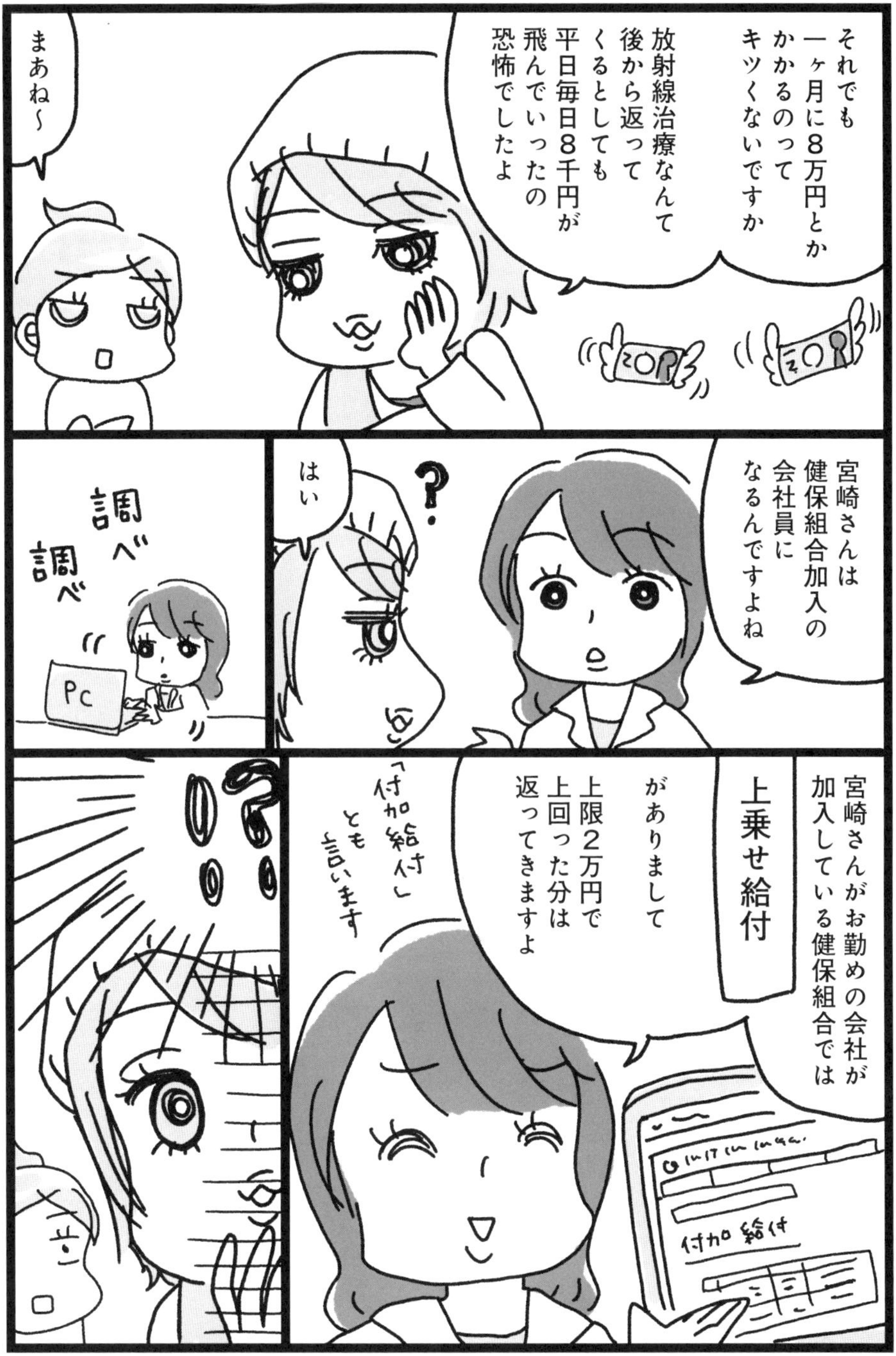

それでも一ヶ月に8万円とかかかるのってキツくないですか
放射線治療なんて後から返ってくるとしても平日毎日8千円が飛んでいったの恐怖でしたよ
まあね～
宮崎さんは健保組合加入の会社員になるんですよね
?
はい
調べ
調べ
PC
宮崎さんがお勤めの会社が加入している健保組合では
上乗せ給付
がありまして上限2万円で上回った分は返ってきますよ
「付加給付」とも言います
付加給付

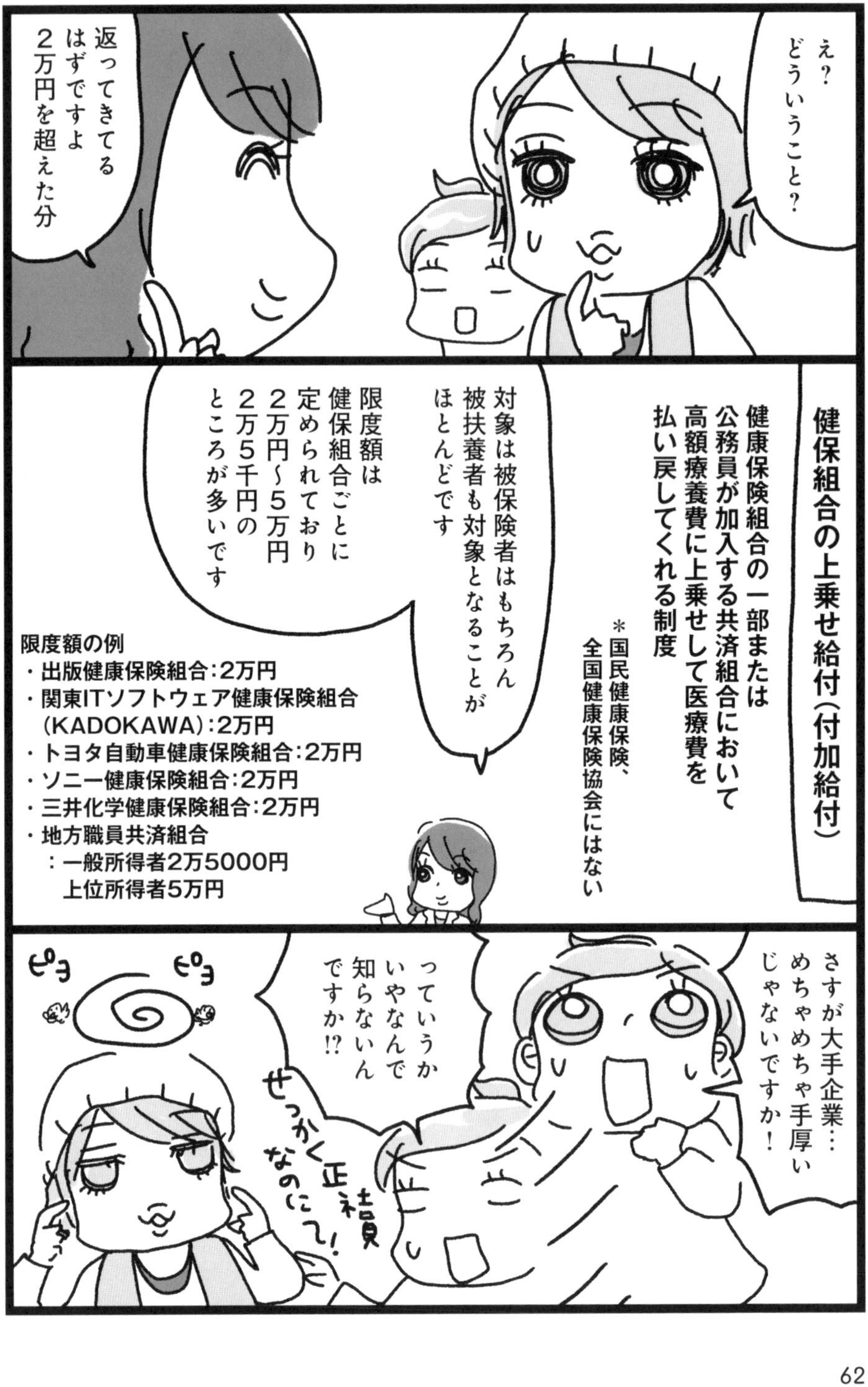

え？
どういうこと？
返ってきてるはずですよ
2万円を超えた分
健保組合の上乗せ給付（付加給付）
健康保険組合の一部または公務員が加入する共済組合において高額療養費に上乗せして医療費を払い戻してくれる制度
＊国民健康保険、全国健康保険協会にはない
対象は被保険者はもちろん被扶養者も対象となることがほとんどです
限度額は健保組合ごとに定められており2万円～5万円
2万5千円のところが多いです
限度額の例
・出版健康保険組合：2万円
・関東ITソフトウェア健康保険組合（KADOKAWA）：2万円
・トヨタ自動車健康保険組合：2万円
・ソニー健康保険組合：2万円
・三井化学健康保険組合：2万円
・地方職員共済組合
：一般所得者2万5000円
上位所得者5万円
さすが大手企業…
めちゃめちゃ手厚いじゃないですか！
っていうかいやなんで知らないんですか!?
ピヨ
ピヨ
せっかく正社員なのにって！

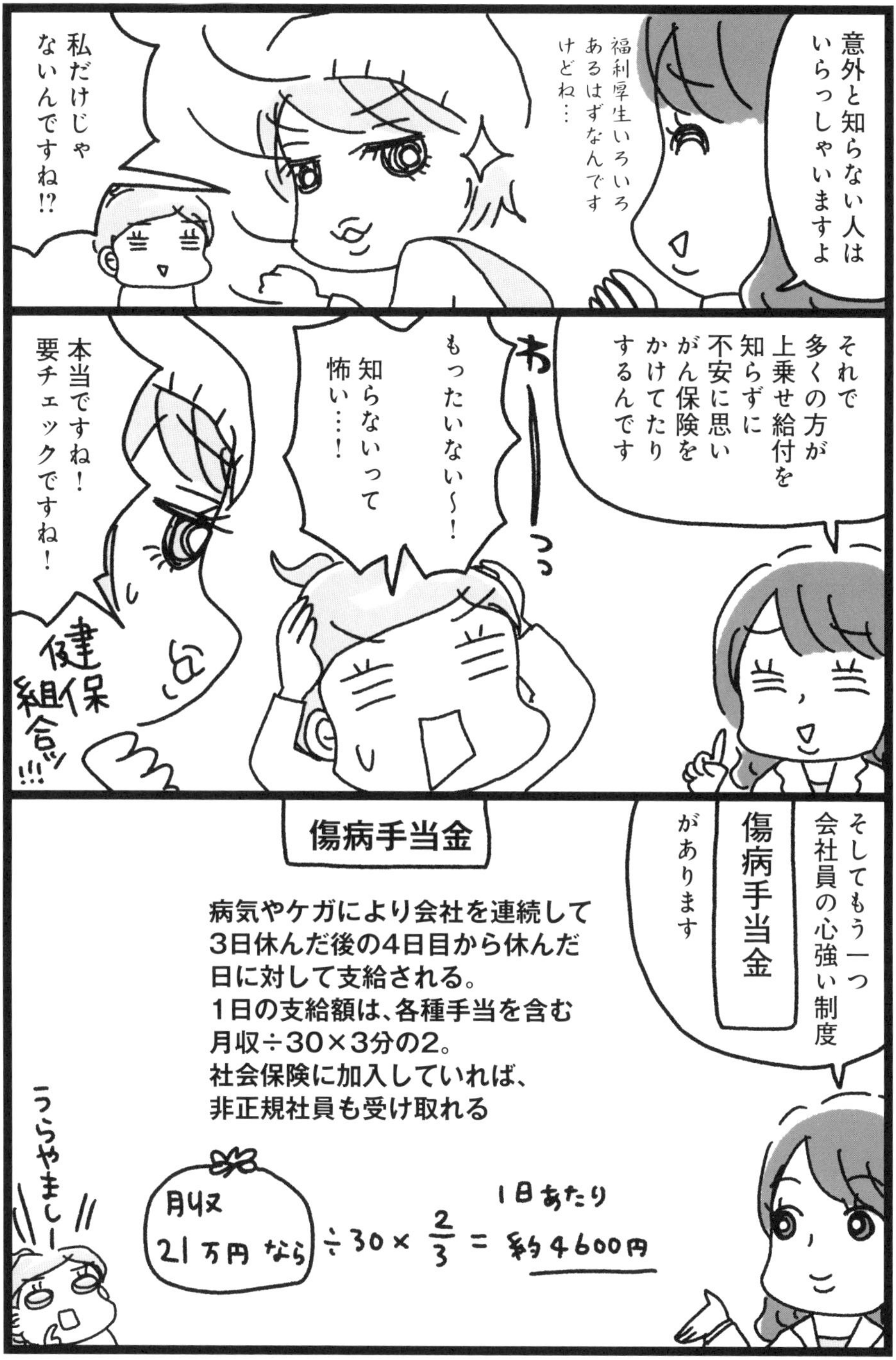
意外と知らない人はいらっしゃいますよ
福利厚生いろいろあるはずなんですけどね…
私だけじゃないんですね!?
それで多くの方が上乗せ給付を知らずに不安に思いがん保険をかけてたりするんです
わーっ
もったいない〜! 知らないって怖い…!
本当ですね! 要チェックですね!
健保組合ッ!!!
そしてもう一つ会社員の心強い制度 傷病手当金 があります
傷病手当金
病気やケガにより会社を連続して3日休んだ後の4日目から休んだ日に対して支給される。
1日の支給額は、各種手当を含む月収÷30×3分の2。
社会保険に加入していれば、非正規社員も受け取れる
うらやましー
月収21万円なら÷30×2/3＝1日あたり約4600円

治療にかかる具体的なお金

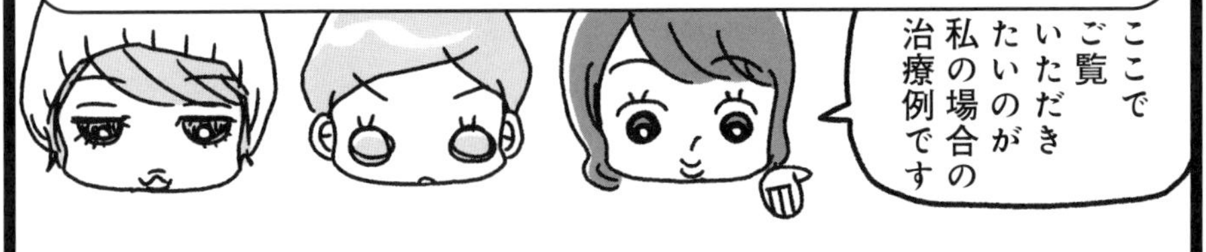
ここでご覧いただきたいのが私の場合の治療例です

深田さんの2015〜2016年の治療費の例				
検査・診断確定	入院・手術	再発予防の通院治療		
マンモグラフィ、超音波、CTなど検査費用（約2ヶ月）	入院（1週間〜10日）	抗がん剤（6ヶ月間）	放射線治療（週5回×6週間）	ホルモン療法（5年間）＋定期検診（年1回）
健康保険の高額療養費制度適用後の自己負担額				
約5万円	約10万円	約30万円	約11万円	約15万円（※5年分）

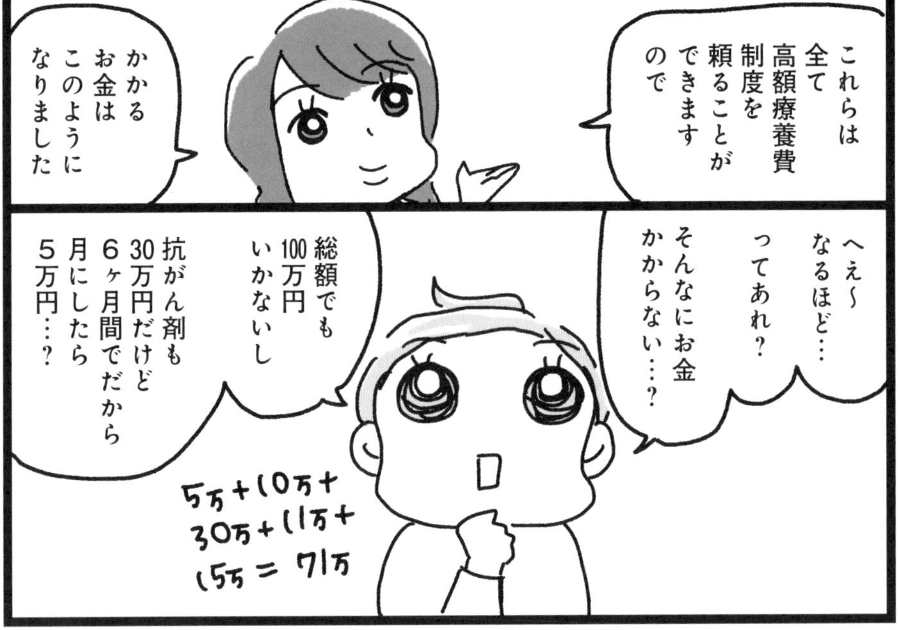
これらは全て高額療養費制度を頼ることができますので
かかるお金はこのようになりました
へぇ〜なるほど…
ってあれ?
そんなにお金かからない…?
総額でも100万円いかないし
抗がん剤も30万円だけど6ヶ月間でだから月にしたら5万円…?
5万+10万+30万+11万+15万=71万

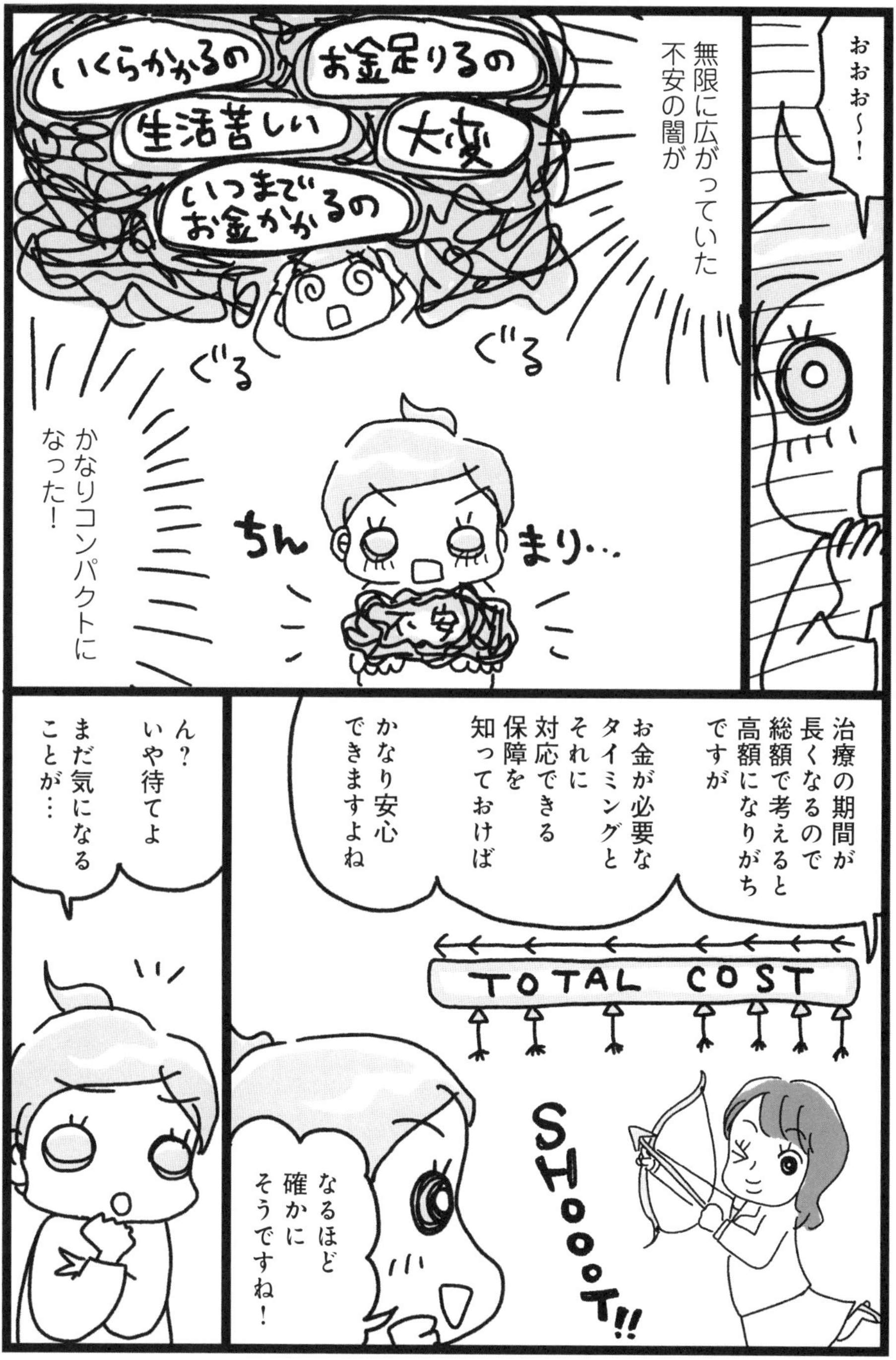

おおお〜！
無限に広がっていた不安の闇が
お金足りるの
いくらかかるの
大変
生活苦しい
いつまでお金かかるの
ぐる
ぐる
かなりコンパクトになった！
まり…
ちん
不安
治療の期間が長くなるので総額で考えると高額になりがちですが
お金が必要なタイミングとそれに対応できる保障を知っておけば
かなり安心できますよね
TOTAL COST
SHOOOT!!
なるほど確かにそうですね！
ん？
いや待てよまだ気になることが…

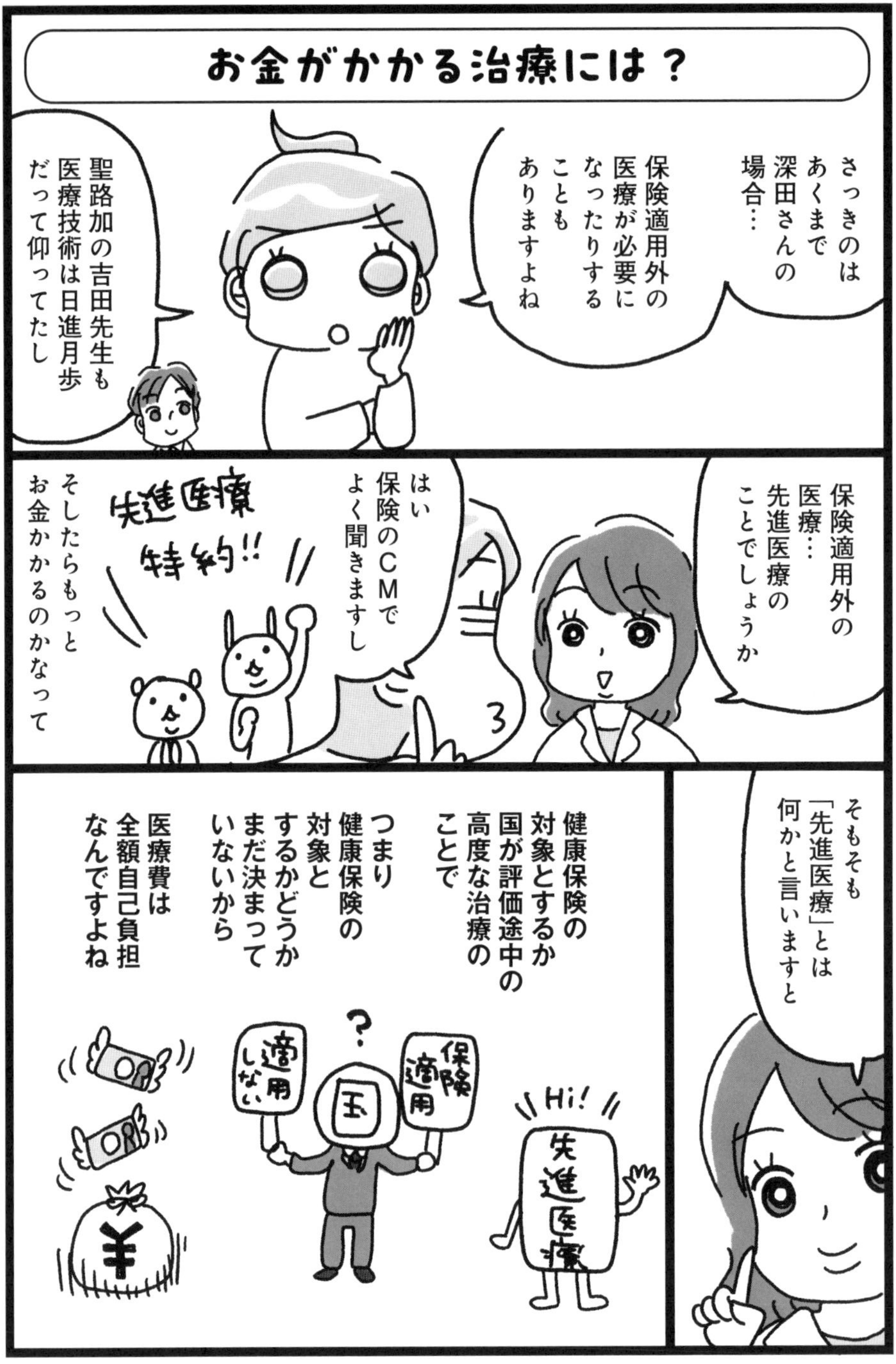
お金がかかる治療には？
さっきのはあくまで深田さんの場合…
保険適用外の医療が必要になったりすることもありますよね
聖路加の吉田先生も医療技術は日進月歩だって仰ってたし
保険適用外の医療…先進医療のことでしょうか
はい保険のCMでよく聞きますし
先進医療
特約!!
そしたらもっとお金かかるのかなって
そもそも「先進医療」とは何かと言いますと
健康保険の対象とするか国が評価途中の高度な治療のことで
つまり健康保険の対象とするかどうかまだ決まっていないから
医療費は全額自己負担なんですよね
保険適用
？
国
適用しない
Hi!
先進医療

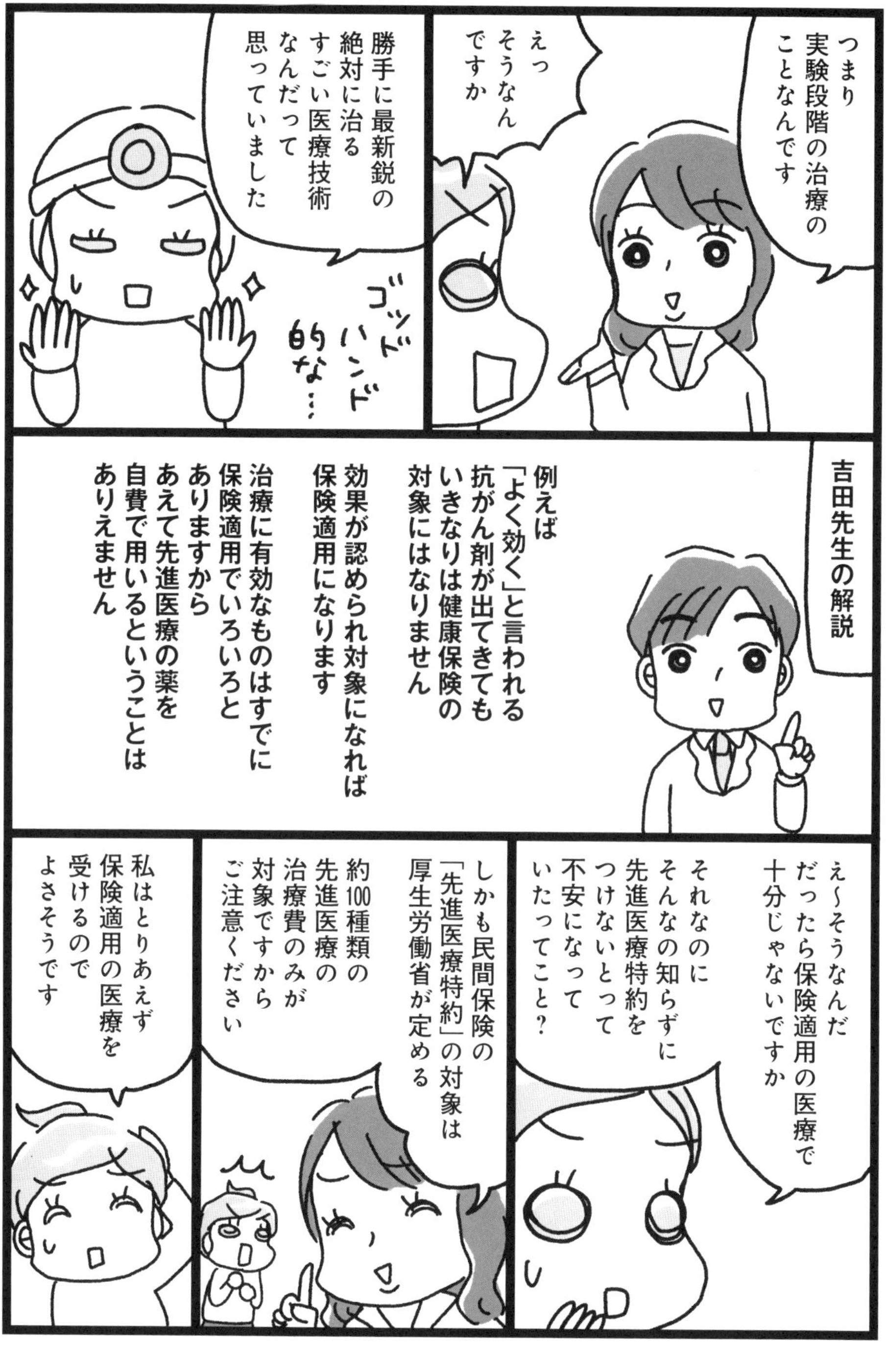
つまり実験段階の治療のことなんです
えっそうなんですか
勝手に最新鋭の絶対に治るすごい医療技術なんだって思っていました
ゴッドハンド的な…
吉田先生の解説
例えば「よく効く」と言われる抗がん剤が出てきてもいきなりは健康保険の対象にはなりません
効果が認められ対象になれば保険適用になります
治療に有効なものはすでに保険適用でいろいろとありますからあえて先進医療の薬を自費で用いるということはありません
え〜そうなんだだったら保険適用の医療で十分じゃないですか
それなのにそんなの知らずに先進医療特約をつけないとって不安になっていたってこと？
しかも民間保険の「先進医療特約」の対象は厚生労働省が定める
約100種類の先進医療の治療費のみが対象ですからご注意ください
私はとりあえず保険適用の医療を受けるのでよさそうです

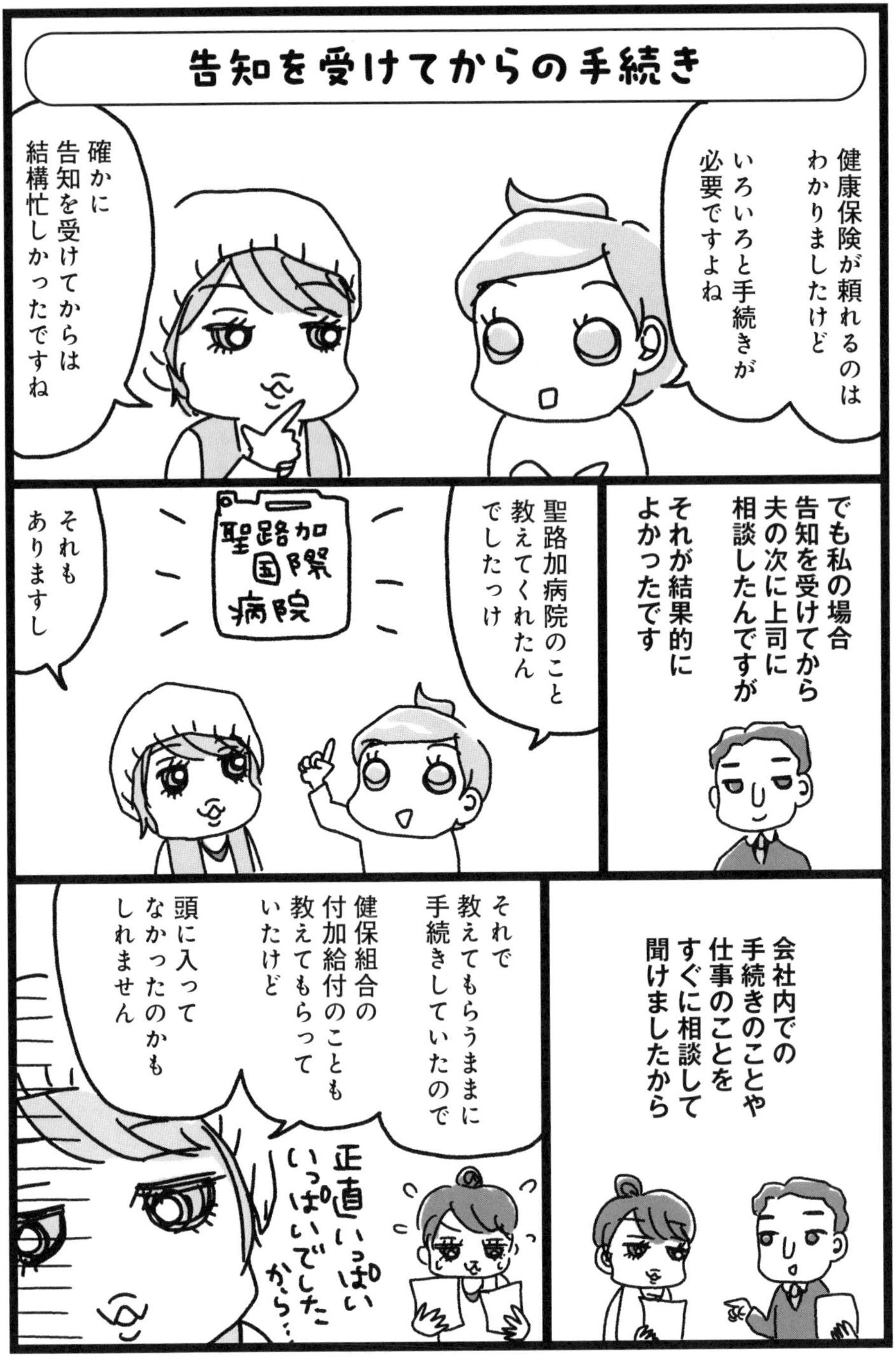
告知を受けてからの手続き
健康保険が頼れるのはわかりましたけど
いろいろと手続きが必要ですよね
確かに告知を受けてからは結構忙しかったですね
でも私の場合告知を受けてから夫の次に上司に相談したんですが
それが結果的によかったです
聖路加病院のこと教えてくれたんでしたっけ
聖路加国際病院
それもありますし
会社内での手続きのことや仕事のことをすぐに相談して聞けましたから
それで教えてもらうままに手続きしていたので
健保組合の付加給付のことも教えてもらっていたけど
頭に入ってなかったのかもしれません
正直いっぱいいっぱいでしたから…

告知を受けてからのやることリスト
自分の入っている保険のチェック
今はスマホでも見られるよ
証券とか
高額療養費制度の適用
限度額認定証を取っておく
私の上限はいくら?
限度額認定証
自治体の補塡がないかチェック
ウィッグや
浮腫スリーブなど
補助がある場合有
勤務先や組合の保険チェック
組合HP
給付金あるかも!
どれくらい休めるか就労規則チェック
仕事のこと
会社・仕事先への連絡

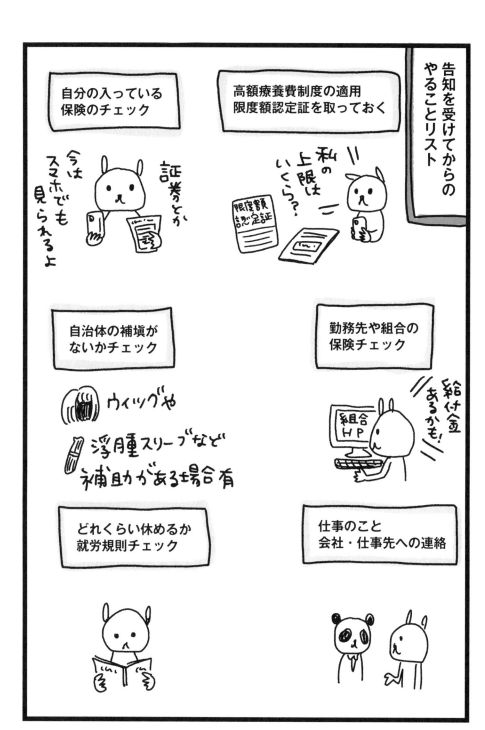

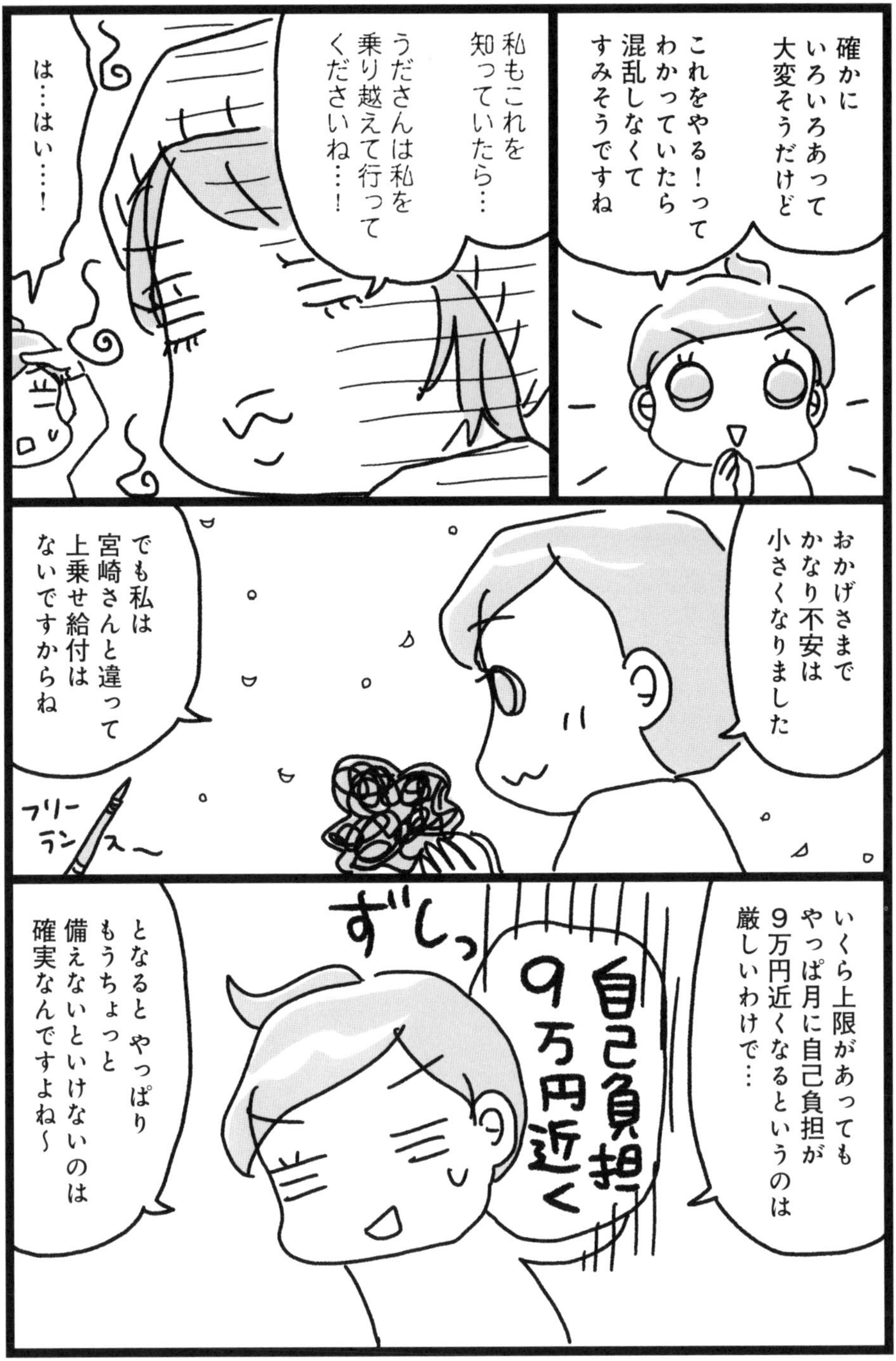
確かに いろいろあって 大変そうだけど
これをやる!って わかっていたら 混乱しなくて すみそうですね
私もこれを 知っていたら…
うださんは私を 乗り越えて行って くださいね…!
は…はい…!
おかげさまで かなり不安は 小さくなりました
でも私は 宮崎さんと違って 上乗せ給付は ないですからね
フリーランス〜
いくら上限があっても やっぱ月に自己負担が ９万円近くなるというのは 厳しいわけで…
ずしっ
自己負担 9万円近く
となるとやっぱり もうちょっと 備えないといけないのは 確実なんですよね〜

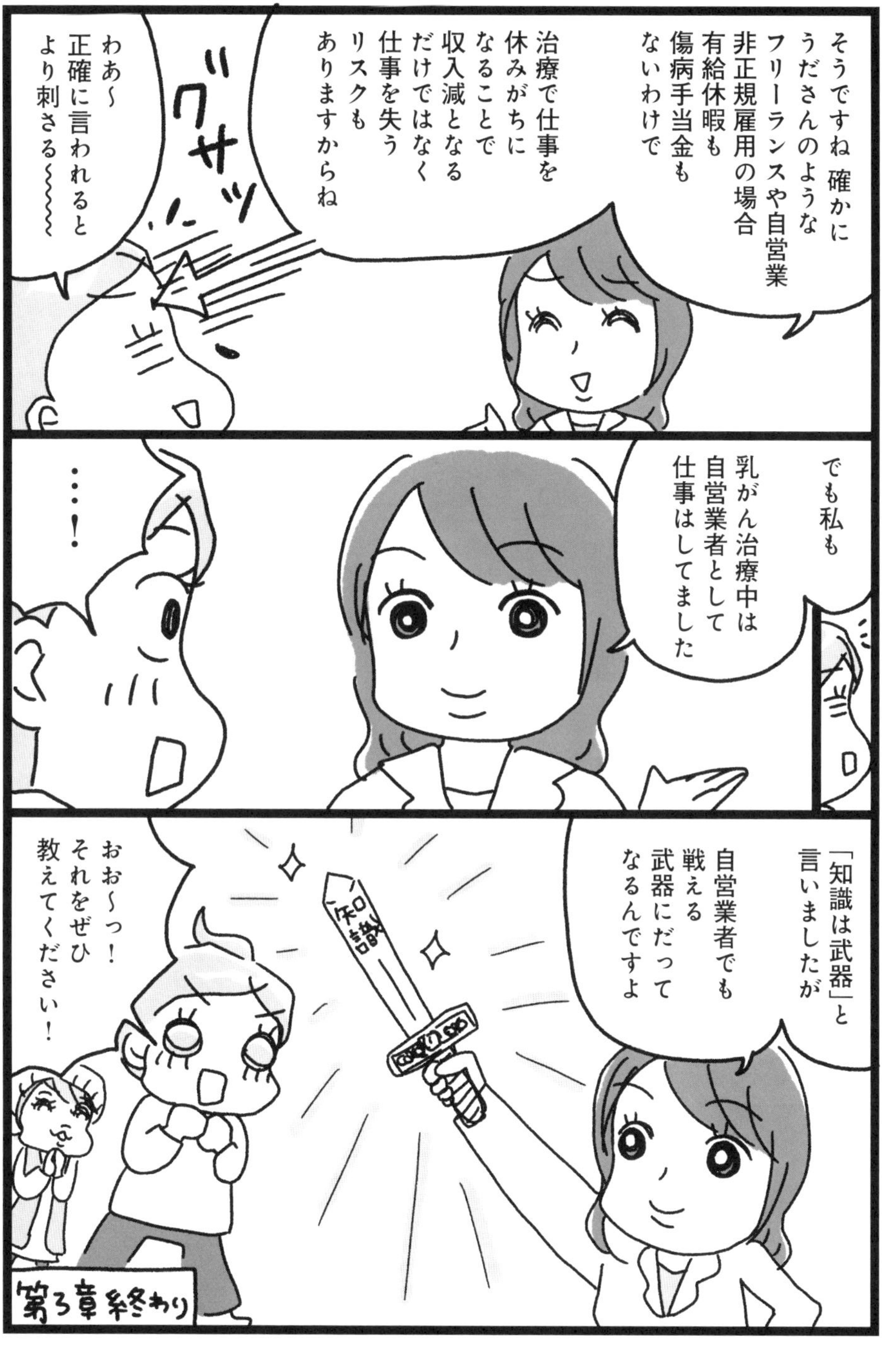
そうですね 確かに うださんのような フリーランスや自営業 非正規雇用の場合 有給休暇も 傷病手当金も ないわけで
治療で仕事を 休みがちに なることで 収入減となる だけではなく 仕事を失う リスクも ありますからね
グサッ
わあ〜 正確に言われると より刺さる〜〜〜
でも私も 乳がん治療中は 自営業者として 仕事はしてました
…！
「知識は武器」と 言いましたが 自営業者でも 戦える 武器にだって なるんですよ
知識
おお〜っ！ それをぜひ 教えてください！
第3章終わり

column②

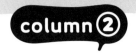

他にも！ もっと詳しく！ 公的保障

高額療養費制度の他にも、さまざまな公的保障の制度があります。
こんなものがあると知っておくと、もしもの時に心強いです。

¥ 限度額適用認定証

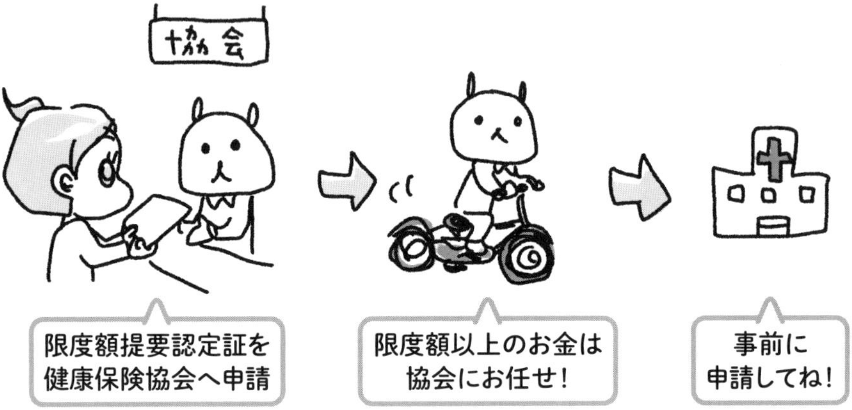

協会
限度額提要認定証を
健康保険協会へ申請
限度額以上のお金は
協会にお任せ！
事前に
申請してね！

本編でも出てきたこちらを詳しくご説明します。
加入の健康保険から「限度額適用認定証」を取り寄せて、病院の窓口で健康保険証と一緒に出すと、「限度額」だけの支払いで済みます。
手術・入院で100万円に医療費（10割）がかかったら、3割は30万円ですが、限度額適用認定証を出していれば、8万7430円（所得一般の人）で済みます。
マイナ保険証では、この限度額適用認定証も組み込まれているので、病院で限度額だけの支払いで済みます。

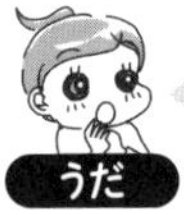

うだ

え～！　そんなラクできるんですね！

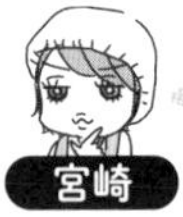

宮崎

使わない手はないですね…！

生活福祉資金貸付制度

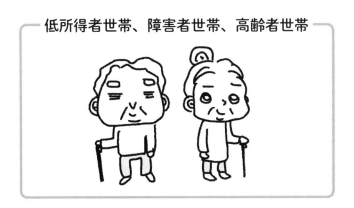

低所得者世帯、障害者世帯、高齢者世帯

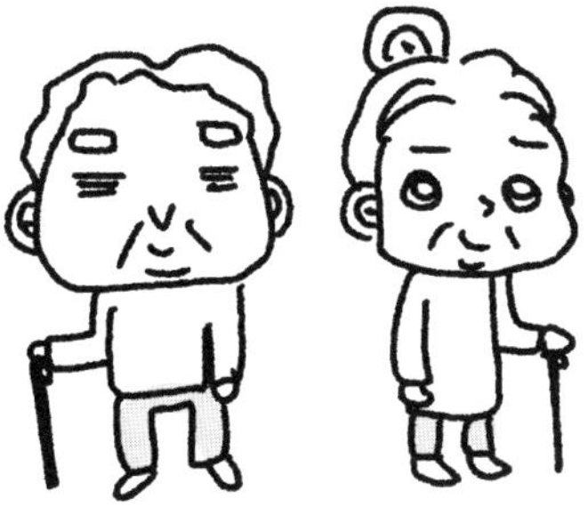

対象は、低所得者世帯(治療費に困り他から資金を借り受けることが困難な世帯)、障害者世帯、高齢者世帯。連帯保証人ありの場合は無利子。居住地の市区町村にある社会福祉協議会で申し込みします。
福祉資金の療養資金（病気や怪我の療養に必要な軽視およびその療養期間中の生活費）として利用できます。
貸付限度額は、療養期間が1年を超えない場合は170万円以内、1年を超え1年6ヶ月以内であり世帯の自立に必要なときは230万円までが可能です。

限度額

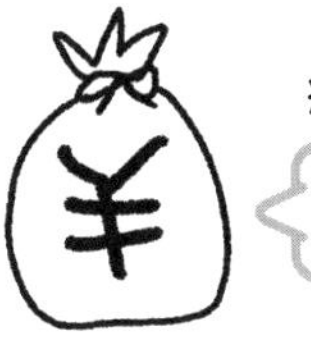

療養期間が1年未満は
170万円以内
借りられます

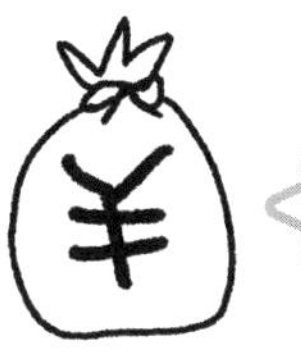

療養期間が1年～
1年半以内は
230万円以内
借りられます

措置期間6ヶ月、償還期間5年が目安になります。

医療費控除

家庭内（同一家計）のその年の医療費が10万円を超えた場合、確定申告することで納めた税金（所得税・住民税）の一部が還付されます。
「その年に払った医療費の合計」－「生命保険等で補填される金額や高額療養費など」－「10万円または所得税の5%のどちらか少ない額」＝医療費控除です。

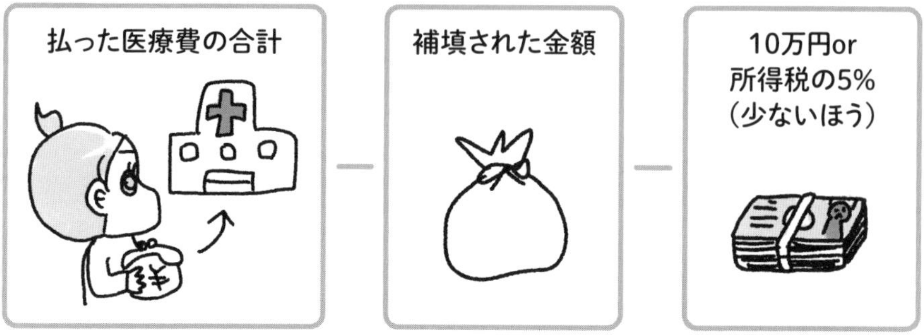
払った医療費の合計
－
補填された金額
－
10万円or
所得税の5%
（少ないほう）

深田さん：ここでポイント！“「生命保険等で補填される金額」”にがん保険から受け取った「がん診断一時金」（100万円など）は差し引かなくてもいいんです

宮崎：それは大きい～！

＊家族の中で一番収入の高い（税率の高い）人が申告すると、還付額も多くなる。

うだ：節税してるフリーランスには効果は薄いのよね（涙）

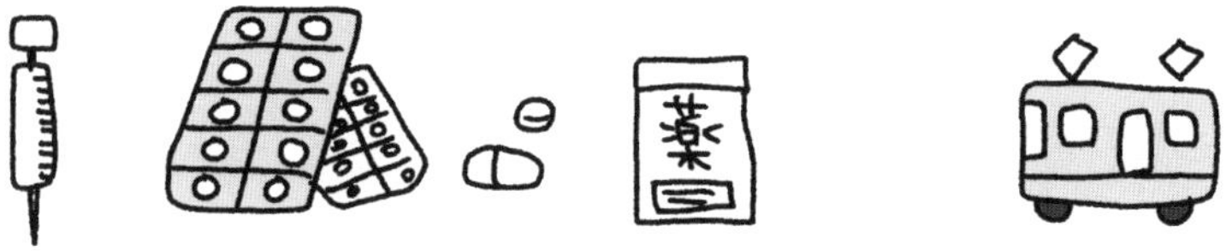
薬

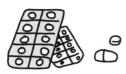

医療費控除の対象：病院で支払う治療代、薬代の他に、通院の交通費（バスや電車）、購入した薬代（風邪薬、胃腸薬なども）など。

第4章

備えるために より知る

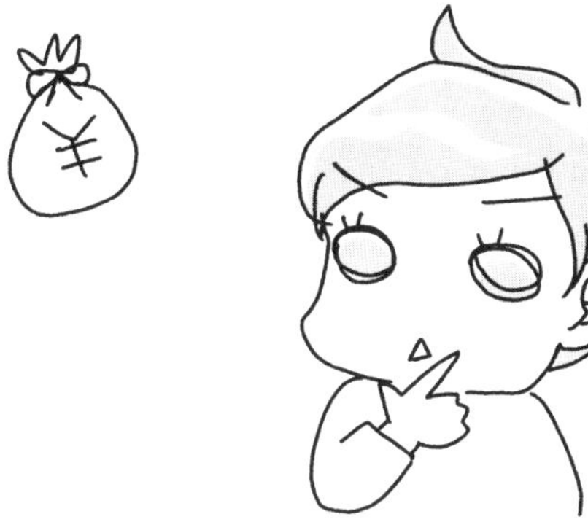

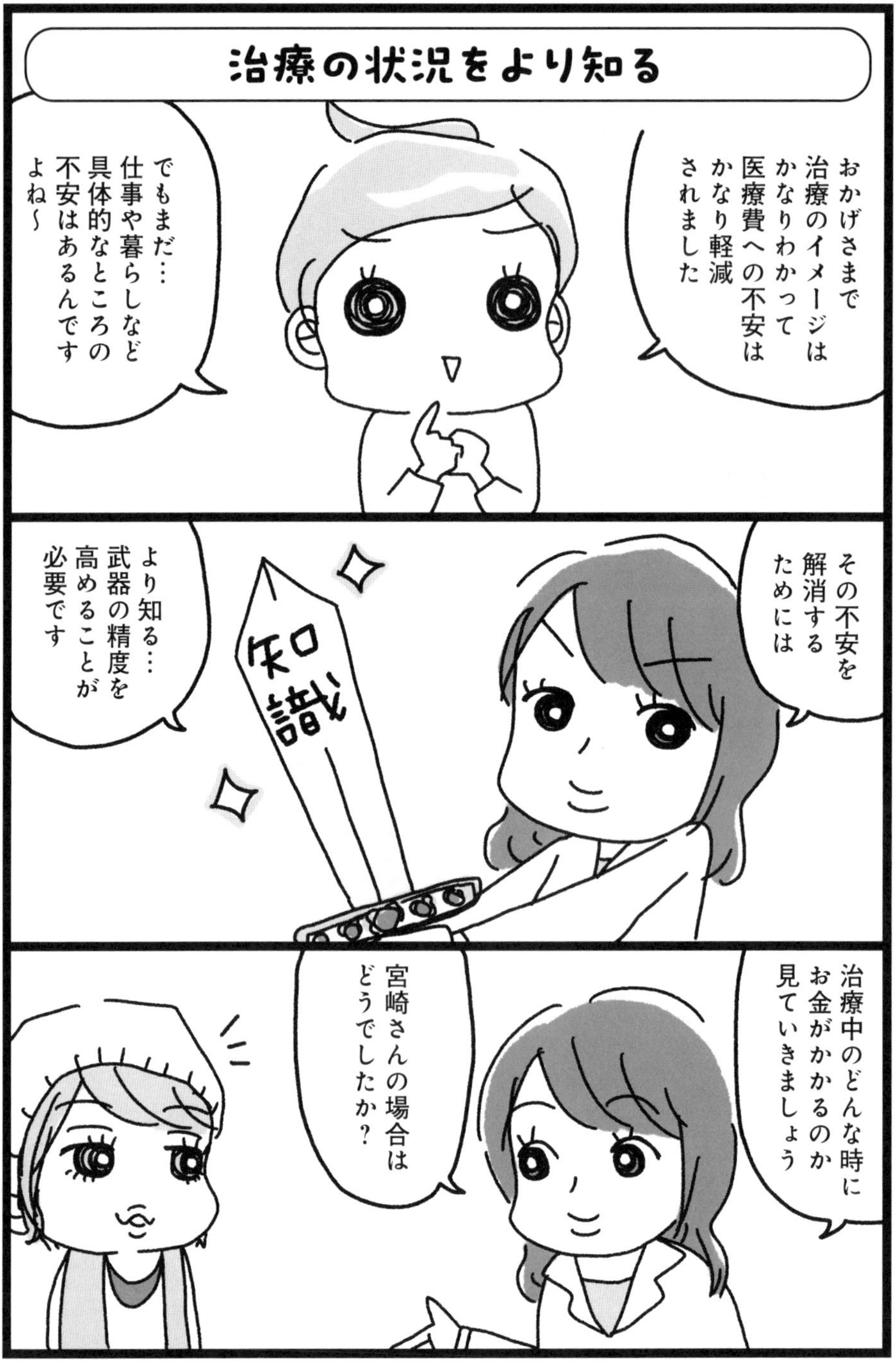
治療の状況をより知る
おかげさまで治療のイメージはかなりわかって医療費への不安はかなり軽減されました
でもまだ…仕事や暮らしなど具体的なところの不安はあるんですよね〜
その不安を解消するためには
より知る…武器の精度を高めることが必要です
知識
治療中のどんな時にお金がかかるのか見ていきましょう
宮崎さんの場合はどうでしたか？

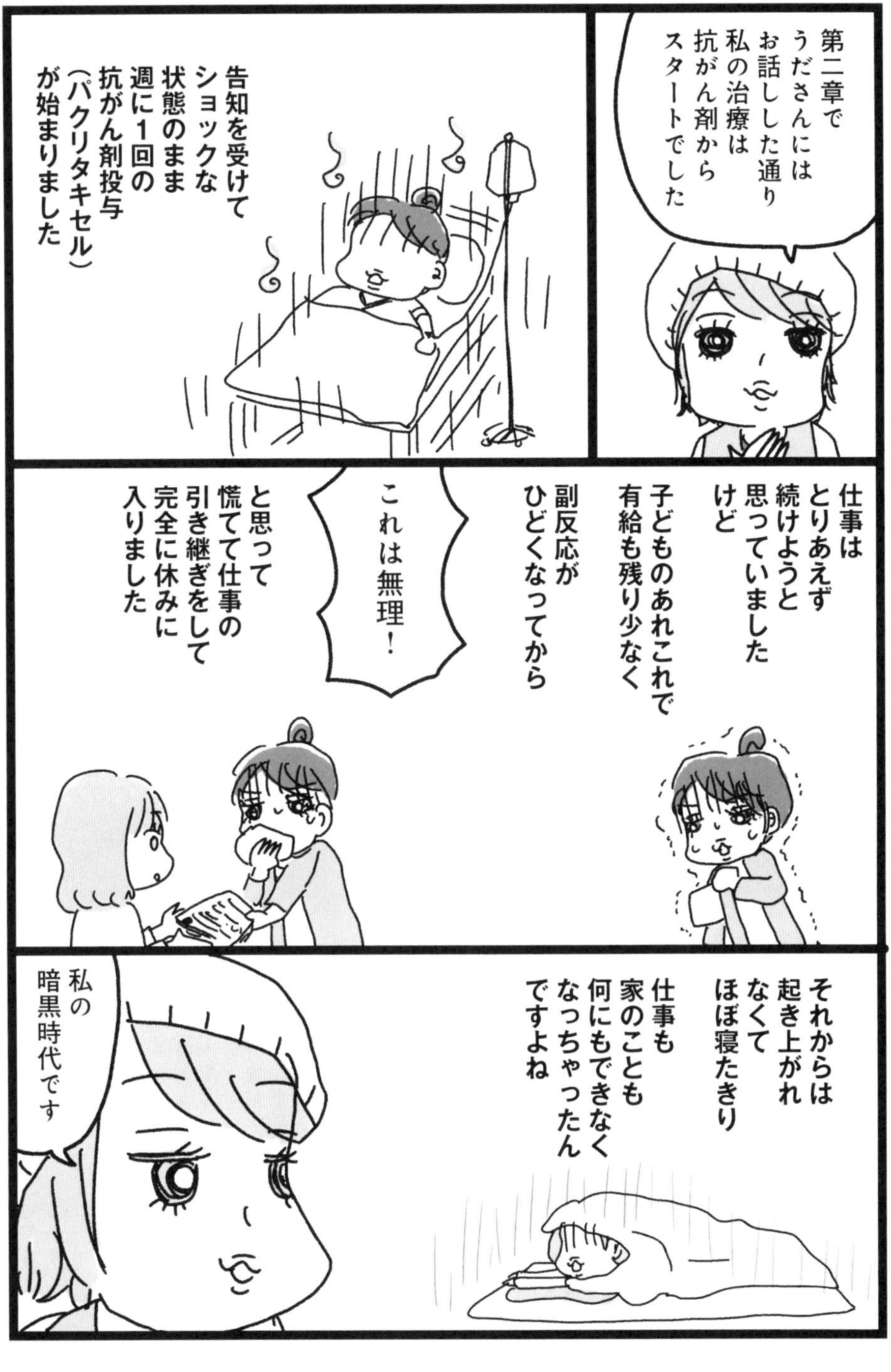

第二章でうださんにはお話しした通り私の治療は抗がん剤からスタートでした
告知を受けてショックな状態のまま週に1回の抗がん剤投与（パクリタキセル）が始まりました
仕事はとりあえず続けようと思っていましたけど
子どものあれこれで有給も残り少なく
副反応がひどくなってから
これは無理！
と思って慌てて仕事の引き継ぎをして完全に休みに入りました
それからは起き上がれなくてほぼ寝たきり
仕事も家のことも何にもできなくなっちゃったんですよね
私の暗黒時代です

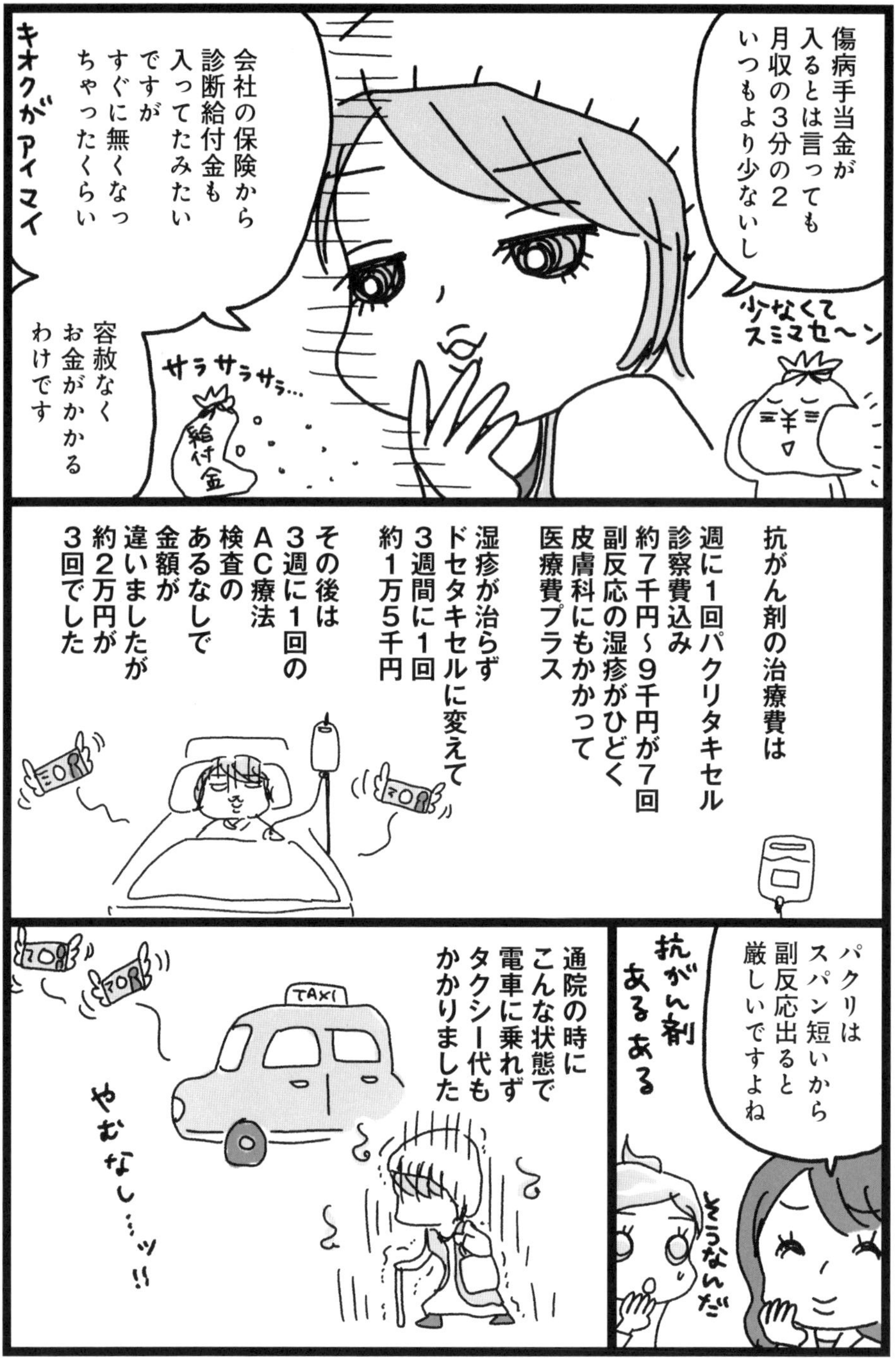

傷病手当金が入るとは言っても月収の3分の2いつもより少ないし
少なくてスミマセ〜ン
会社の保険から診断給付金も入ってたみたいですがすぐに無くなっちゃったくらい
キオクがアイマイ
容赦なくお金がかかるわけです
サラサラサラ…
給付金
抗がん剤の治療費は週に1回パクリタキセル診察費込み約7千円〜9千円が7回副反応の湿疹がひどく皮膚科にもかかって医療費プラス
湿疹が治らずドセタキセルに変えて3週間に1回約1万5千円
その後は3週に1回のAC療法検査のあるなしで金額が違いましたが約2万円が3回でした
パクリはスパン短いから副反応出ると厳しいですよね
抗がん剤あるある
そうなんだ
通院の時にこんな状態で電車に乗れずタクシー代もかかりました
TAXI
やむなし…ッ!!

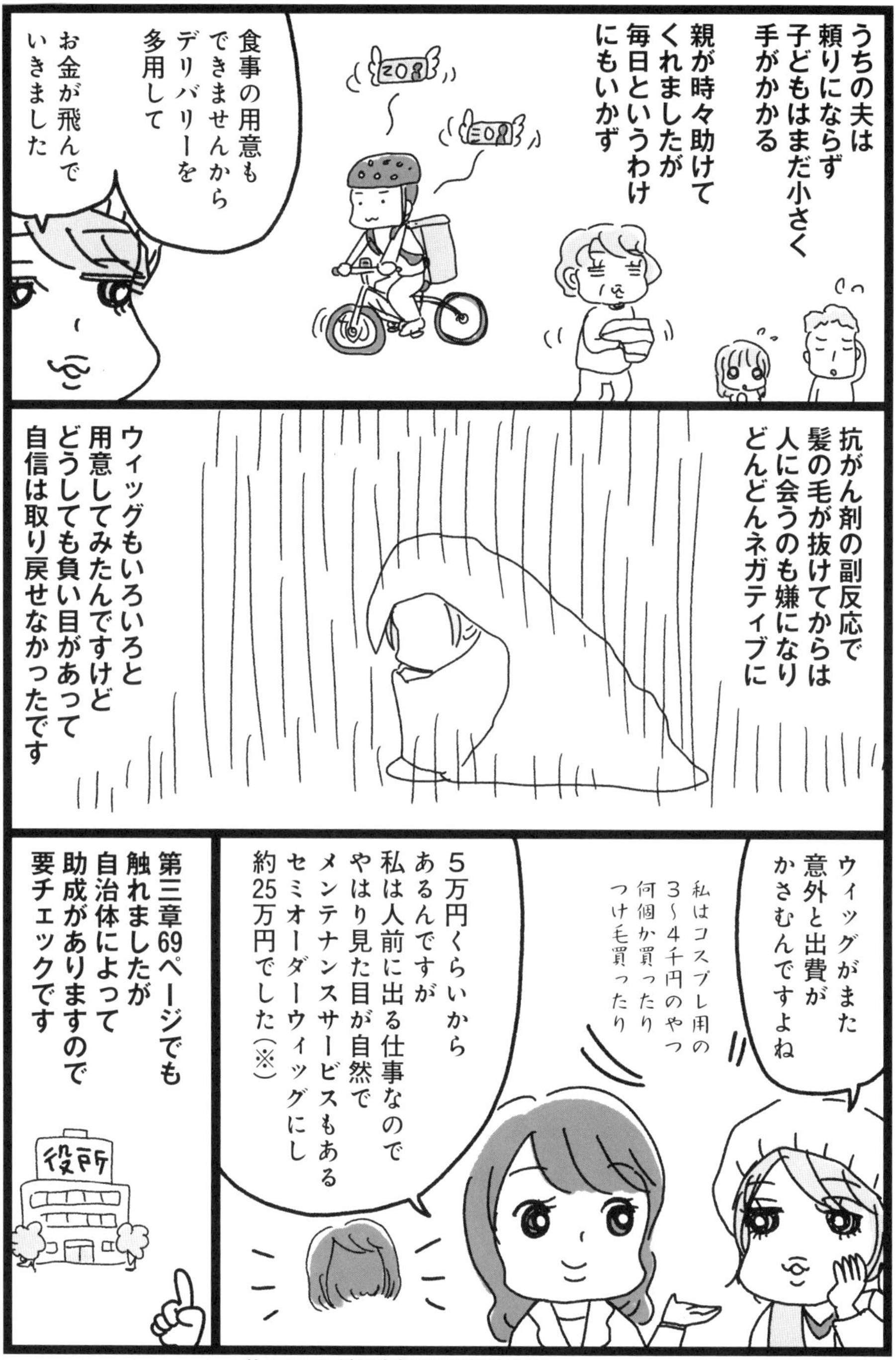
うちの夫は頼りにならず子どもはまだ小さく手がかかる
親が時々助けてくれましたが毎日というわけにもいかず
食事の用意もできませんからデリバリーを多用して
お金が飛んでいきました
抗がん剤の副反応で髪の毛が抜けてからは人に会うのも嫌になりどんどんネガティブに
ウィッグもいろいろと用意してみたんですけどどうしても負い目があって自信は取り戻せなかったです
ウィッグがまた意外と出費がかさむんですよね
私はコスプレ用の3〜4千円のやつ何個か買ったりつけ毛買ったり
5万円くらいからあるんですが私は人前に出る仕事なのでやはり見た目が自然でメンテナンスサービスもあるセミオーダーウィッグにし約25万円でした(※)
第三章69ページでも触れましたが自治体によって助成がありますので要チェックです
役所

＊約30万円が医療割引で20%オフ

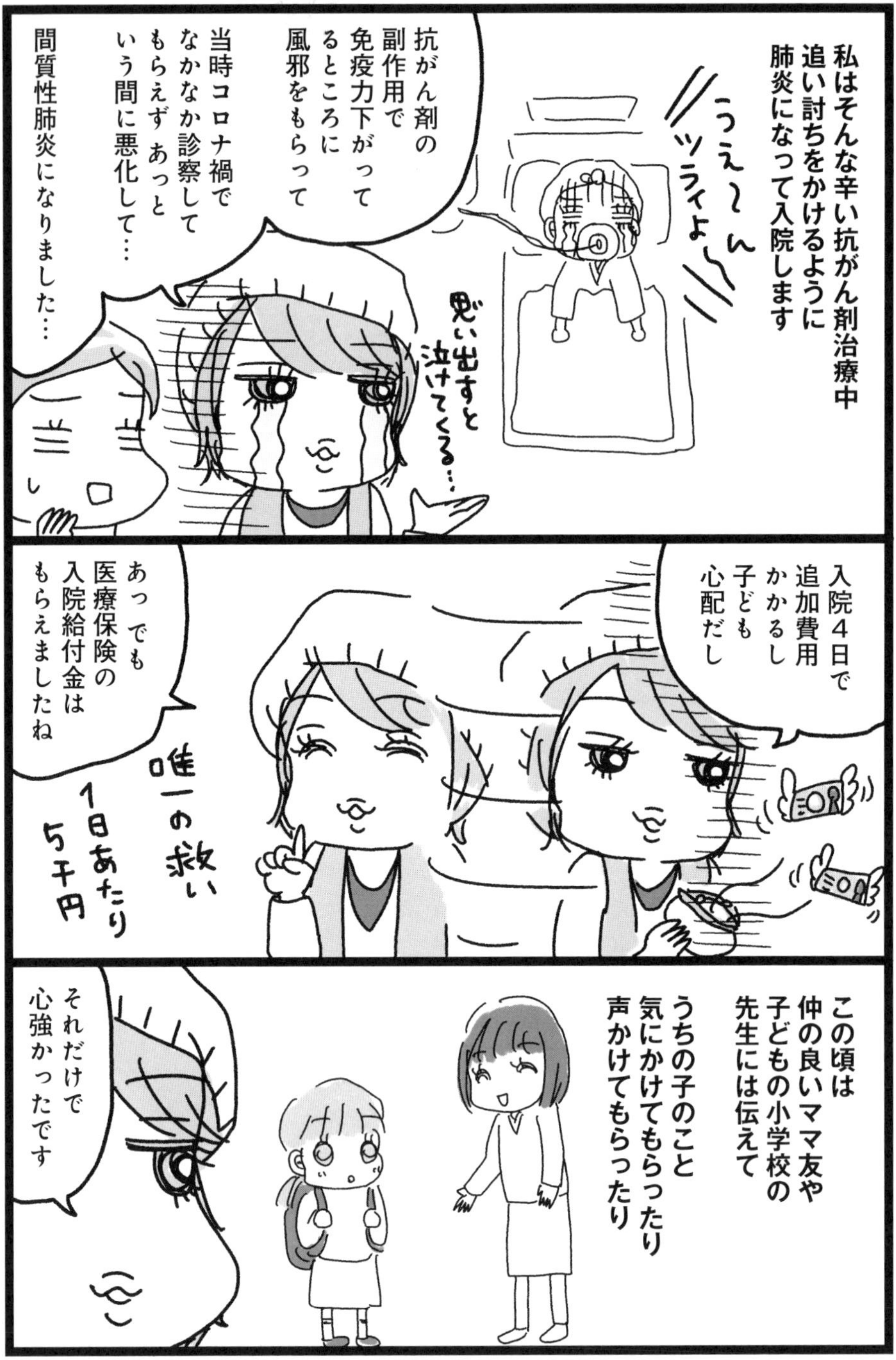
私はそんな辛い抗がん剤治療中
追い討ちをかけるように
肺炎になって入院します
うぇ〜ん
ツライよ〜
抗がん剤の副作用で免疫力下がってるところに風邪をもらって
当時コロナ禍でなかなか診察してもらえず あっという間に悪化して…
間質性肺炎になりました…
思い出すと泣けてくる…
入院4日で追加費用かかるし子ども心配だし
あっでも医療保険の入院給付金はもらえましたね
唯一の救い
1日あたり5千円
この頃は仲の良いママ友や子どもの小学校の先生には伝えて
うちの子のこと気にかけてもらったり声かけてもらったり
それだけで心強かったです

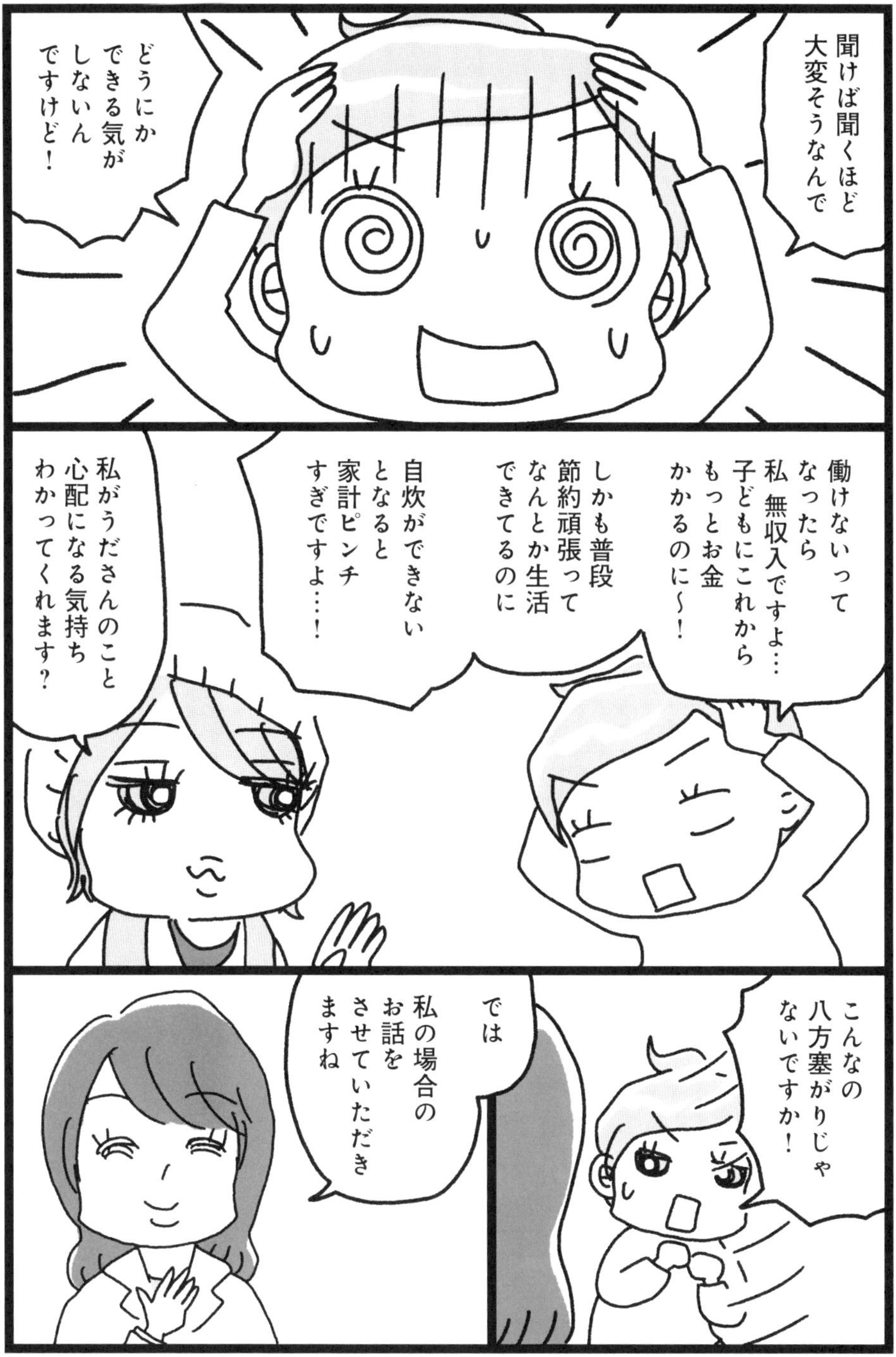
聞けば聞くほど大変そうなんで
どうにかできる気がしないんですけど！
働けないってなったら私 無収入ですよ…子どもにこれからもっとお金かかるのに〜！
しかも普段節約頑張ってなんとか生活できてるのに
自炊ができないとなると家計ピンチすぎですよ……！
私がうださんのこと心配になる気持ちわかってくれます？
こんなの八方塞がりじゃないですか！
では私の場合のお話をさせていただきますね

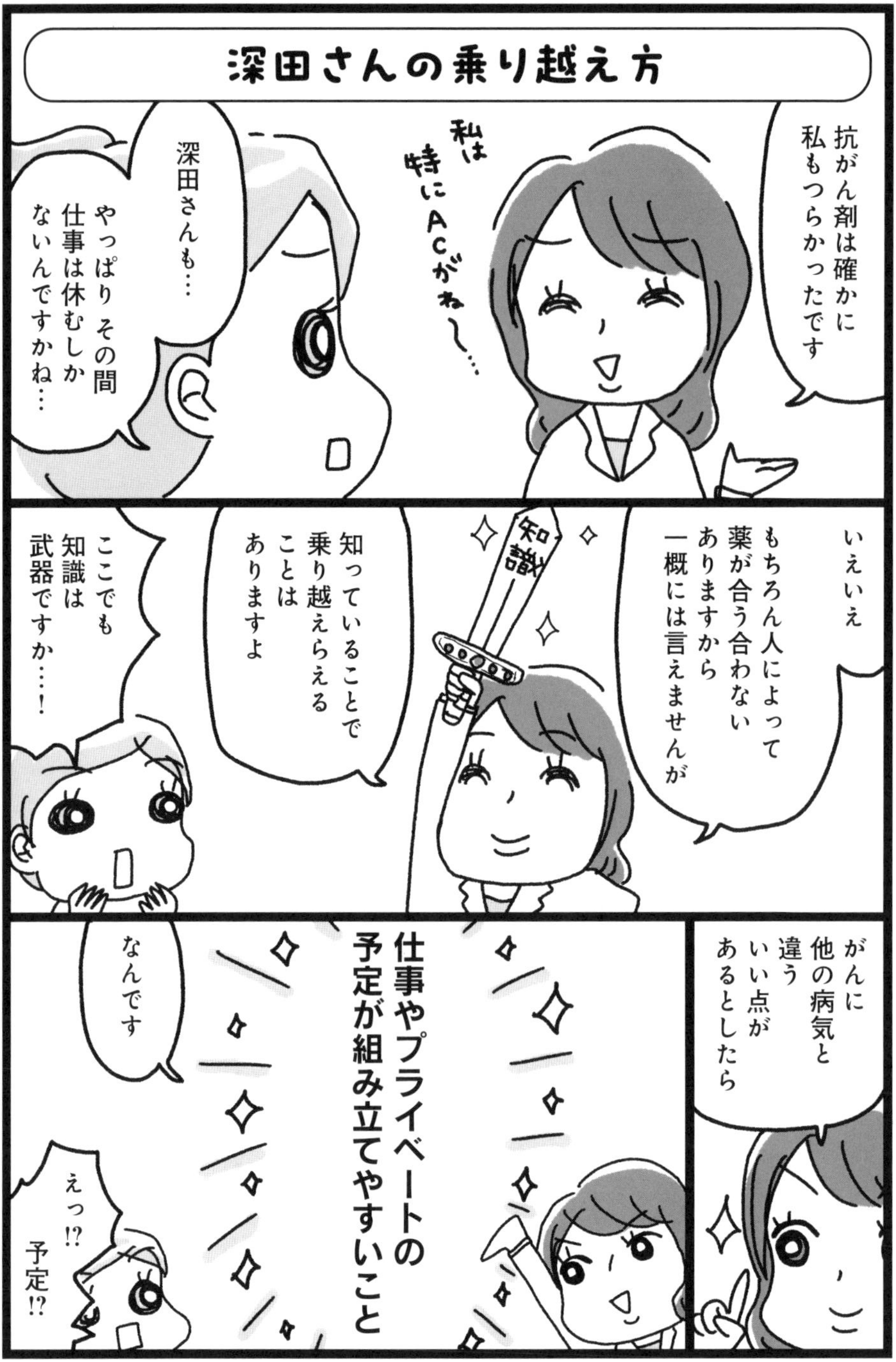
深田さんの乗り越え方
抗がん剤は確かに私もつらかったです
私は特にACがね〜…
深田さんも… やっぱりその間仕事は休むしかないんですかね…
いえいえ
もちろん人によって薬が合う合わないありますから一概には言えませんが
知識
知っていることで乗り越えられることはありますよ
ここでも知識は武器ですか…!
がんに他の病気と違ういい点があるとしたら
仕事やプライベートの予定が組み立てやすいこと
なんです
えっ!? 予定!?

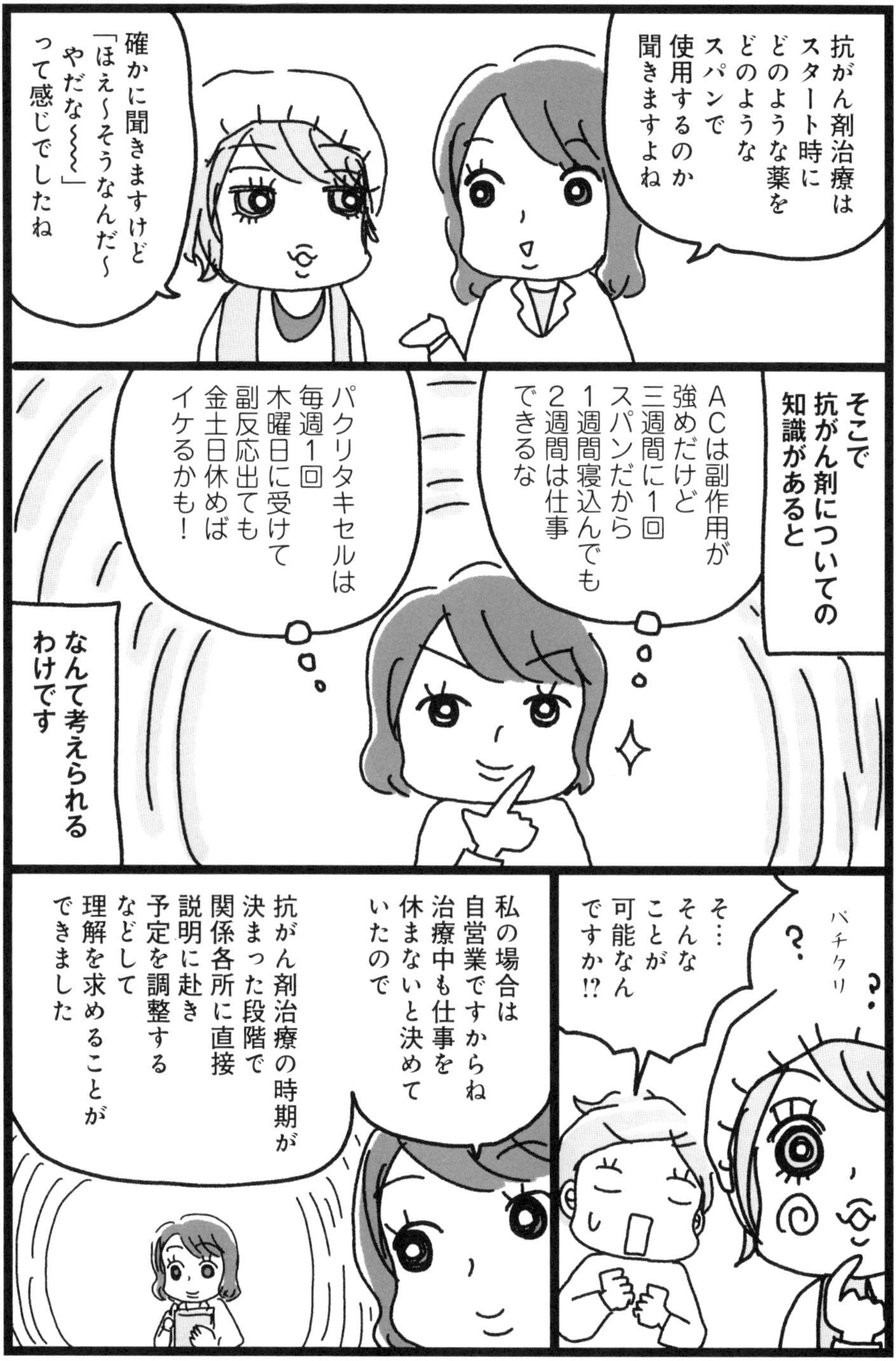
抗がん剤治療はスタート時にどのような薬をどのようなスパンで使用するのか聞きますよね
確かに聞きますけど「ほえ〜そうなんだ〜やだな〜〜〜」って感じでしたね
そこで抗がん剤についての知識があると
ACは副作用が強めだけど三週間に1回スパンだから1週間寝込んでも2週間は仕事できるな
パクリタキセルは毎週1回木曜日に受けて副反応出ても金土日休めばイケるかも！
なんて考えられるわけです
そ…そんなことが可能なんですか!?
パチクリ
私の場合は自営業ですからね治療中も仕事を休まないと決めていたので
抗がん剤治療の時期が決まった段階で関係各所に直接説明に赴き予定を調整するなどして理解を求めることができました

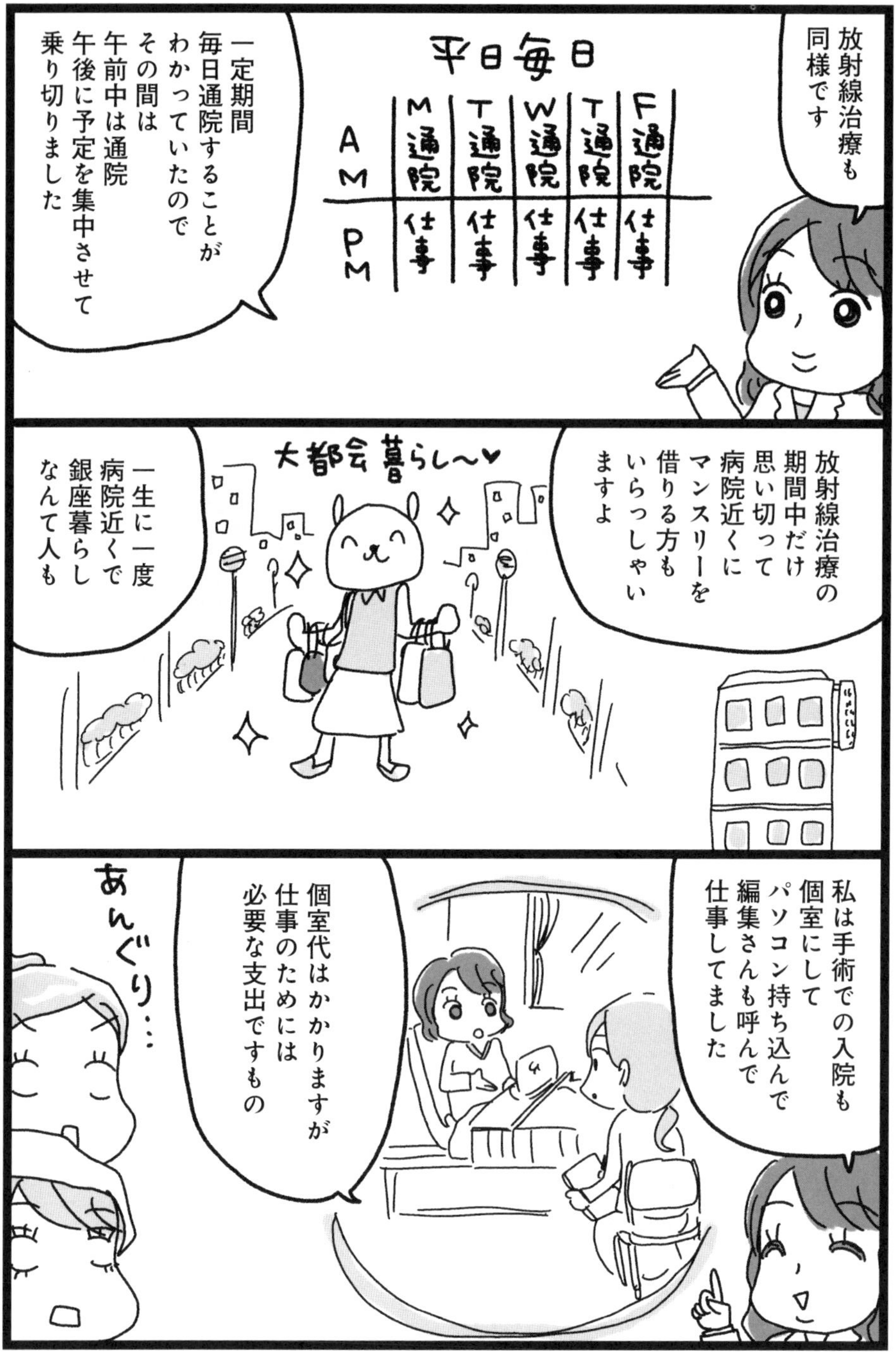
放射線治療も同様です
平日毎日
AM
PM
M 通院 仕事
T 通院 仕事
W 通院 仕事
T 通院 仕事
F 通院 仕事
一定期間毎日通院することがわかっていたのでその間は午前中は通院午後に予定を集中させて乗り切りました
放射線治療の期間中だけ思い切って病院近くにマンスリーを借りる方もいらっしゃいますよ
大都会暮らし～♥
一生に一度病院近くで銀座暮らしなんて人も
私は手術での入院も個室にしてパソコン持ち込んで編集さんも呼んで仕事してました
個室代はかかりますが仕事のためには必要な支出ですもの
あんぐり…

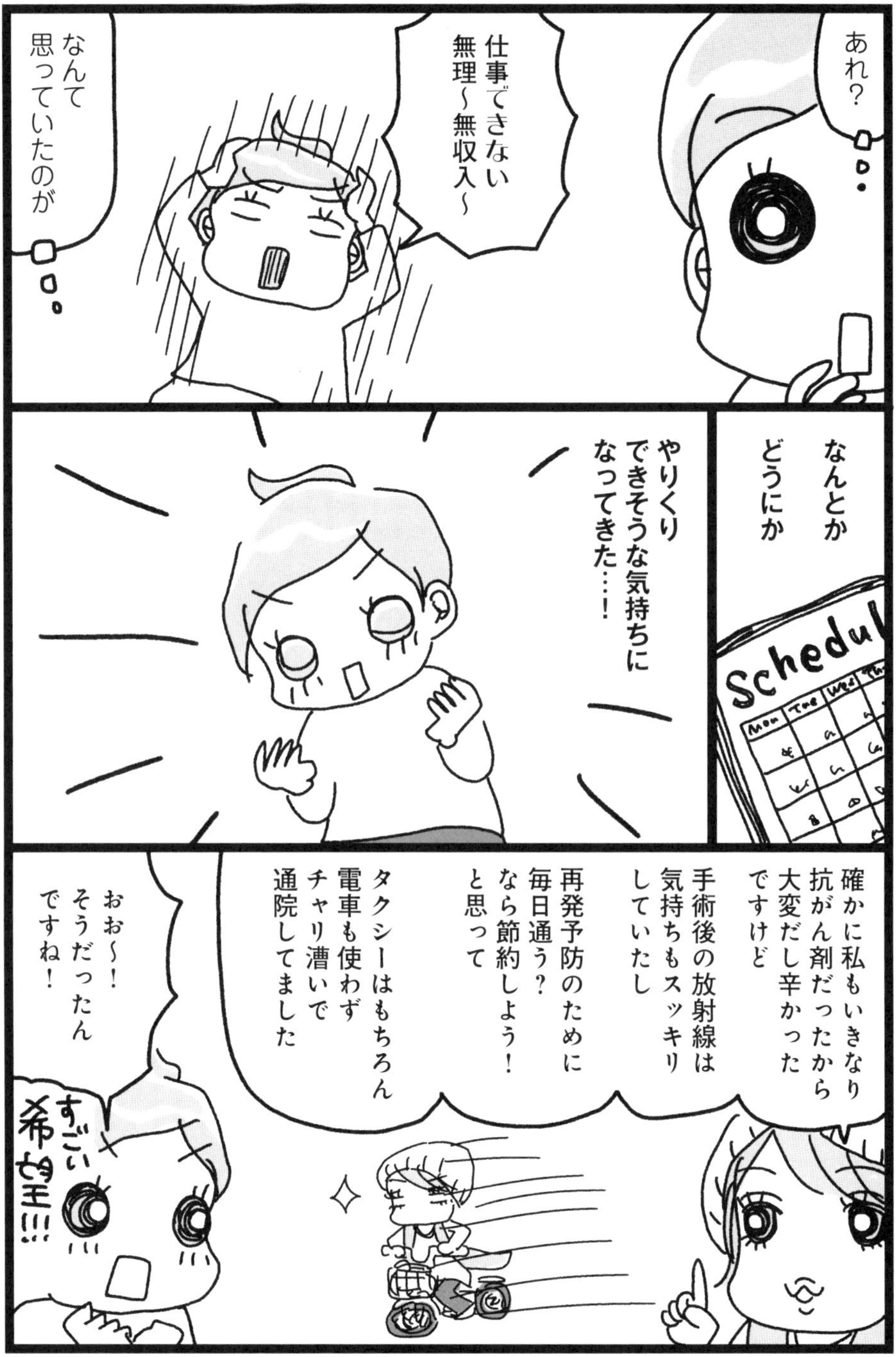
あれ？
仕事できない 無理～無収入～
なんて 思っていたのが
なんとか どうにか
Schedul
やりくり できそうな気持ちに なってきた…！
確かに私もいきなり 抗がん剤だったから 大変だし辛かった ですけど 手術後の放射線は 気持ちもスッキリ していたし 再発予防のために 毎日通う？ なら節約しよう！ と思って タクシーはもちろん 電車も使わず チャリ漕いで 通院してました
おお～！ そうだったん ですね！
すごい希望!!!

治療中のお金

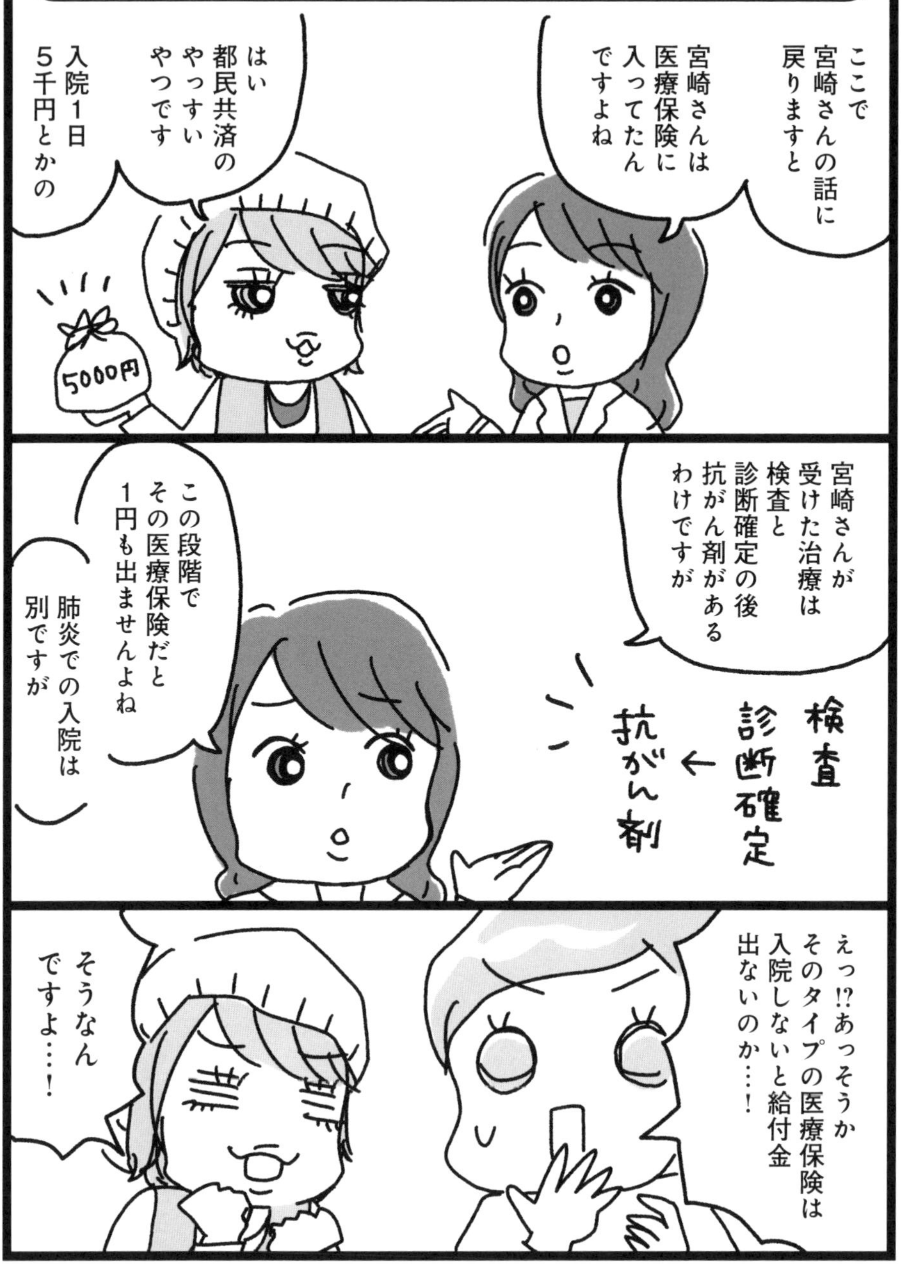
ここで宮崎さんの話に戻りますと宮崎さんは医療保険に入ってたんですよね
はい都民共済のやっすいやつです
入院1日5千円とかの
5000円
宮崎さんが受けた治療は検査と診断確定の後抗がん剤があるわけですが
検査
診断確定
抗がん剤
この段階でその医療保険だと1円も出ませんよね
肺炎での入院は別ですが
えっ!?あっそうかそのタイプの医療保険は入院しないと給付金出ないのか…!
そうなんですよ…!

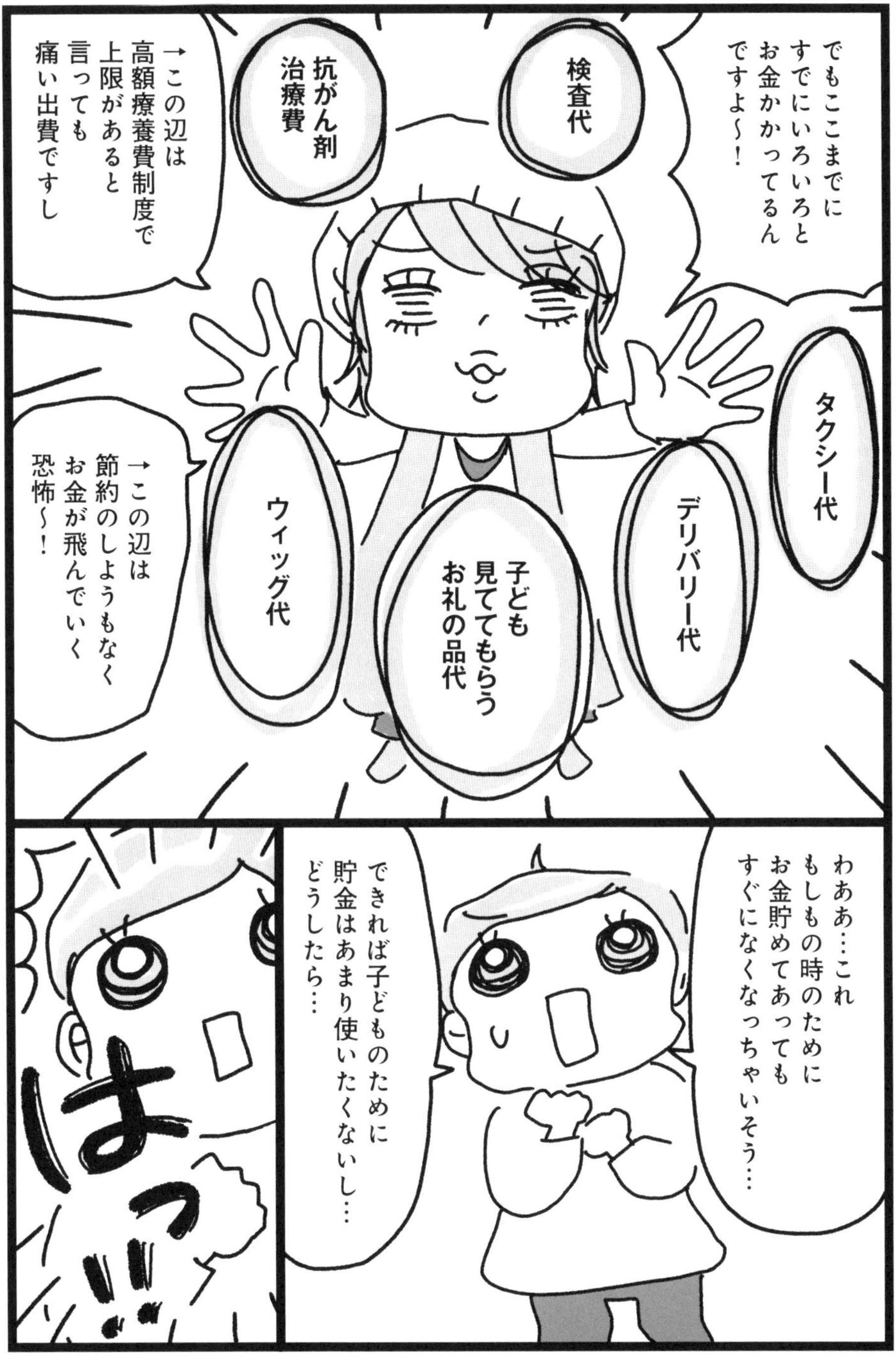
でもここまでにすでにいろいろとお金かかってるんですよ〜！
検査代
抗がん剤治療費
→この辺は高額療養費制度で上限があると言っても痛い出費ですし
タクシー代
デリバリー代
子ども見ててもらうお礼の品代
ウィッグ代
→この辺は節約のしようもなくお金が飛んでいく恐怖〜！
わああ…これもしもの時のためにお金貯めてあってもすぐになくなっちゃいそう…
できれば子どものために貯金はあまり使いたくないし…どうしたら…
はっ!!

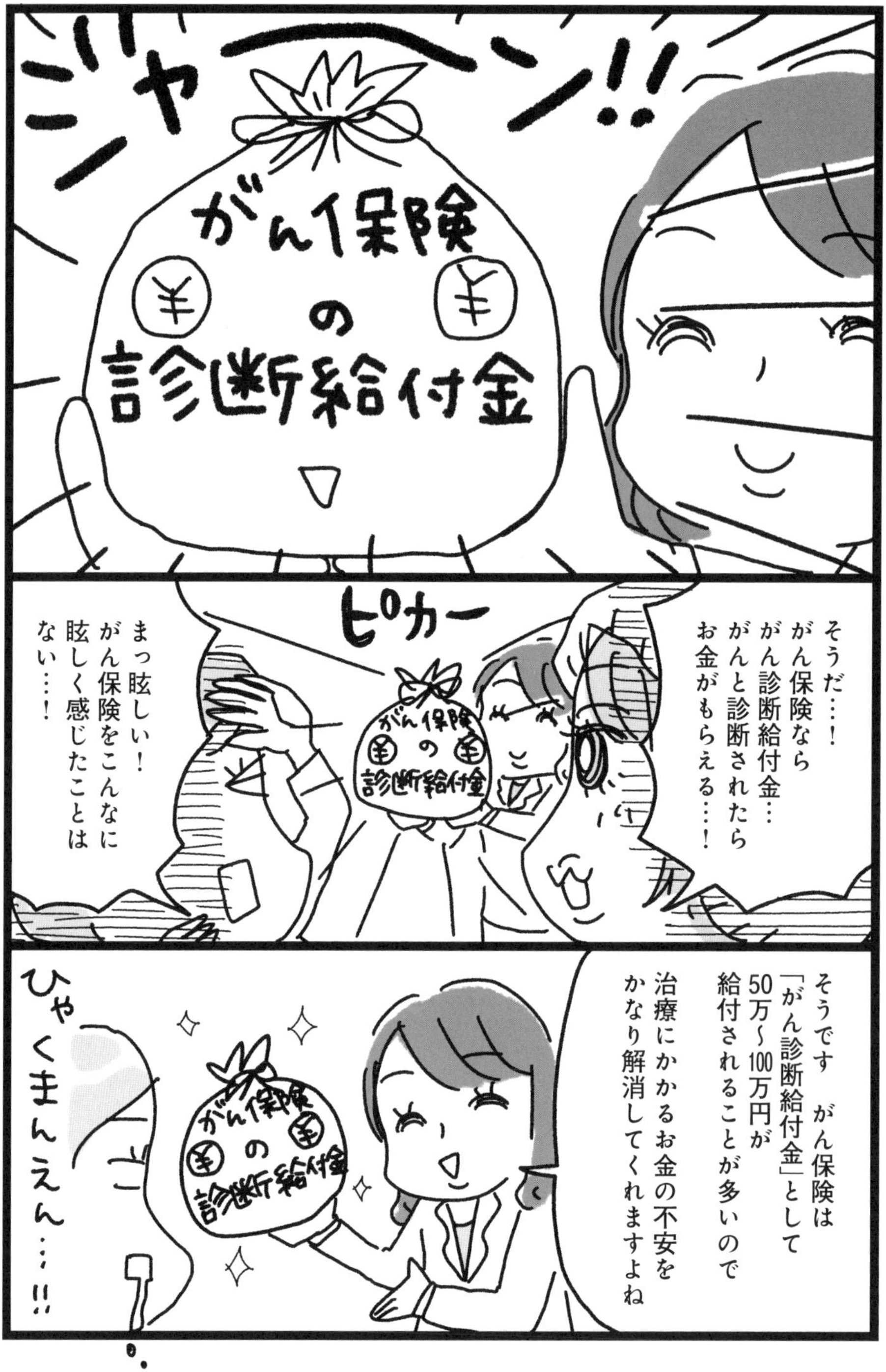
ジャーーン!!
がん保険の診断給付金
そうだ…! がん保険なら がん診断給付金… がんと診断されたら お金がもらえる…!
ピカー
がん保険の診断給付金
まっ眩しい! がん保険をこんなに眩しく感じたことはない…!
そうです がん保険は「がん診断給付金」として 50万～100万円が 給付されることが多いので 治療にかかるお金の不安を かなり解消してくれますよね
がん保険の診断給付金
ひゃくまんえん…!!

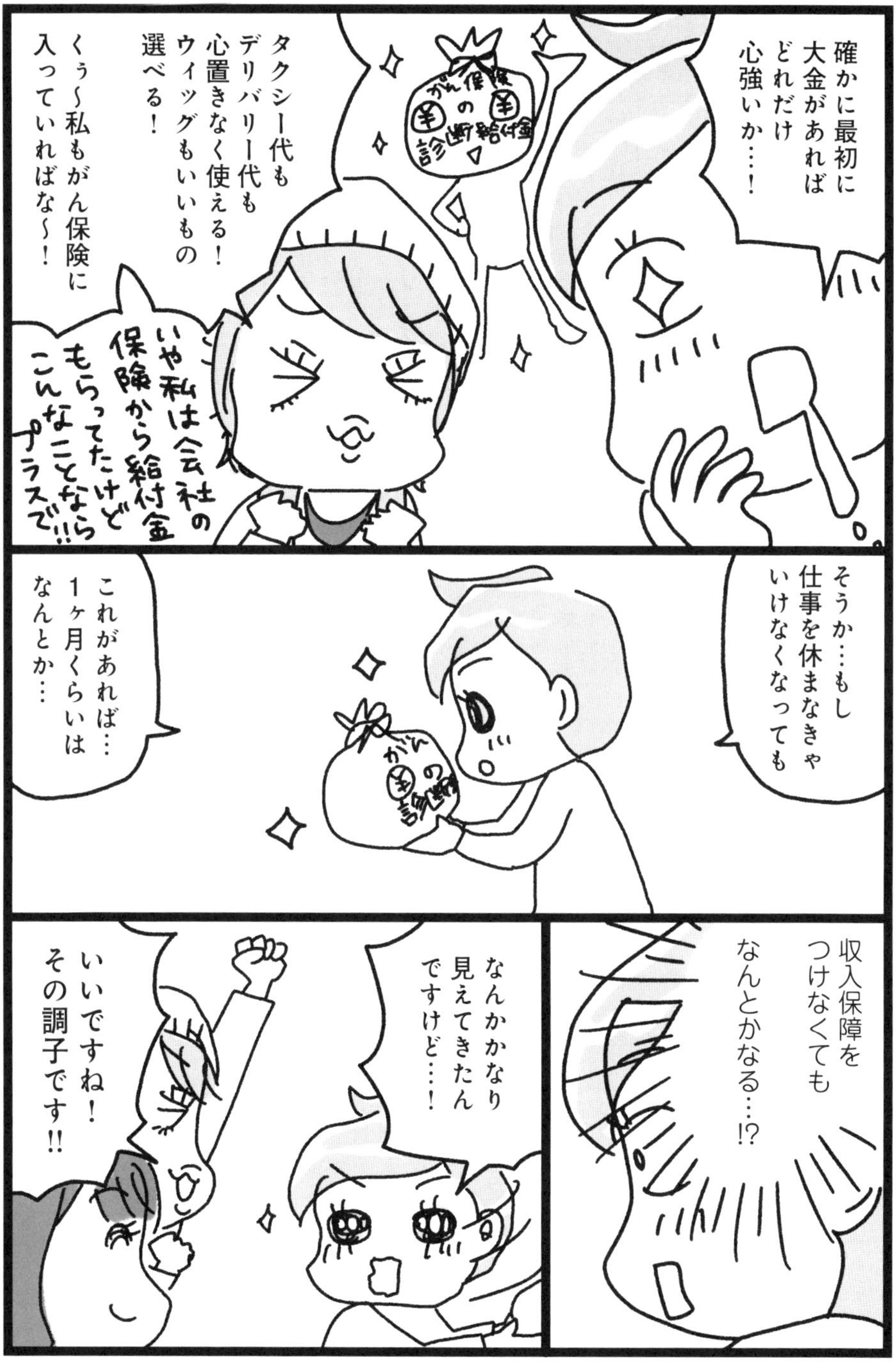
確かに最初に大金があればどれだけ心強いか…！
がん保険の診断給付金
タクシー代もデリバリー代も心置きなく使える！ウィッグもいいもの選べる！
くぅ～私もがん保険に入っていればな～！
いや私は会社の保険から給付金もらってたけどこんなことならプラスで!!
そうか…もし仕事を休まなきゃいけなくなっても
これがあれば…1ヶ月くらいはなんとか…
収入保障をつけなくてもなんとかなる…!?
なんかかなり見えてきたんですけど…！
いいですね！その調子です!!

治療中のお金・手術

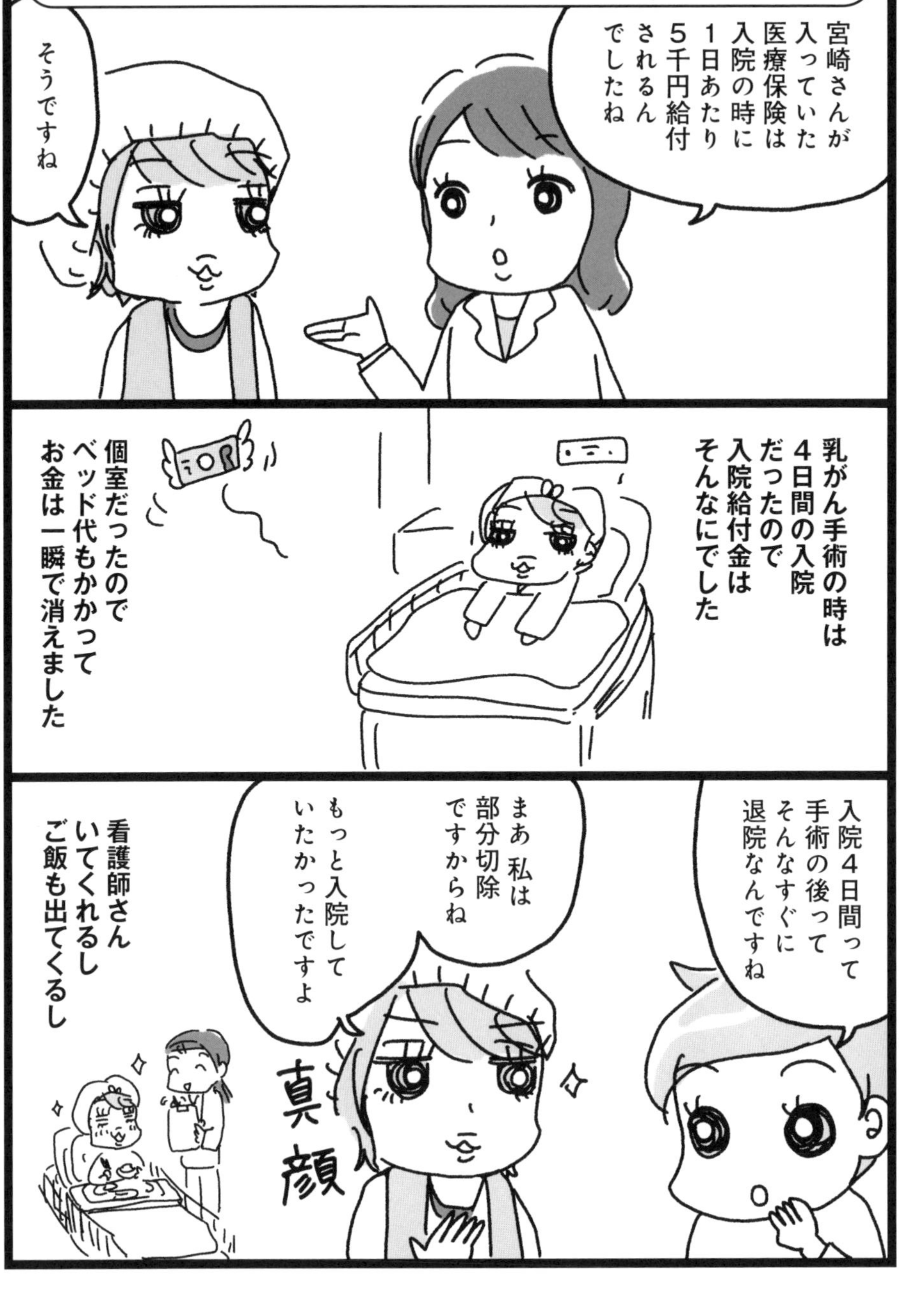

宮崎さんが入っていた医療保険は入院の時に1日あたり5千円給付されるんでしたね
そうですね
乳がん手術の時は4日間の入院だったので入院給付金はそんなにでした
個室だったのでベッド代もかかってお金は一瞬で消えました
入院4日間って手術の後ってそんなすぐに退院なんですね
まあ私は部分切除ですからね
もっと入院していたかったですよ
真顔
看護師さんいてくれるしご飯も出てくるし

現在　入院日数は短期化の傾向にあり入院例の5割以上は10日以内に退院すると言われています
へえ〜！短いんですね
手術費用は高額療養費制度で上限額になるので負担額はあまり変化ありませんが
手術する部分が大きければ入院期間は長くなります
部分切除…　4〜5日
全摘…　7〜10日
同時再建…　全摘と同様〜2週間程度　人工物再建では7〜10日　自家組織再建では10〜14日
腋窩リンパ節郭清…　手術に＋2〜3日
再建も以前は高額な費用がかかりましたが今は保険適用になってます
私は手術で悪いところを取ったことで安心感がすごかったんですよね
なのでどうせならもう全〜部取って欲しかったです
私も身内に例え小さいがんでも全摘して！って言われたんですけど
一部なら傷の治りが早いしプロであるドクターが一部でいいと言うのなら十分安心できますよ
まあ遺伝子検査で陽性でないなら無傷の乳房を全摘出はしないかなと

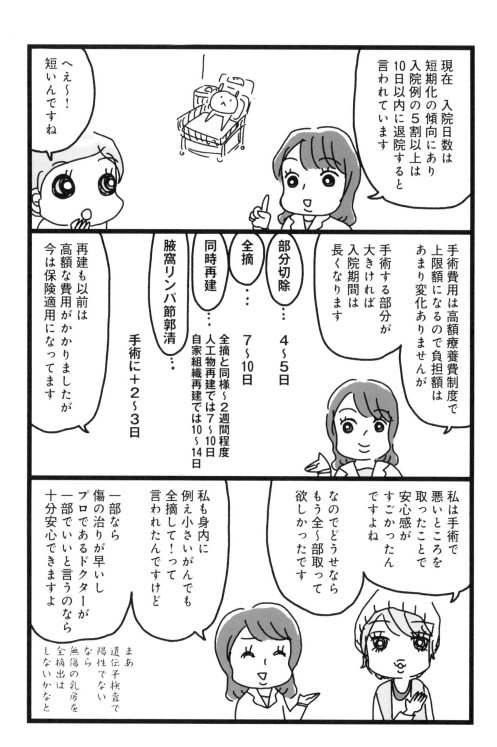

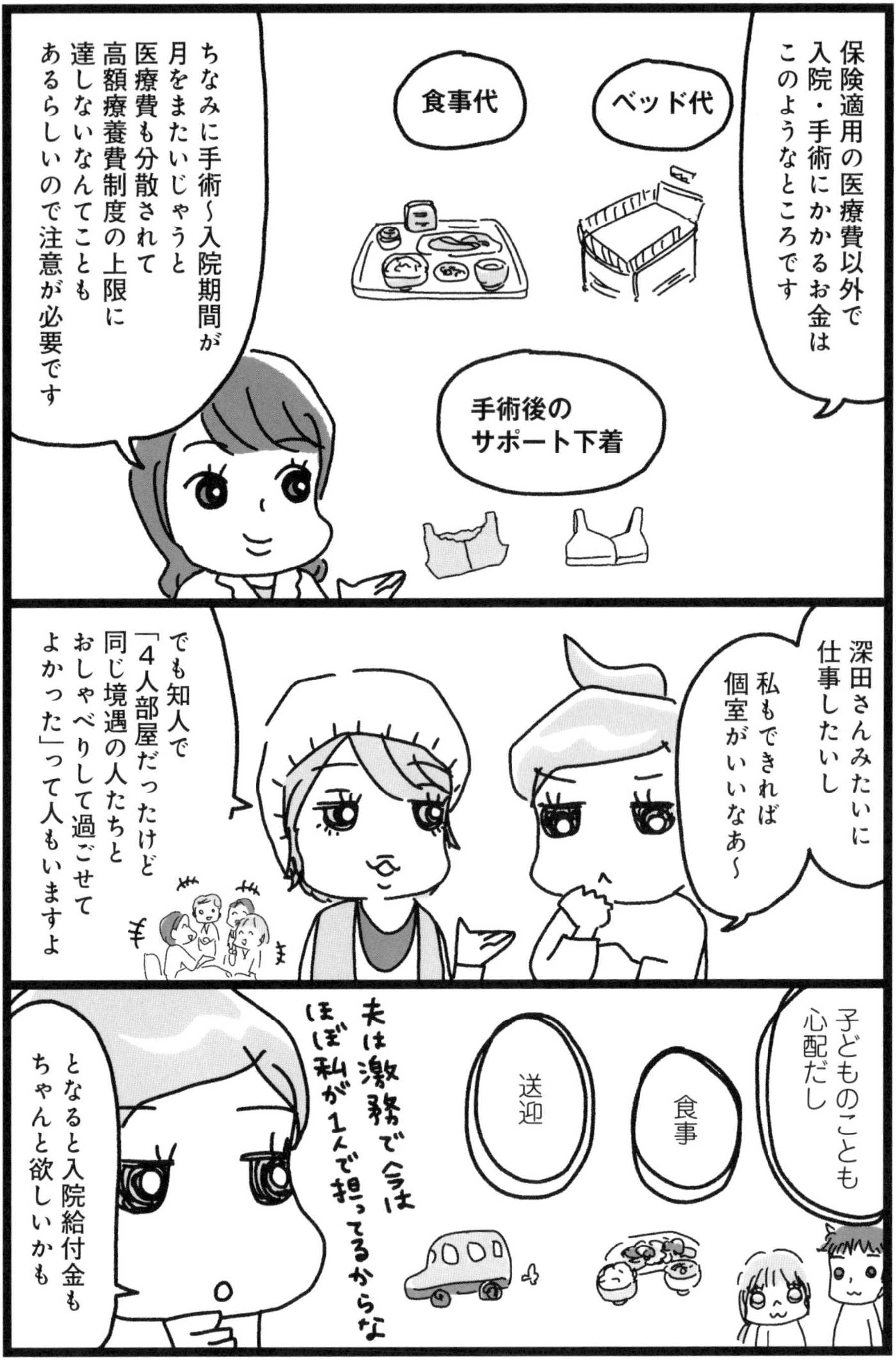
保険適用の医療費以外で入院・手術にかかるお金はこのようなところです
ベッド代
食事代
手術後のサポート下着
ちなみに手術〜入院期間が月をまたいじゃうと医療費も分散されて高額療養費制度の上限に達しないなんてこともあるらしいので注意が必要です
深田さんみたいに仕事したいし
私もできれば個室がいいなあ〜
でも知人で「4人部屋だったけど同じ境遇の人たちとおしゃべりして過ごせてよかった」って人もいますよ
子どものことも心配だし
食事
送迎
夫は激務で今はほぼ私が1人で担ってるからな
となると入院給付金もちゃんと欲しいかも

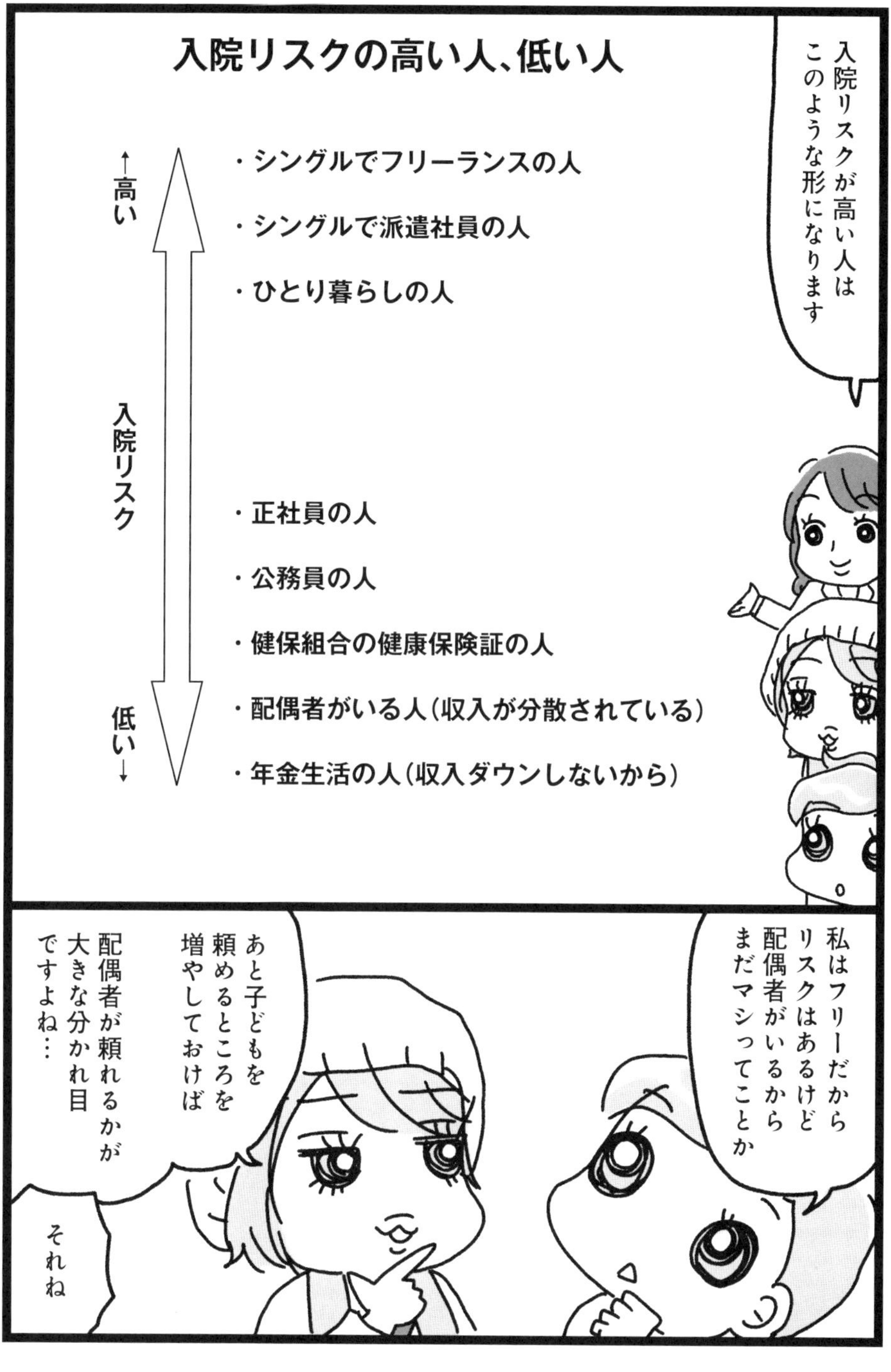
入院リスクの高い人、低い人
↑高い
入院リスク
低い↓
・シングルでフリーランスの人
・シングルで派遣社員の人
・ひとり暮らしの人
・正社員の人
・公務員の人
・健保組合の健康保険証の人
・配偶者がいる人（収入が分散されている）
・年金生活の人（収入ダウンしないから）
入院リスクが高い人はこのような形になります
私はフリーだからリスクはあるけど配偶者がいるからまだマシってことか
あと子どもを頼めるところを増やしておけば
配偶者が頼れるかが大きな分かれ目ですよね…
それね

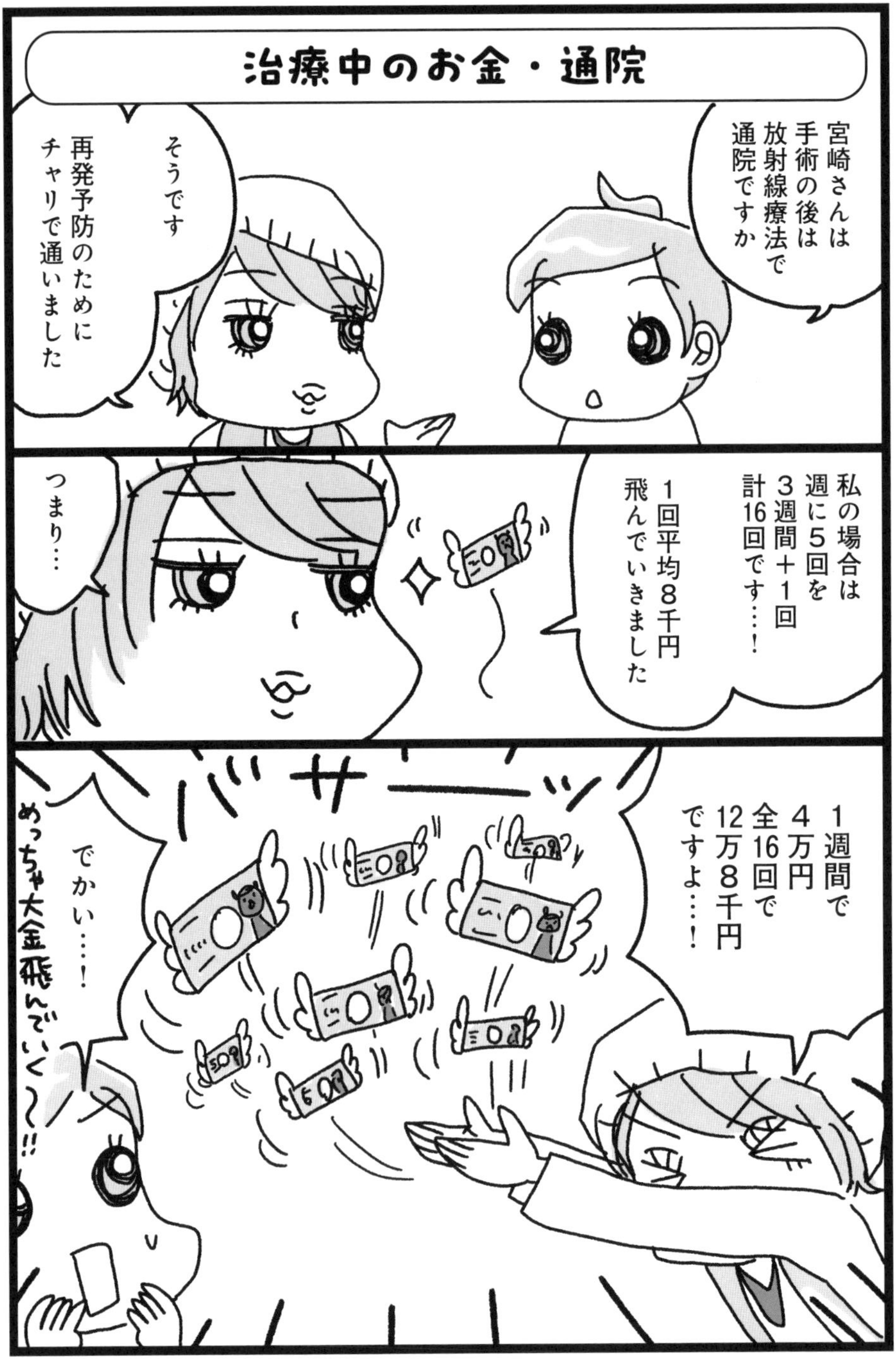
治療中のお金・通院
宮崎さんは手術の後は放射線療法で通院ですか
そうです
再発予防のためにチャリで通いました
私の場合は週に5回を3週間＋1回計16回です…！
1回平均8千円飛んでいきました
つまり…
バサーーッ
1週間で4万円
全16回で12万8千円ですよ…！
でかい…！
めっちゃ大金飛んでいく〜〜!!

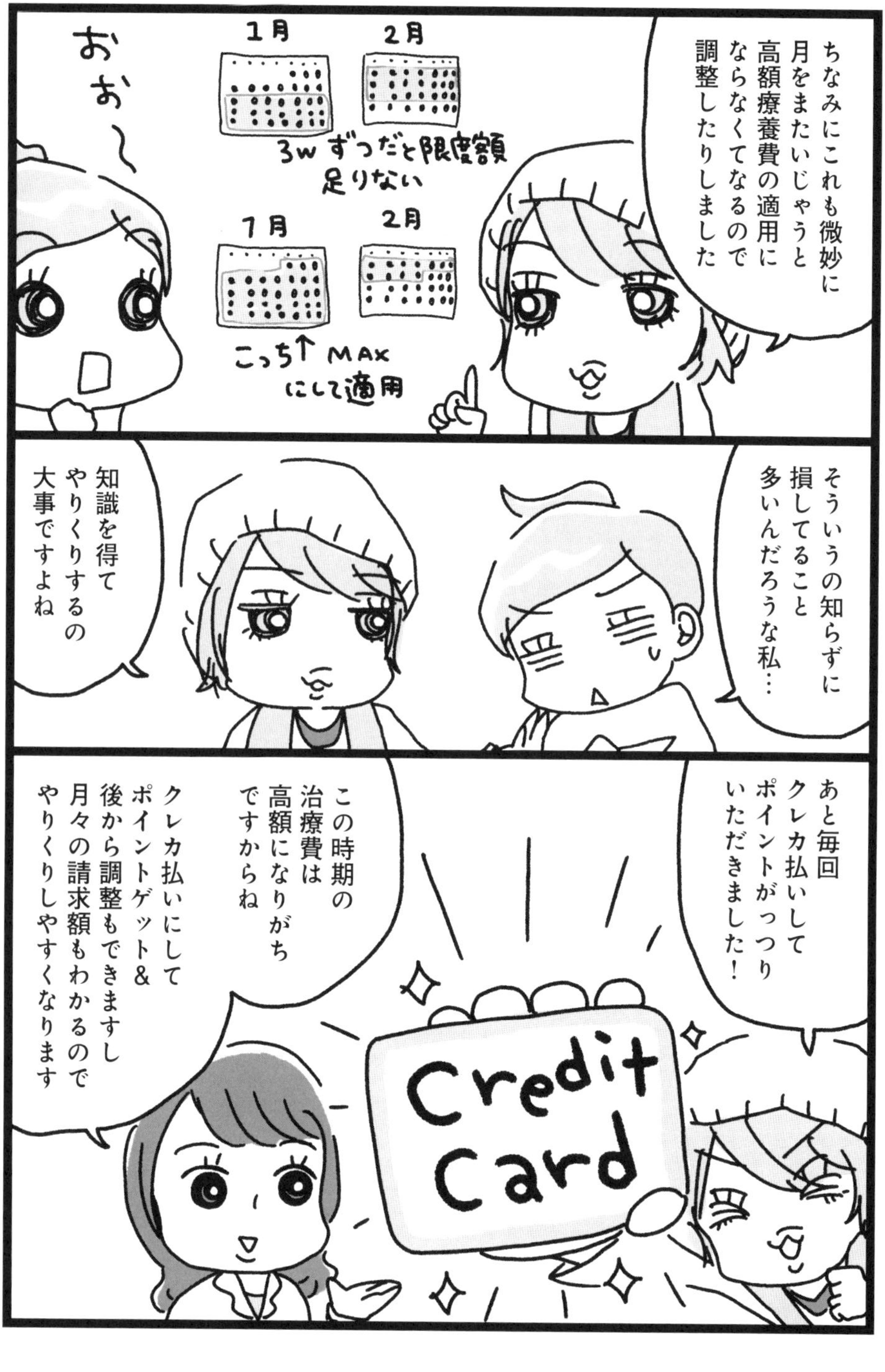
ちなみにこれも微妙に
月をまたいじゃうと
高額療養費の適用に
ならなくてなるので
調整したりしました
1月
2月
3w ずつだと限度額
足りない
1月
2月
こっち↑MAX
にして適用
おお〜
そういうの知らずに
損してること
多いんだろうな私…
知識を得て
やりくりするの
大事ですよね
あと毎回
クレカ払いして
ポイントがっつり
いただきました！
この時期の
治療費は
高額になりがち
ですからね
クレカ払いにして
ポイントゲット＆
後から調整もできますし
月々の請求額もわかるので
やりくりしやすくなります
Credit
Card

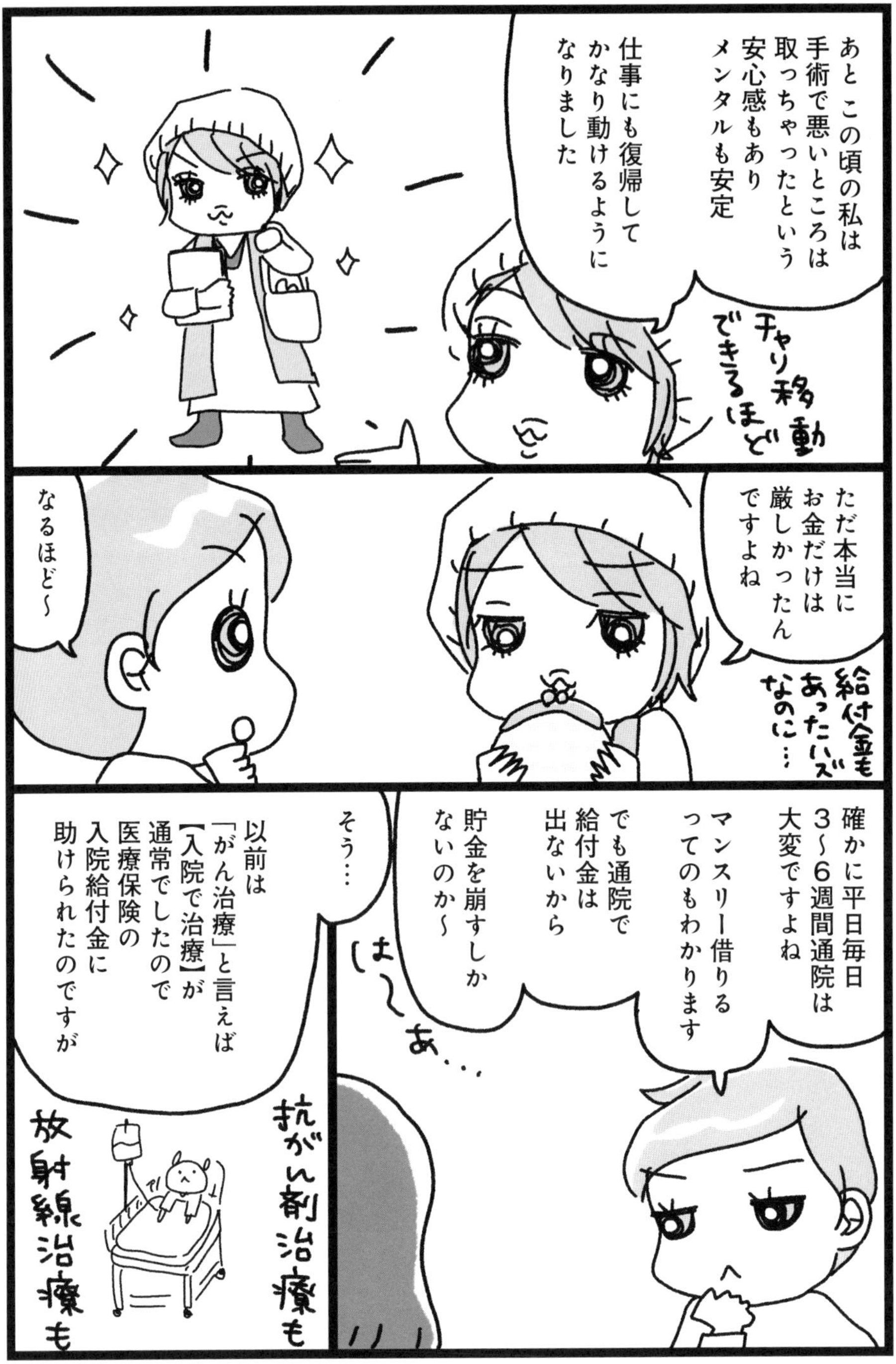

あとこの頃の私は手術で悪いところは取っちゃったという安心感もありメンタルも安定
仕事にも復帰してかなり動けるようになりました
チャリ移動できるほど
ただ本当にお金だけは厳しかったんですよね
給付金もあったハズなのに…
なるほど～
確かに平日毎日3～6週間通院は大変ですよね
マンスリー借りるってのもわかります
でも通院で給付金は出ないから
貯金を崩すしかないのか～
は～あ…
そう…
以前は「がん治療」と言えば【入院で治療】が通常でしたので医療保険の入院給付金に助けられたのですが
抗がん剤治療も
放射線治療も

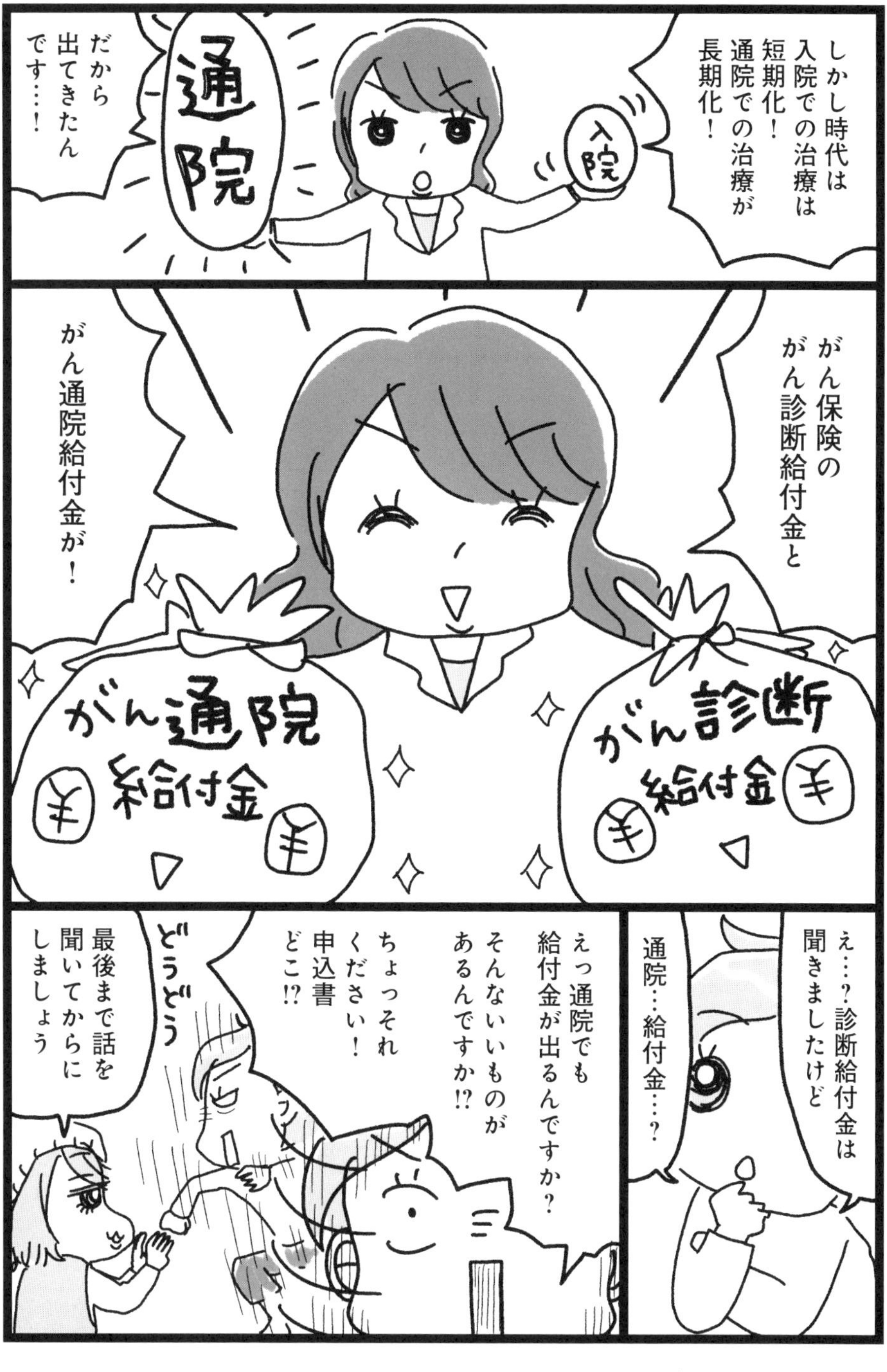
しかし時代は入院での治療は短期化！通院での治療が長期化！
入院
通院
だから出てきたんです…！
がん保険のがん診断給付金と
がん通院給付金が！
がん診断給付金
がん通院給付金
え…？診断給付金は聞きましたけど
通院…給付金…？
えっ通院でも給付金が出るんですか？そんないいものがあるんですか⁉
ちょっとそれください！申込書どこ⁉
どうどう
最後まで話を聞いてからにしましょう

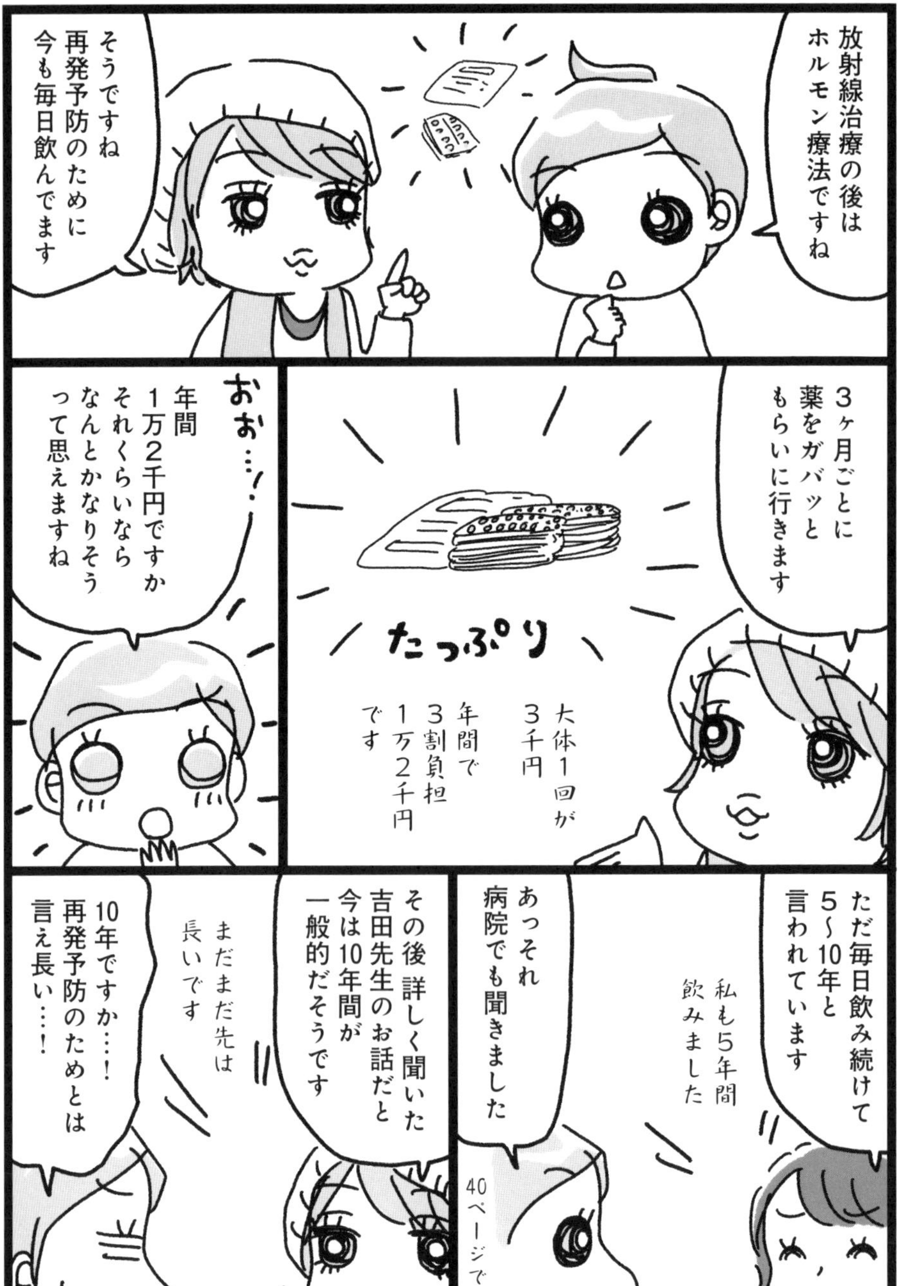

放射線治療の後はホルモン療法ですね
そうですね再発予防のために今も毎日飲んでます
3ヶ月ごとに薬をガバッともらいに行きます
たっぷり
大体1回が3千円 年間で3割負担1万2千円です
おお…！
年間1万2千円ですか それくらいならなんとかなりそうって思えますね
ただ毎日飲み続けて5〜10年と言われています
私も5年間飲みました
あっそれ病院でも聞きました
40ページで…！
その後詳しく聞いた吉田先生のお話だと今は10年間が一般的だそうです
まだまだ先は長いです
10年ですか…！再発予防のためとは言え長い…！

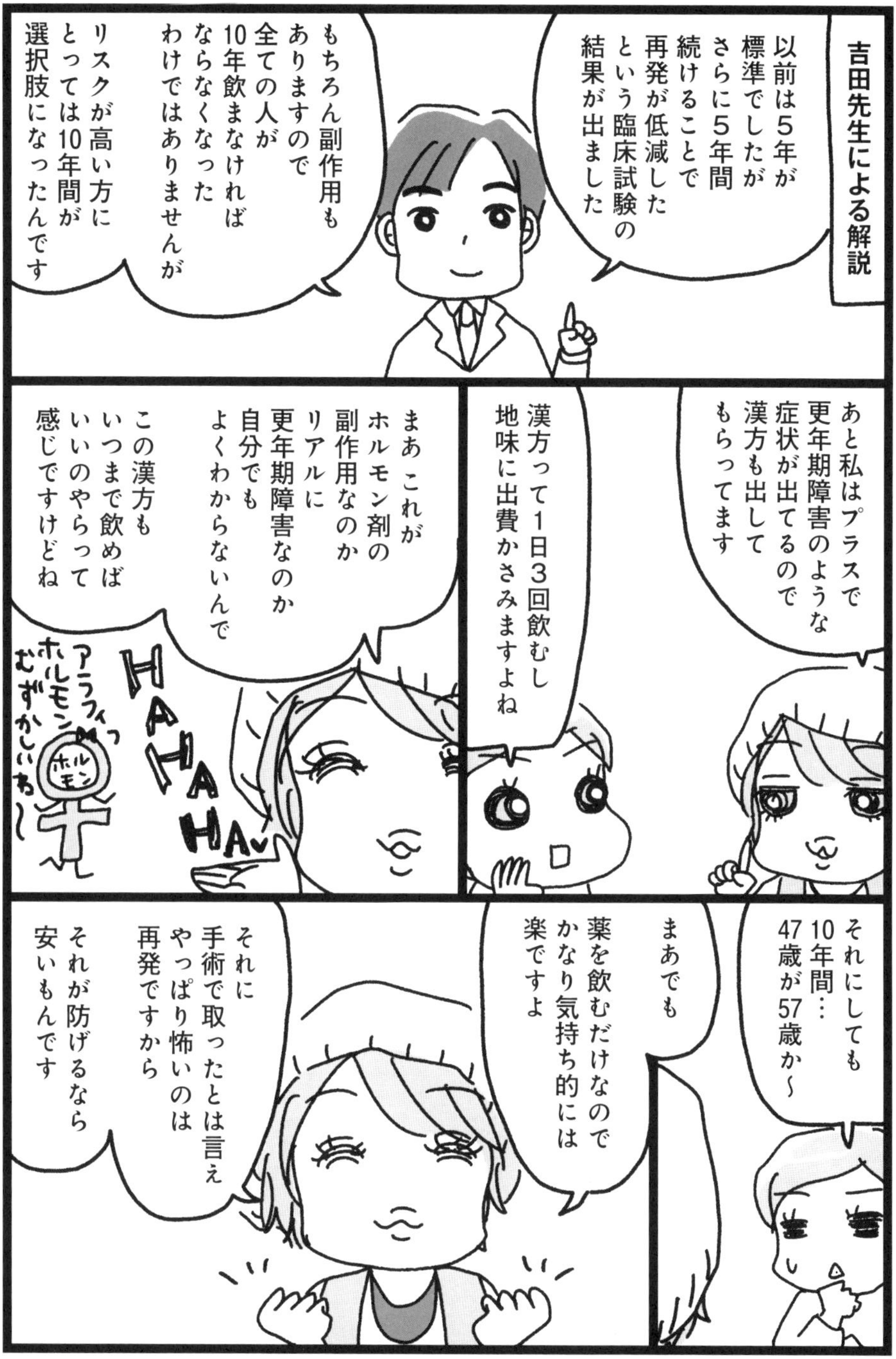

吉田先生による解説
以前は5年が標準でしたがさらに5年間続けることで再発が低減したという臨床試験の結果が出ました
もちろん副作用もありますので全ての人が10年飲まなければならなくなったわけではありませんがリスクが高い方にとっては10年間が選択肢になったんです
あと私はプラスで更年期障害のような症状が出てるので漢方も出してもらってます
漢方って1日3回飲むし地味に出費かさみますよね
まあ これがホルモン剤の副作用なのかリアルに更年期障害なのか自分でもよくわからないんで この漢方もいつまで飲めばいいのやらって感じですけどね
HAHAHA♪
アラフィフッ ホルモンむずかしいわ〜
ホルモン
それにしても10年間…47歳が57歳か〜
まあでも薬を飲むだけなのでかなり気持ち的には楽ですよ
それに手術で取ったとは言えやっぱり怖いのは再発ですから それが防げるなら安いもんです

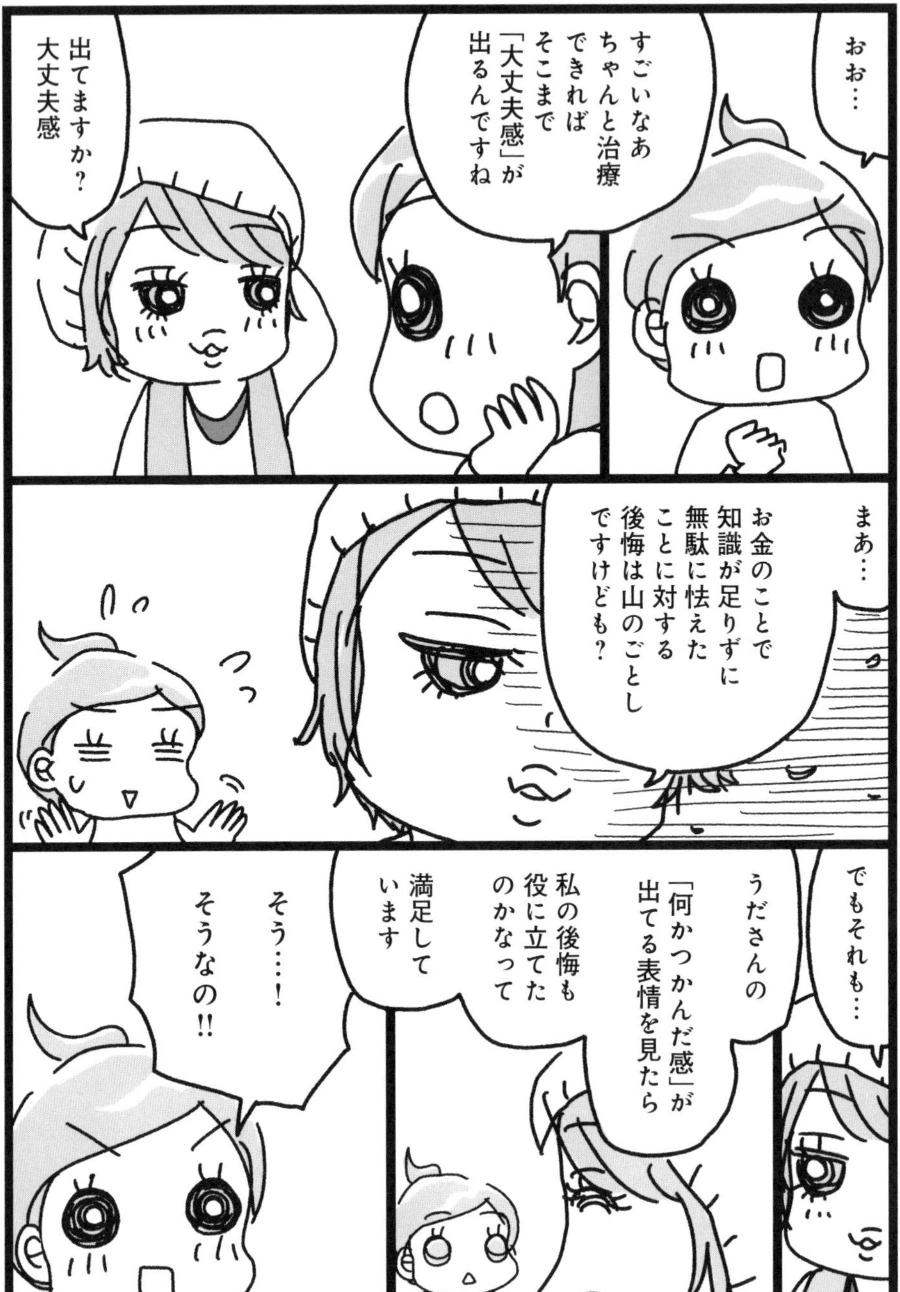
おお…
すごいなあ ちゃんと治療できれば そこまで「大丈夫感」が出るんですね
出てますか？ 大丈夫感
まあ…
お金のことで知識が足りずに無駄に怯えたことに対する後悔は山のごとしですけども？
でもそれも…
うださんの「何かつかんだ感」が出てる表情を見たら 私の後悔も役に立てたのかなって 満足しています
そう…！ そうなの!!

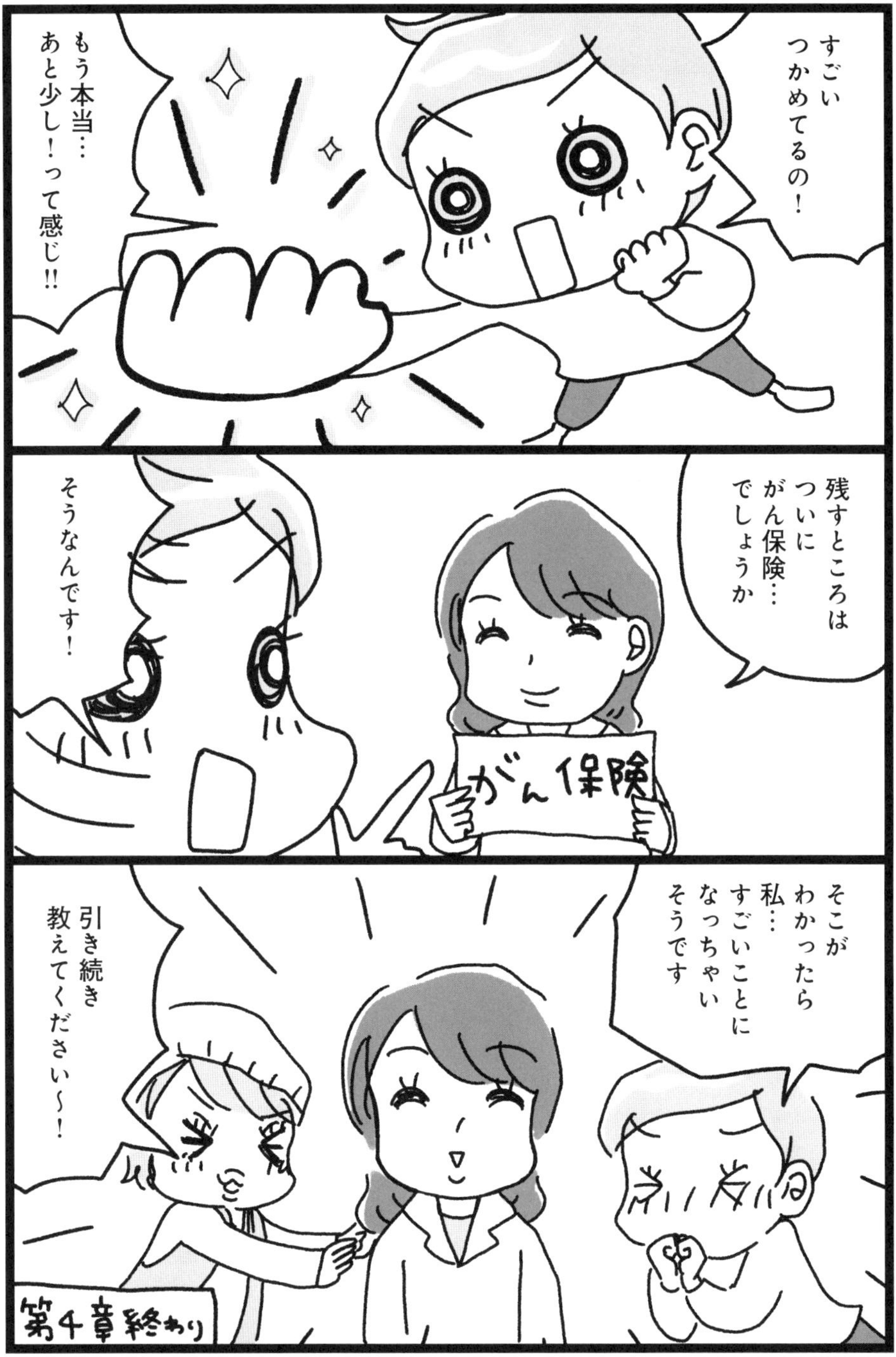
すごいつかめてるの！
もう本当…あと少し！って感じ!!
残すところはついにがん保険…でしょうか
がん保険
そうなんです！
そこがわかったら私…すごいことになっちゃいそうです
引き続き教えてください〜！
第4章終わり

column③

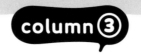

かかるお金ってどれくらい!?

リーフさん

40代／東京都在住／フリーランス
ブログ→https://ameblo.jp/leaf0711/

私が乳がん治療にかかったお金は検査から手術、通院終了まで全て含めて18万円（限度額適用認定された費用)。右乳房乳癌（微小浸潤癌）ステージ1・ルミナルA浸潤が2ミリと少なかったので主治医の判断により薬の服用はなく、手術後は無治療で過ごしています。

① ブレストクリニック：検査&告知　【4万円】3Dマンモ&エコー検査・マンモトーム生検病理検査追加・紹介状・診断書

② 手術を受けた病院：診察&検査【4万円】骨シンチ・造影MRI・造影CT・入院前検査

③ 入院費用：月跨ぎなし　6泊7日　【9万円】個室代金は除き、食事代は含む

④ 退院後通院：リハビリ&診察　【1万円】

病院への支払い以外には交通費や入院準備、手術後用ブラの用意などに加え通院時は、待ち時間が長かったので食費がいつも以上にかかりました。お昼は病院内でパンを頬張り、帰る頃には真っ暗に。夕飯作りをする元気はなく昼、夜とも外食の日が度々。乳がん検診から最後の通院までの5ヶ月半で病院へ通った回数は20回でした。
フリーランスとして働いている私は通院に時間をとられる=収入減。治療で出て行くお金よりも痛い問題です。ですが幸い、がん保険に入っていたので「一時給付金」に助けられました。それがなかったら、がん治療に加え、お金の悩みも大きくのしかかっていたと思います。保険に入っていた私、よくやった！

Yさん

40代／愛知県在住／パート主婦

乳がん専門クリニックで、最初の検査と次の検査では約1万円ずつ。入院手術で8日間、費用は18万円ほどでした。
ここのクリニックは支払いが機械で、1枚1枚紙幣を入れなければならず大変でした(笑)。当時は夫の扶養に入っていたため健保から給付金が2ヶ月後には入り、最終的な自己負担額は3万6千円ほどでした。
退院後の放射線治療では、クリニックと別の総合病院で、当てる量によって4週間と6週間の期間があり、短い期間で済ませたかったので当てる量が多めで4週間にしました。1回7千円～9千円程度。最後にまとめて支払いで、合計で15万円ちょっとかかりました。この時は途中から夫の扶養から外れてしまったため、自己負担額が10万円超えて痛かったです。
その後はまたクリニックで、3ヶ月に1回の通院。診察（エコー、血液検査など）+ホルモン剤3ヶ月分+生理を止める注射で2万円ほど。あとは1年に1回は骨密度や肺検査などがありプラス3千円ほどです。

再建の費用と日数はどれくらい!?

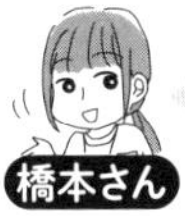

ここは相談支援センターの橋本にお任せください!

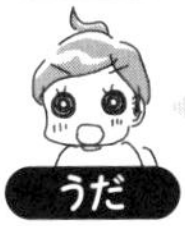

わあ!　頼りになります!!

乳房の再建手術にかかる日数（長ければ入院費もかさむ）

乳房切除術（全摘）　10-14日間の入院

インプラント入れ替え手術　1-2日間の入院

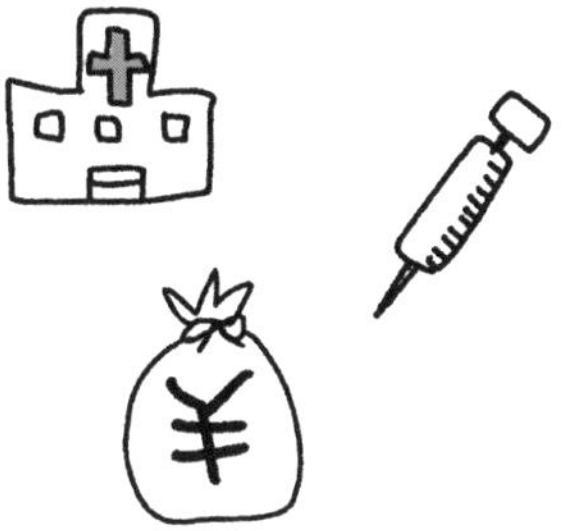

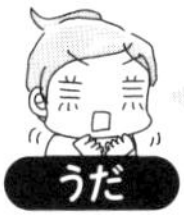

やはり全摘の入院は結構かかりますね…

乳房の再建手術にかかる費用

医療費 月をまたいでの入院は、治療費負担が変わります

①乳癌切除術+乳房再建術（一期的に行う場合）

・〈入院〉：8-14日

・〈治療費〉：3割負担　30-40万

・〈外来〉：通院日数　合計7日　23万（3割負担　7万円）

②２期的再建術（乳房切除後しばらくして乳房再建を行う方法）

・〈入院〉:14日

・〈治療費〉：3割負担　36万

※（現役並み所得の前期・後期高齢者3割負担、
　一般所得の前期高齢者2割負担、後期高齢者1割負担）

③保険対象外

初回手術の入院：食事(460円/ 1食×回数)、差額ベッド代（×日数)、雑費

再建手術の入院：食事(460円/ 1食×回数)、差額ベッド代（×日数)、雑費

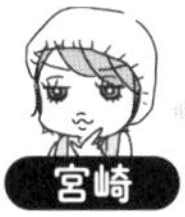

あとから再建手術だけを行っても、切除と再建を一緒に行っても、期間も費用も大きくは変わらないんですね…

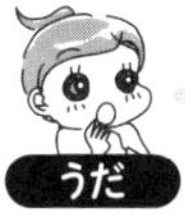

それでも保険適用で三割負担は助かる!!

※前期高齢者→65歳以上75歳未満
※後期高齢者→75歳以上の方
ただし所得によって上限が変わってきます

\\気になる!//

マンスリー暮らしハウマッチ!?

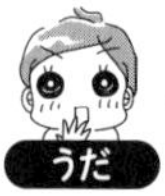

遠方から聖路加国際病院にかかりたかったら、どういった手段があるんだろう?

病院選びの際に気になるのは通いやすさ。特に放射線治療をする場合は、平日毎日の通院を一ヶ月ほどすることになるため、自宅や職場との距離を考える方も多いでしょう。
しかし、通いたい病院が遠方だったら、思い切って放射線治療の際は病院近くのマンスリーを借りて通院する方もいるそうです。聖路加国際病院のある東京中央区の銀座・築地周辺で、一生に一度の大都会暮らしを経験する方もいるとか。
それ、一体どれだけのお金がかかるのが気になる!　ということで、調べてみました!

聖路加国際病院のある東京都中央区のマンスリーマンションの相場をチェック!

最寄駅である築地駅/新富町駅で検索してみますと、一ヶ月(30日)で利用料+清掃料込みで15万円ほどが相場のよう(繁忙期除く)。二駅ほど離れるともう少し下がります。光熱費や家具、寝具なども込み、オートロックもあるところが多い。

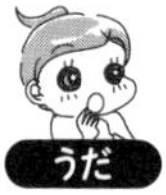

ワンルームの家賃と考えると高いけど、家具家電ついてるしセキュリティも安心。がん診断給付金にゆとりがあったら一ヶ月の都会暮らし、できるかも…!

交通費は?　食費は?　他にかかるお金をチェック!

都会での暮らし、なんでも揃って便利!でも毎回タクシーや外食というわけにもいかなそう…しかしこんなものが!

・シェアサイクル(バイクシェアサービス東京広域)　https://docomo-cycle.jp/tokyo/
　1回165円/30分から使えて便利。聖路加国際病院近くにもサイクルポートがあります。

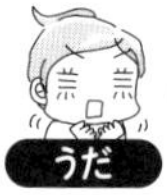

午前中に治療を受けたら、午後は銀座や築地をサイクリング、なんてこともできるんですね…!

周辺スーパー

大都会でも意外とある小さなスーパー。まいばすけっとやリコスなどチェーン店もあり価格もお手頃。

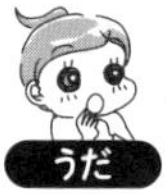

レンジアップのものなども豊富だし、一人分の食事としては全然アリ!

〈まとめ〉

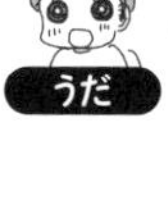

放射線治療中、宮崎さんみたいに元気だったらお出かけも楽しめそう。食費も1日1000円くらい+時々おいしいもの食べても一ヶ月5万円でやりくりできたら、一ヶ月都会暮らし20万円で行ける?　給付金の使い道として素敵かも!

第5章

「私に合ったがん保険」の選び方

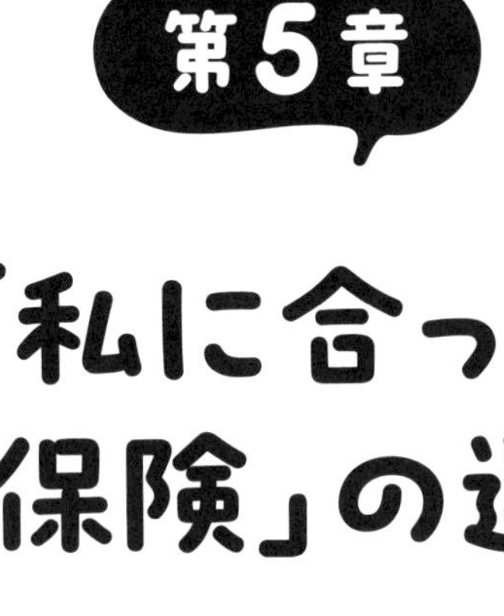

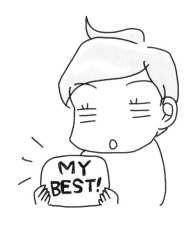

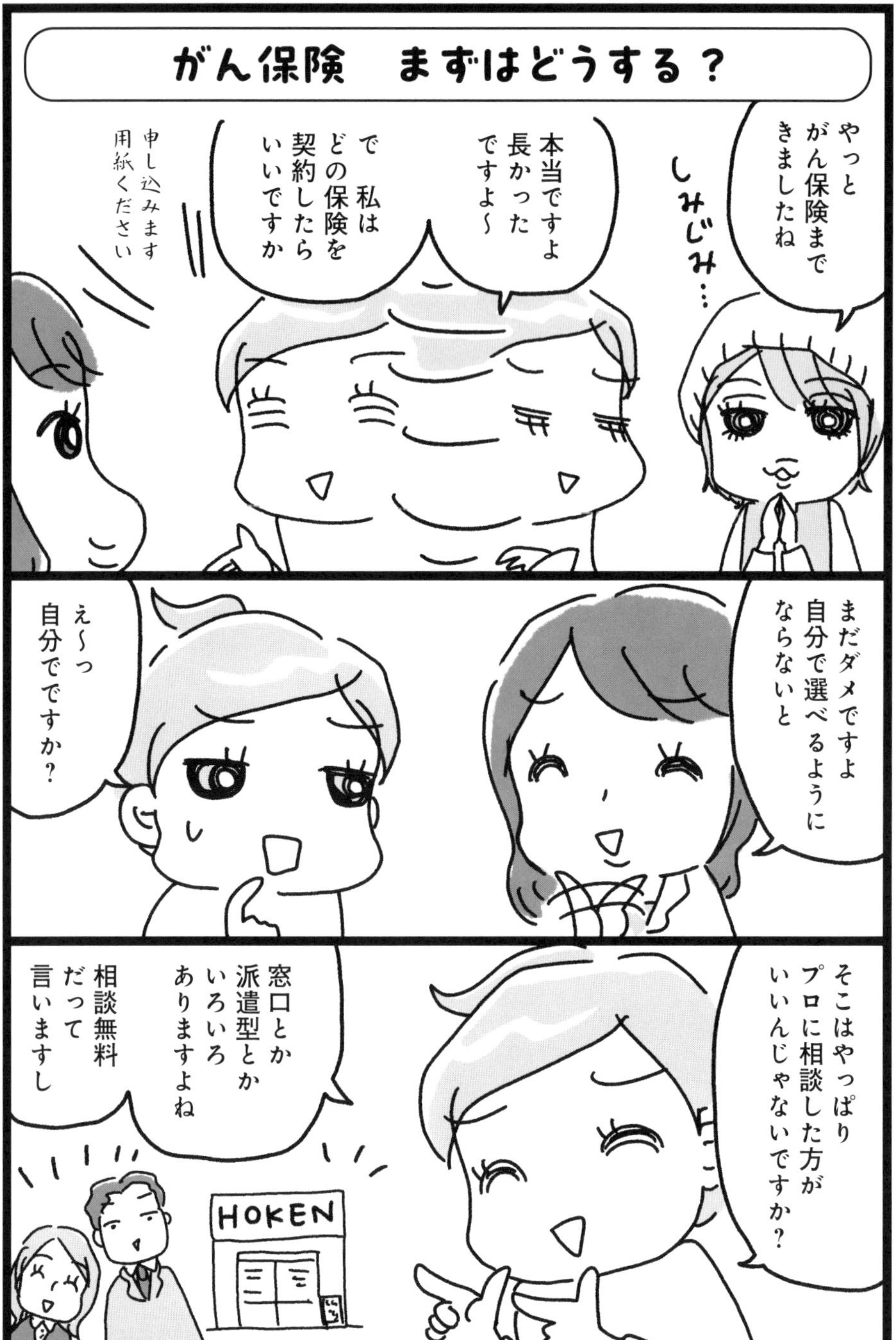
がん保険　まずはどうする？
やっとがん保険まできましたね
しみじみ…
本当ですよ長かったですよ〜
で 私はどの保険を契約したらいいですか
申し込みます用紙ください
まだダメですよ自分で選べるようにならないと
え〜っ自分でですか？
そこはやっぱりプロに相談した方がいいんじゃないですか？
窓口とか派遣型とかいろいろありますよね
相談無料だって言いますし
HOKEN

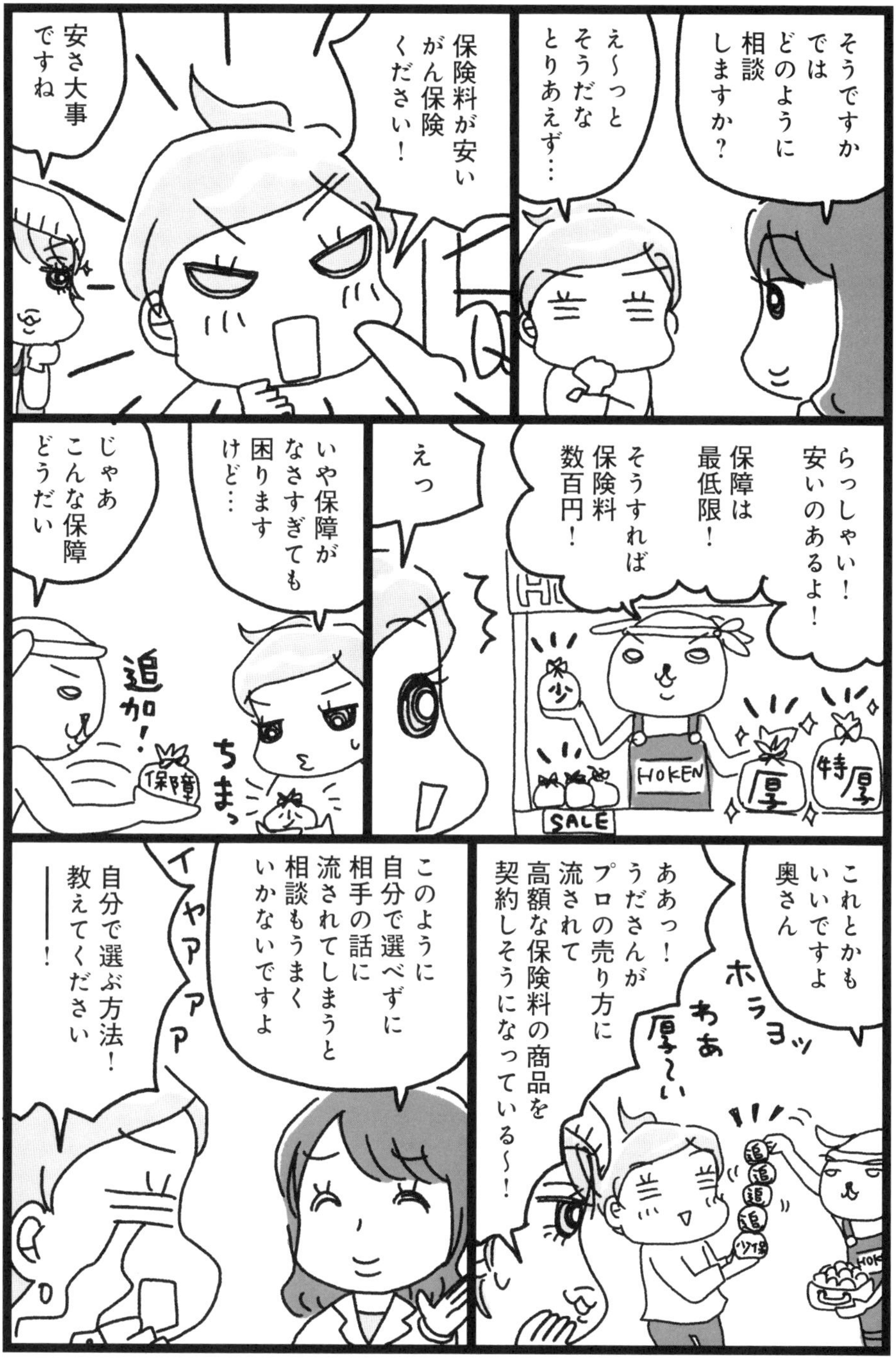
そうですか
ではどのように相談しますか？
え〜っと
そうだな
とりあえず…
保険料が安いがん保険ください！
安さ大事ですね
らっしゃい！
安いのあるよ！
保障は最低限！
そうすれば保険料数百円！
少
HOKEN
厚
特厚
SALE
えっ
いや保障がなさすぎても困りますけど…
じゃあこんな保障どうだい
追加！
保障
ちまっ
少
これとかもいいですよ奥さん
ホラヨッ
わあ厚〜い
ああっ！
うださんがプロの売り方に流されて高額な保険料の商品を契約しそうになっている〜！
このように自分で選べずに相手の話に流されてしまうと相談もうまくいかないですよ
イヤアアア
自分で選ぶ方法！
教えてください——！

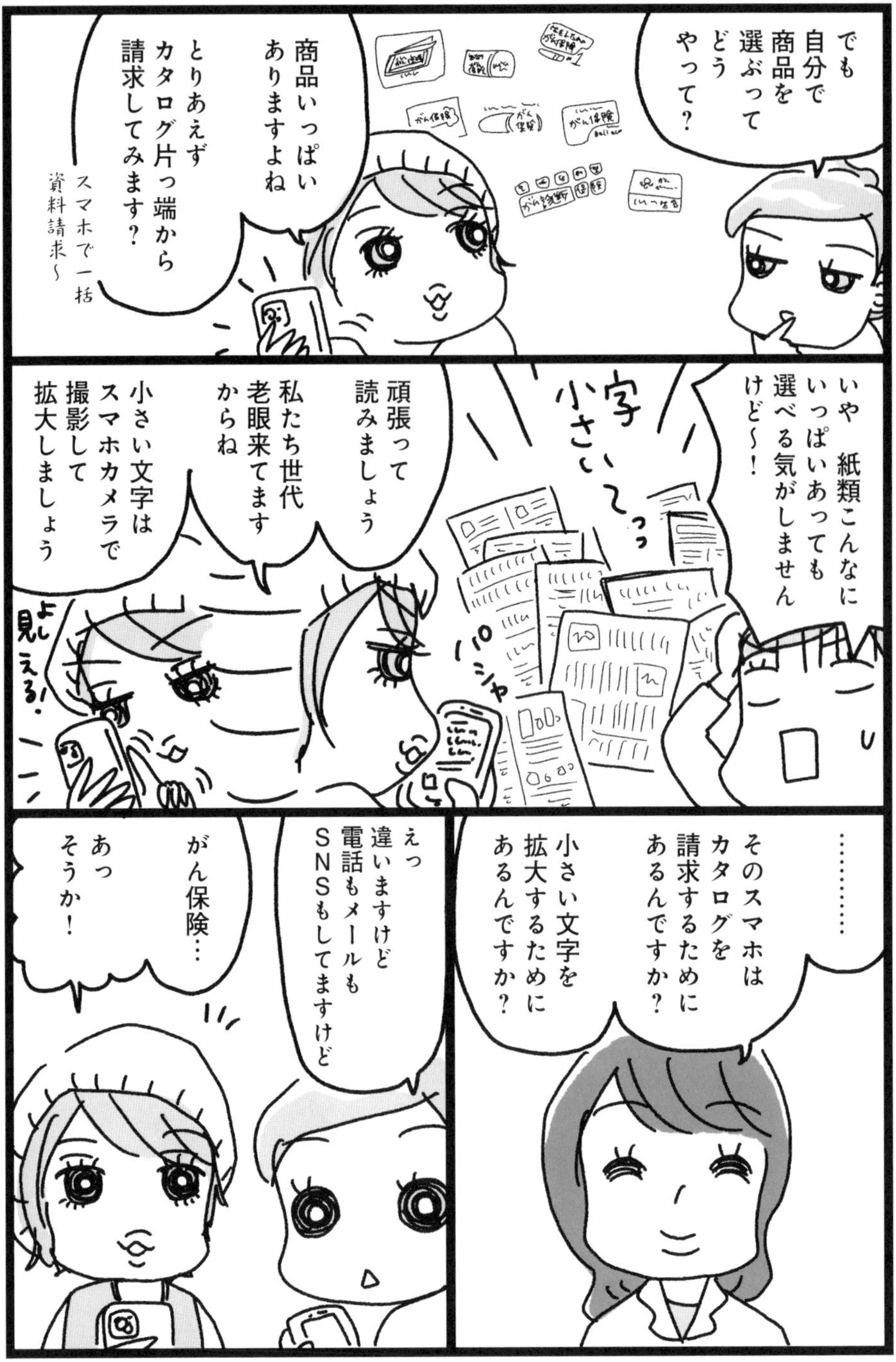
でも自分で商品を選ぶってどうやって？
商品いっぱいありますよね
とりあえずカタログ片っ端から請求してみます？
スマホで一括資料請求～
がん保険
いや 紙類こんなにいっぱいあっても選べる気がしませんけど～！
字小さいっっ
パシャ
頑張って読みましょう
私たち世代老眼来てますからね
小さい文字はスマホカメラで撮影して拡大しましょう
よし見える！
…………そのスマホはカタログを請求するためにあるんですか？
小さい文字を拡大するためにあるんですか？
えっ違いますけど電話もメールもSNSもしてますけど
がん保険……
あっそうか！

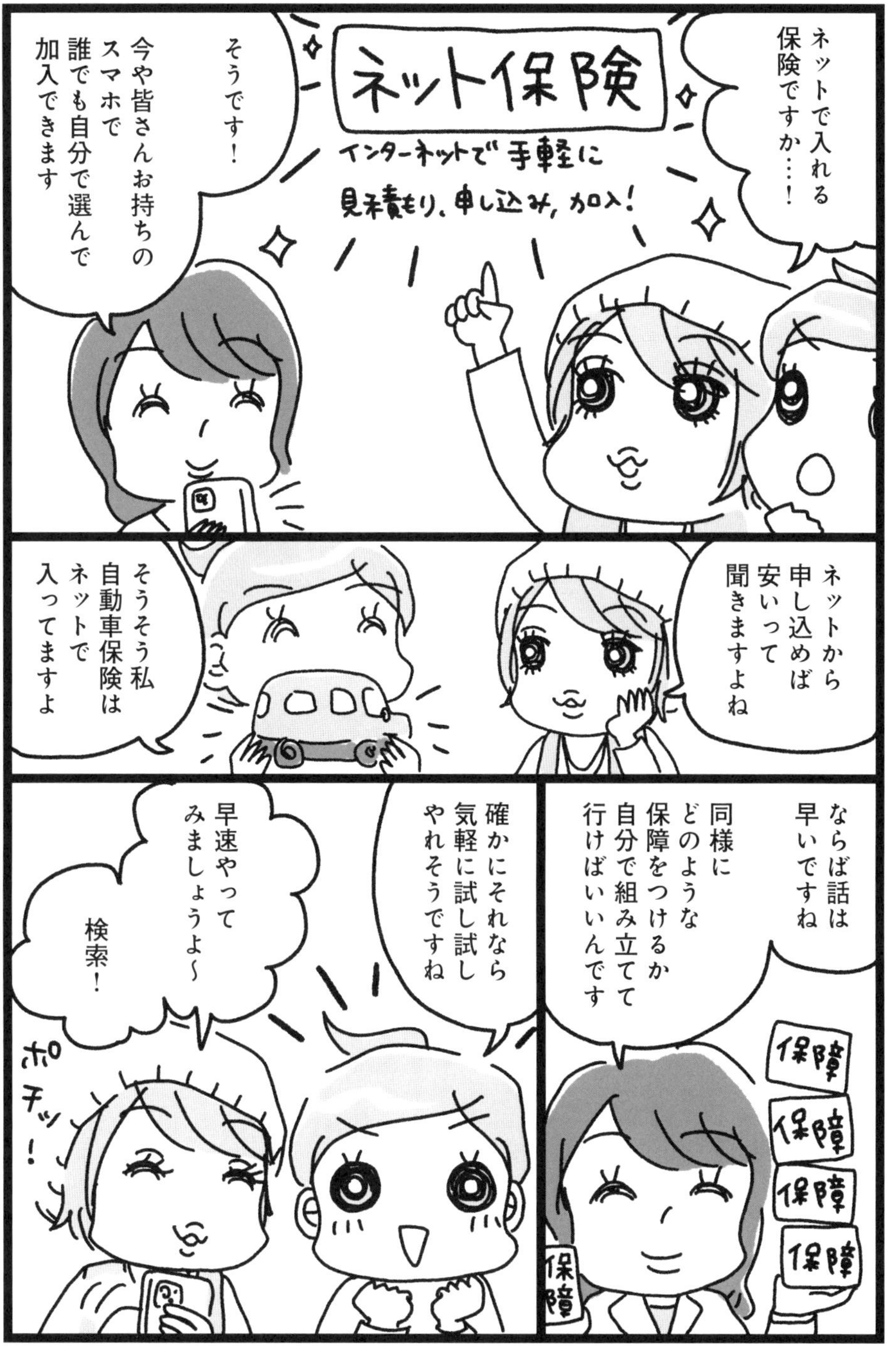
ネットで入れる保険ですか…！
ネット保険
インターネットで手軽に見積もり、申し込み、加入！
そうです！
今や皆さんお持ちのスマホで誰でも自分で選んで加入できます
ネットから申し込めば安いって聞きますよね
そうそう私自動車保険はネットで入ってますよ
ならば話は早いですね
同様にどのような保障をつけるか自分で組み立てて行けばいいんです
保障
保障
保障
保障
保障
確かにそれなら気軽に試し試しやれそうですね
早速やってみましょうよ～
検索！
ポチッ！

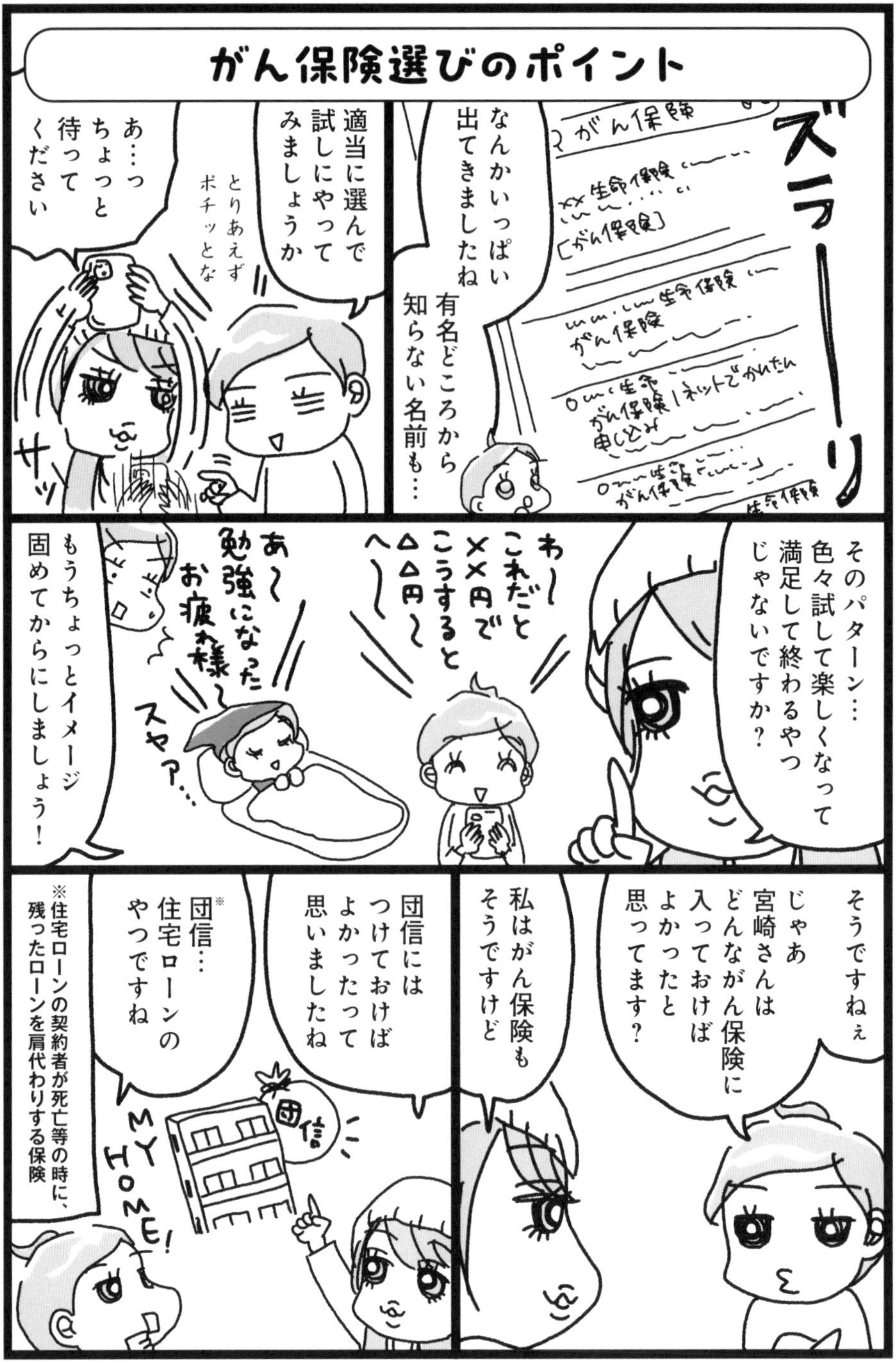
がん保険選びのポイント
ズラーリ
なんかいっぱい出てきましたね
有名どころから知らない名前も…
Q がん保険
××生命保険
[がん保険]
生命保険
がん保険
○○生命 がん保険 ネットでかんたん申し込み
適当に選んで試しにやってみましょうか
とりあえずポチッとな
あ…っちょっと待ってください
サッ
そのパターン…色々試して楽しくなって満足して終わるやつじゃないですか?
わ〜これだと××円でこうすると△△円へ〜
あ〜勉強になったお疲れ様〜
スヤァ…
もうちょっとイメージ固めてからにしましょう!
そうですねぇじゃあ宮崎さんはどんながん保険に入っておけばよかったと思ってます?
私はがん保険もそうですけど
団信にはつけておけばよかったって思いましたね
団信※…住宅ローンのやつですね
団信
MY HOME!
※住宅ローンの契約者が死亡等の時に、残ったローンを肩代わりする保険

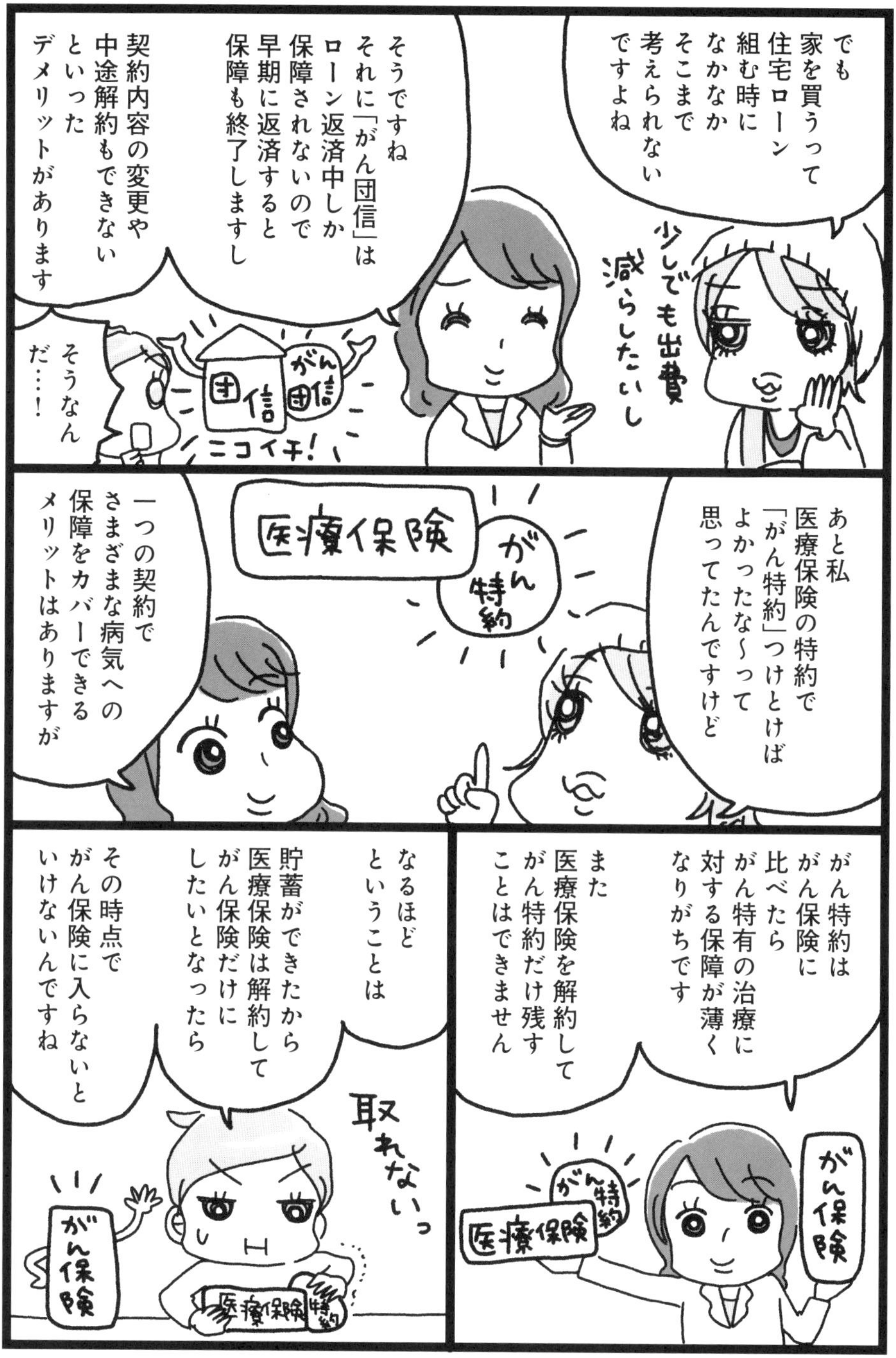
でも
家を買うって
住宅ローン
組む時に
なかなか
そこまで
考えられない
ですよね
少しでも出費減らしたいし
そうですね
それに「がん団信」は
ローン返済中しか
保障されないので
早期に返済すると
保障も終了しますし
契約内容の変更や
中途解約もできない
といった
デメリットがあります
団信
がん団信
ココイチ!
そうなんだ…!
あと私
医療保険の特約で
「がん特約」つけとけば
よかったな〜って
思ってたんですけど
医療保険
がん特約
一つの契約で
さまざまな病気への
保障をカバーできる
メリットはありますが
がん特約は
がん保険に
比べたら
がん特有の治療に
対する保障が薄く
なりがちです
また
医療保険を解約して
がん特約だけ残す
ことはできません
がん保険
がん特約
医療保険
なるほど
ということは
貯蓄ができたから
医療保険は解約して
がん保険だけに
したいとなったら
その時点で
がん保険に入らないと
いけないんですね
取れないっ
がん保険
医療保険
特約

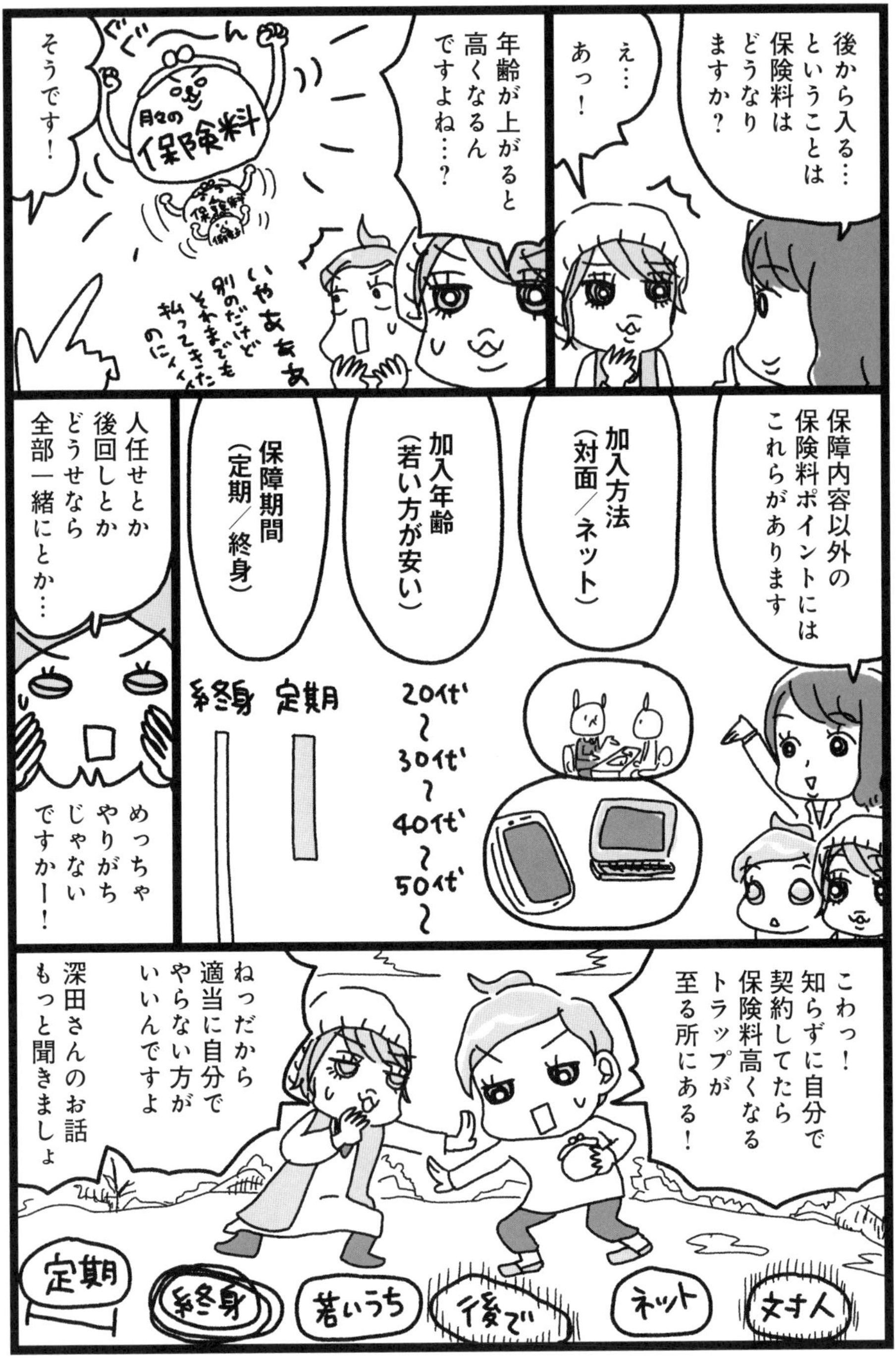
後から入る…ということは保険料はどうなりますか？
え…あっ！
年齢が上がると高くなるんですよね…？
ぐぐ〜〜ん
月々の保険料
そうです！
いやあああ
別のだけどそれまでも払ってきたのにイイ
保障内容以外の保険料ポイントにはこれらがあります
加入方法（対面／ネット）
加入年齢（若い方が安い）
保障期間（定期／終身）
終身　定期
20代〜30代〜40代〜50代〜
人任せとか後回しとかどうせなら全部一緒にとか…
めっちゃやりがちじゃないですかー！
こわっ！知らずに自分で契約してたら保険料高くなるトラップが至る所にある！
ねっだから適当に自分でやらない方がいいんですよ
深田さんのもっと聞きましょ
定期
終身
若いうち
後で
ネット
対人

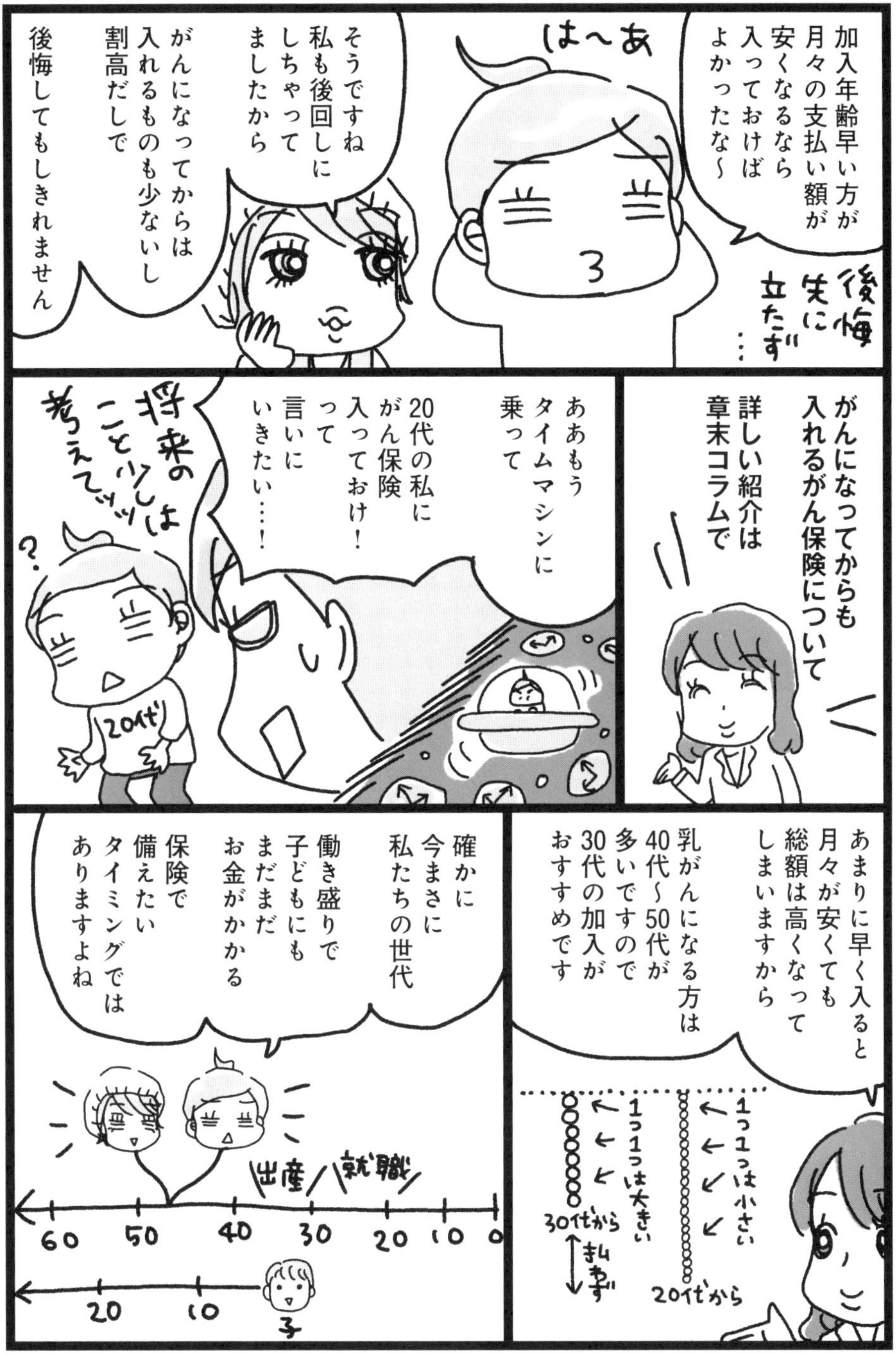
加入年齢早い方が月々の支払い額が安くなるなら入っておけばよかったな～
は～あ
後悔先に立たず…
そうですね私も後回しにしちゃってましたから
がんになってからは入れるものも少ないし割高だしで後悔してもしきれません
がんになってからも入れるがん保険について詳しい紹介は章末コラムで
ああもうタイムマシンに乗って20代の私にがん保険入っておけ！って言いにいきたい…！
将来のこと少しは考えてッッ
?
20代
あまりに早く入ると月々が安くても総額は高くなってしまいますから
乳がんになる方は40代～50代が多いですので30代の加入がおすすめです
1つ1つは小さい
20代から
1つ1つは大きい
30代から
払わず
確かに今まさに私たちの世代
働き盛りで子どもにもまだまだお金がかかる
保険で備えたいタイミングではありますよね
出産
就職
60
50
40
30
20
10
0
20
10
子

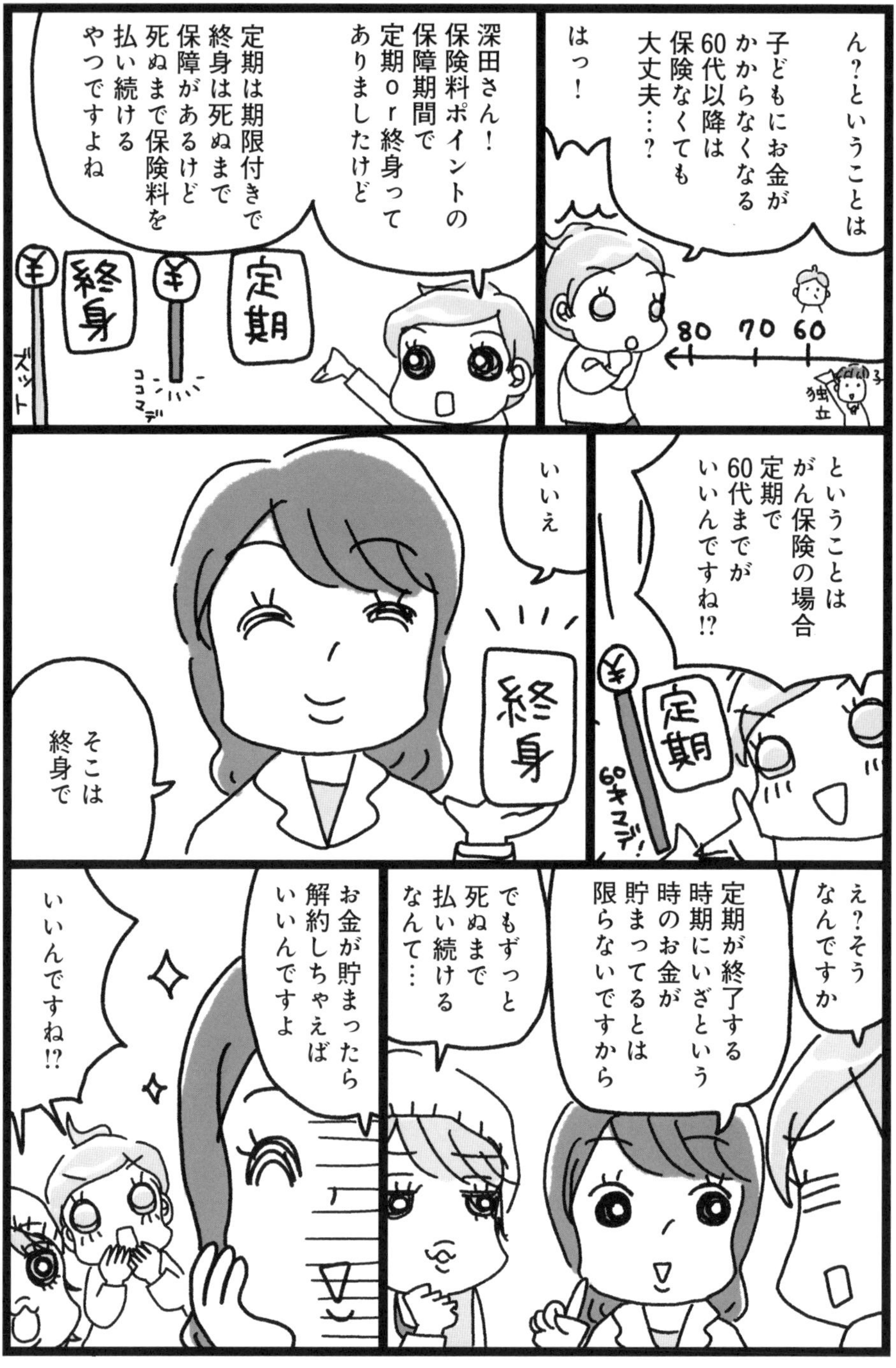
ん？ということは
子どもにお金が
かからなくなる
60代以降は
保険なくても
大丈夫…？
はっ！
80 70 60
独立
深田さん！
保険料ポイントの
保障期間で
定期or終身って
ありましたけど
定期は期限付きで
終身は死ぬまで
保障があるけど
死ぬまで保険料を
払い続ける
やつですよね
定期
ココマデ
終身
ズット
ということは
がん保険の場合
定期で
60代までが
いいんですね⁉
定期
60才マデ！
いいえ
終身
そこは
終身で
え？そう
なんですか
定期が終了する
時期にいざという
時のお金が
貯まってるとは
限らないですから
でもずっと
死ぬまで
払い続ける
なんて…
お金が貯まったら
解約しちゃえば
いいんですよ
いいんですね⁉

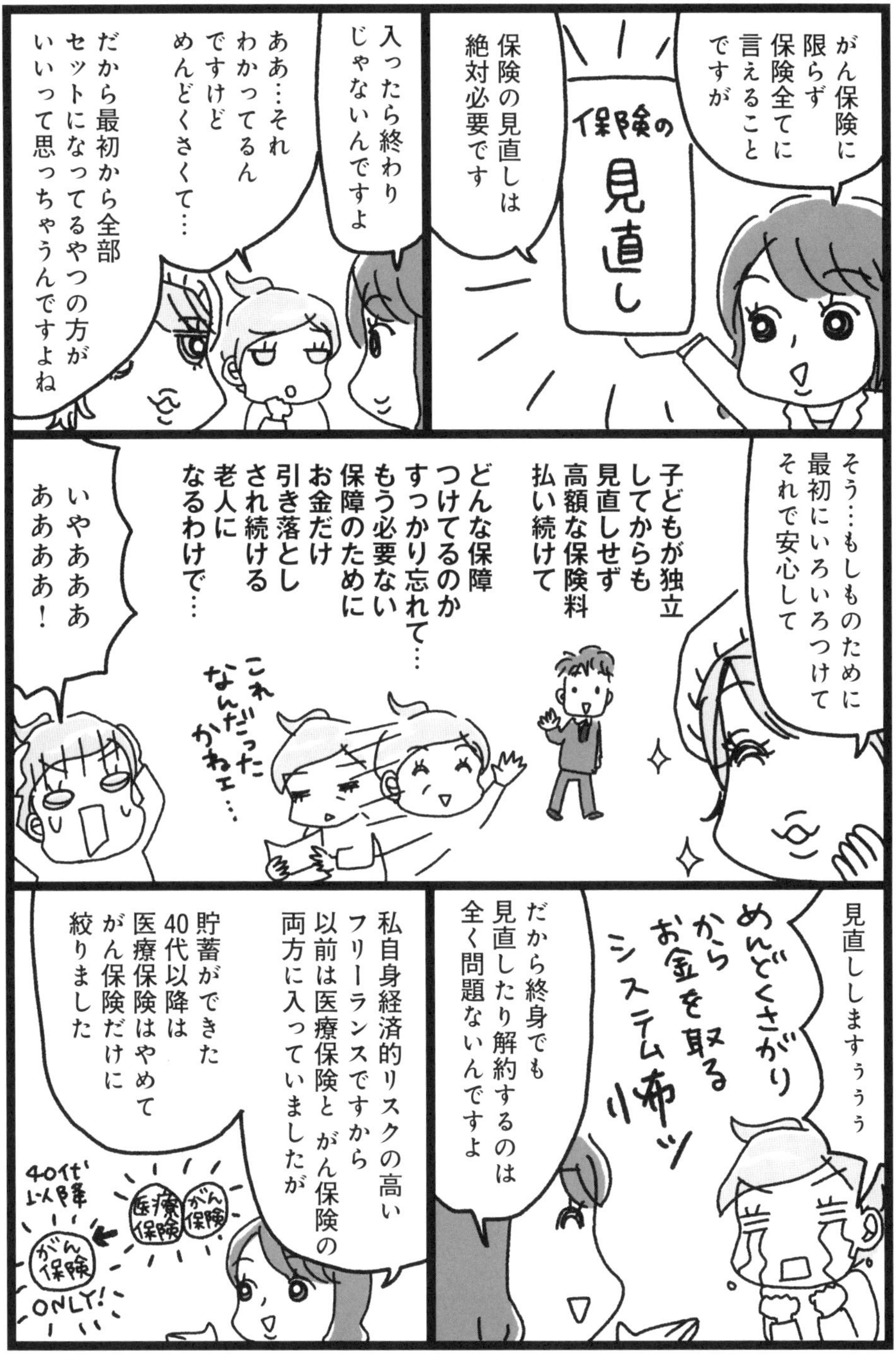
がん保険に限らず保険全てに言えることですが
保険の見直し
保険の見直しは絶対必要です
入ったら終わりじゃないんですよ
ああ…それわかってるんですけどめんどくさくて…
だから最初から全部セットになってるやつの方がいいって思っちゃうんですよね
そう…もしものために最初にいろいろつけてそれで安心して
子どもが独立してからも見直しせず高額な保険料払い続けて
どんな保障つけてるのかすっかり忘れて…もう必要ない保障のためにお金だけ引き落としされ続ける老人になるわけで…
これなんだったかねェ…
いやあああああああ!
見直ししますぅぅぅ
めんどくさがりからお金を取るシステム怖ッ
だから終身でも見直したり解約するのは全く問題ないんですよ
私自身経済的リスクの高いフリーランスですから以前は医療保険とがん保険の両方に入っていましたが
貯蓄ができた40代以降は医療保険はやめてがん保険だけに絞りました
40代以降
医療保険
がん保険
がん保険
ONLY!

みんな違う、必要な保障

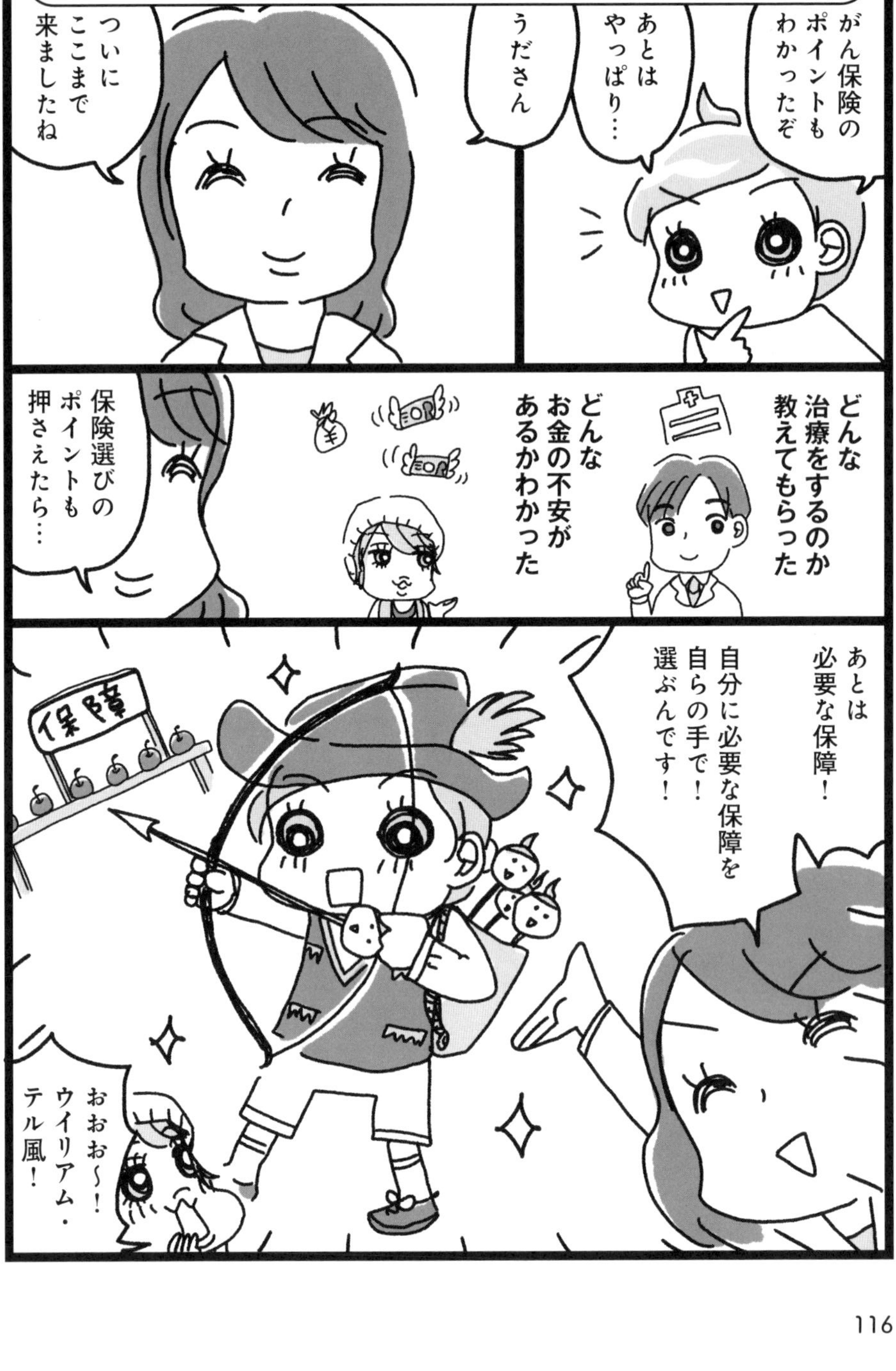

がん保険のポイントもわかったぞ
あとはやっぱり…
うださん
ついにここまで来ましたね
どんな治療をするのか教えてもらった
どんなお金の不安があるかわかった
保険選びのポイントも押さえたら…
あとは必要な保障！
自分に必要な保障を自らの手で！選ぶんです！
保障
おおお〜！ウイリアム・テル風！

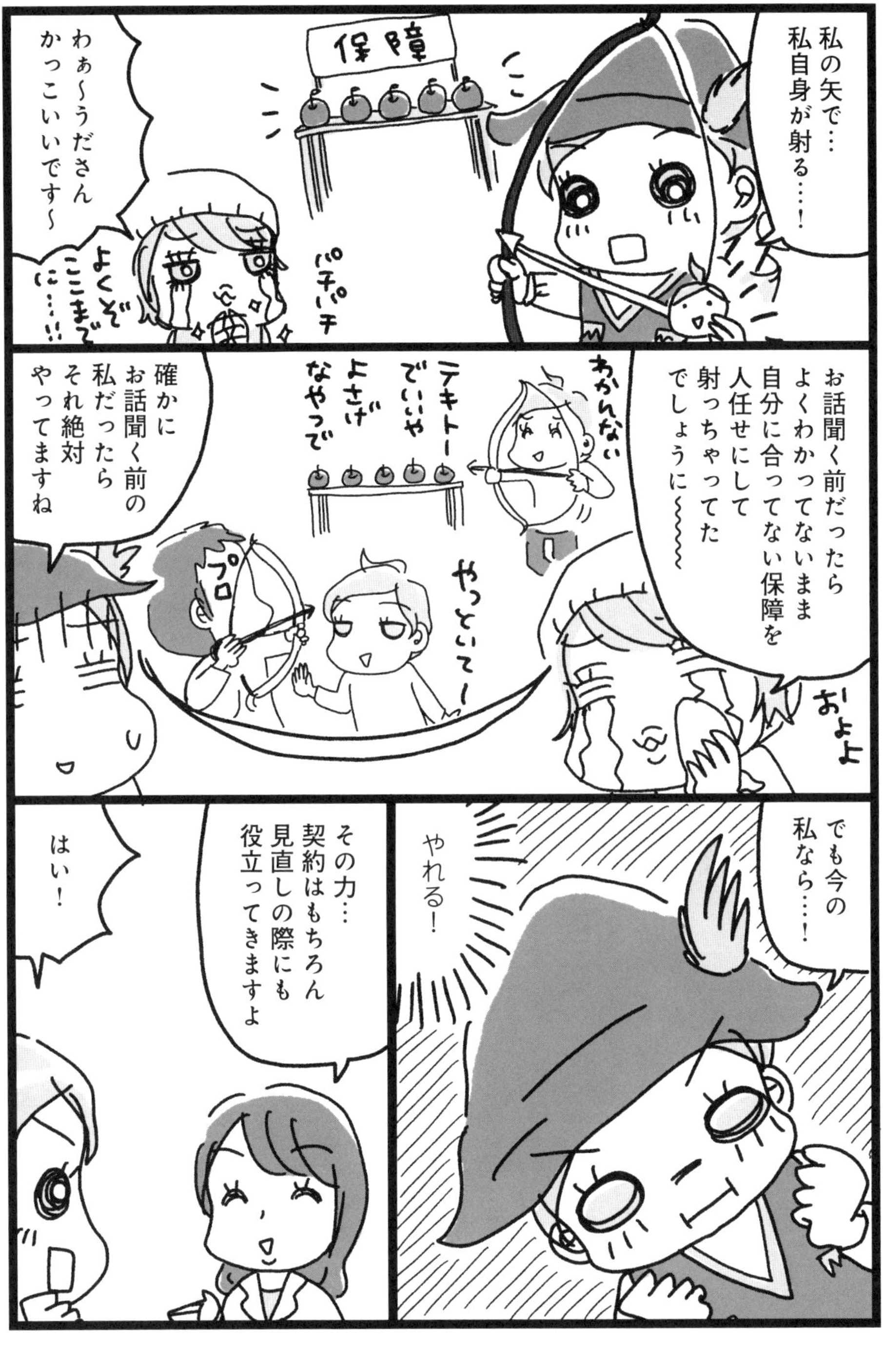
私の矢で…
私自身が射る…！
保障
パチパチ
わぁ〜うださん
かっこいいです〜
よくぞ
ここまで
に…!!
お話聞く前だったら
よくわかってないまま
自分に合ってない保障を
人任せにして
射っちゃってた
でしょうに〜〜〜
およよ
わかんない
テキトーでいいや
よさげなやつで
プロ
やっといてー
確かに
お話聞く前の
私だったら
それ絶対
やってますね
でも今の
私なら…！
やれる！
その力…
契約はもちろん
見直しの際にも
役立ってきますよ
はい！

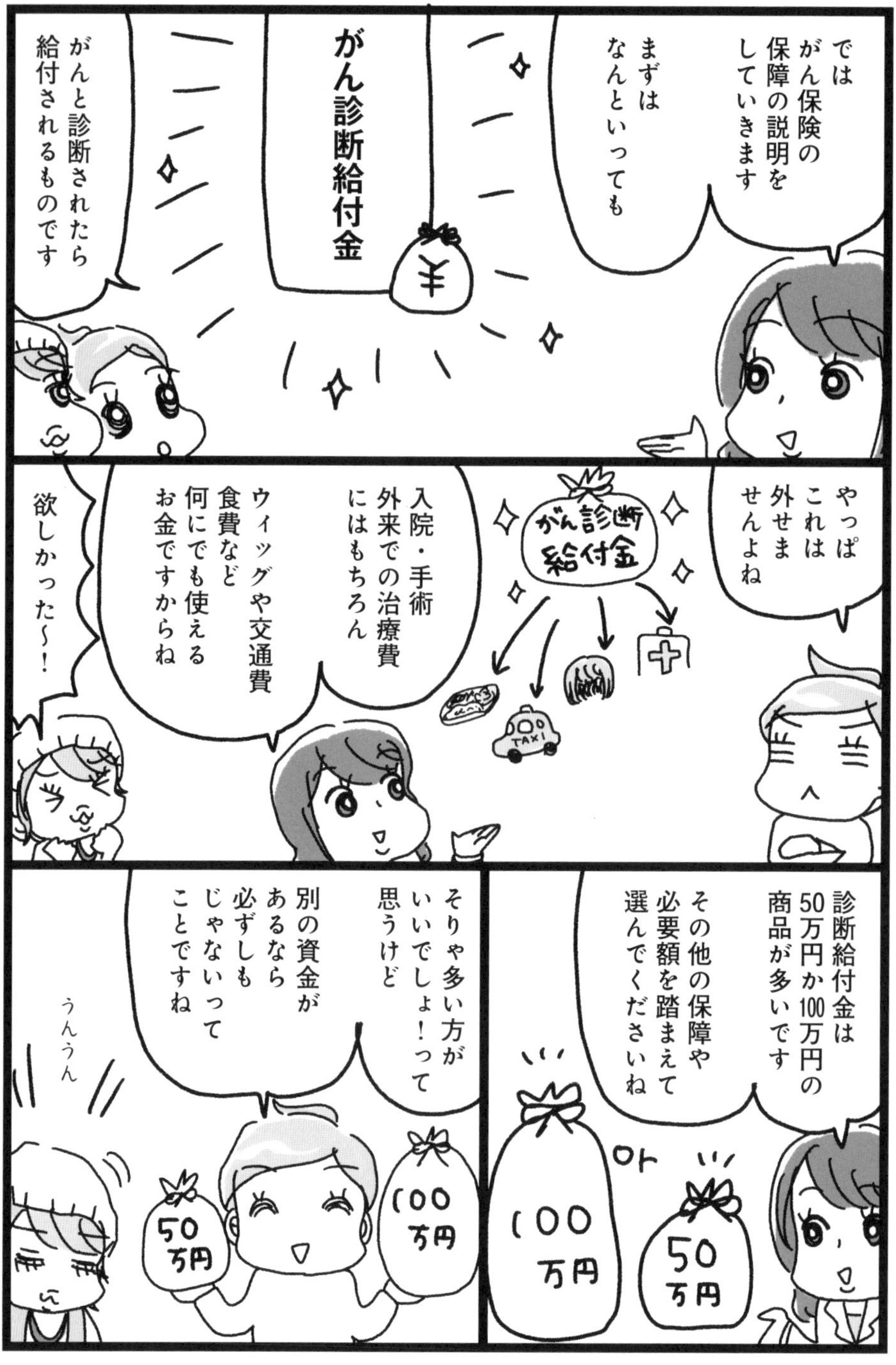

ではがん保険の保障の説明をしていきます
まずはなんといっても
がん診断給付金
がんと診断されたら給付されるものです
やっぱこれは外せませんよね
がん診断給付金
TAXI
入院・手術 外来での治療費にはもちろん
ウィッグや交通費 食費など 何にでも使えるお金ですからね
欲しかった〜!
診断給付金は50万円か100万円の商品が多いです
その他の保障や必要額を踏まえて選んでくださいね
100万円
or
50万円
そりゃ多い方がいいでしょ!って思うけど
別の資金があるなら必ずしもじゃないってことですね
うんうん
50万円
100万円

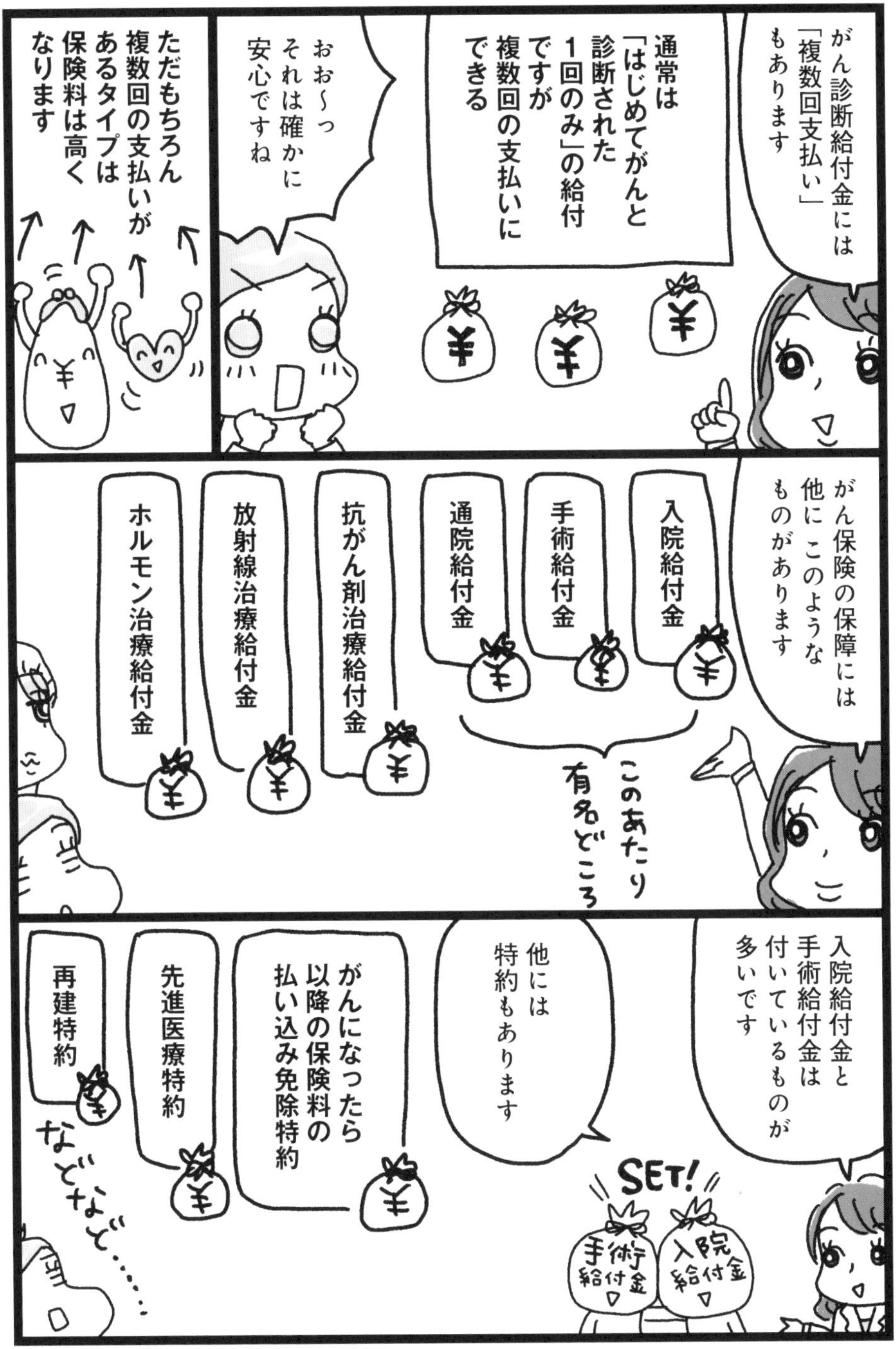
がん診断給付金には「複数回支払い」もあります
通常は「はじめてがんと診断された1回のみ」の給付ですが複数回の支払いにできる
おお〜っ それは確かに安心ですね
ただもちろん複数回の支払いがあるタイプは保険料は高くなります
がん保険の保障には他に このようなものがあります
入院給付金
手術給付金
通院給付金
抗がん剤治療給付金
放射線治療給付金
ホルモン治療給付金
このあたり有名どころ
入院給付金と手術給付金は付いているものが多いです
SET!
手術給付金
入院給付金
他には特約もあります
がんになったら以降の保険料の払い込み免除特約
先進医療特約
再建特約
などなど……

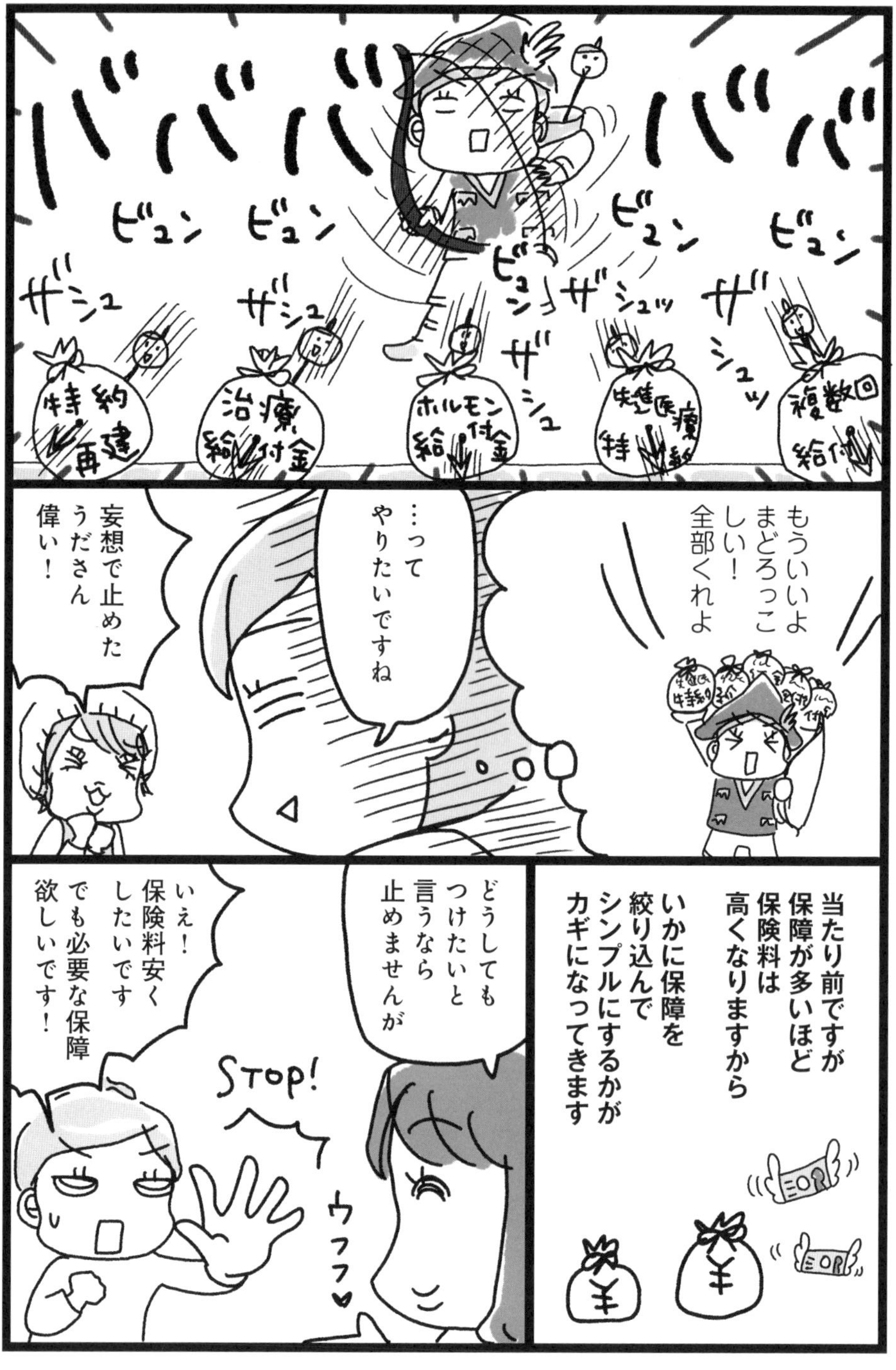

バババ
ババ
ビュン
ビュン
ビュン
ビュン
ビュン
ザシュ
ザシュ
ザシュッ
ザシュ
ザシュッ
特約
再建
治療給付金
ホルモン給付金
先進医療特約
複数回給付
もういいよ まどろっこしい！ 全部くれよ
…って やりたいですね
妄想で止めた うださん 偉い！
当たり前ですが 保障が多いほど 保険料は 高くなりますから
いかに保障を 絞り込んで シンプルにするかが カギになってきます
どうしても つけたいと 言うなら 止めませんが
いえ！ 保険料安く したいです でも必要な保障 欲しいです！
STOP!
ウフフ♥

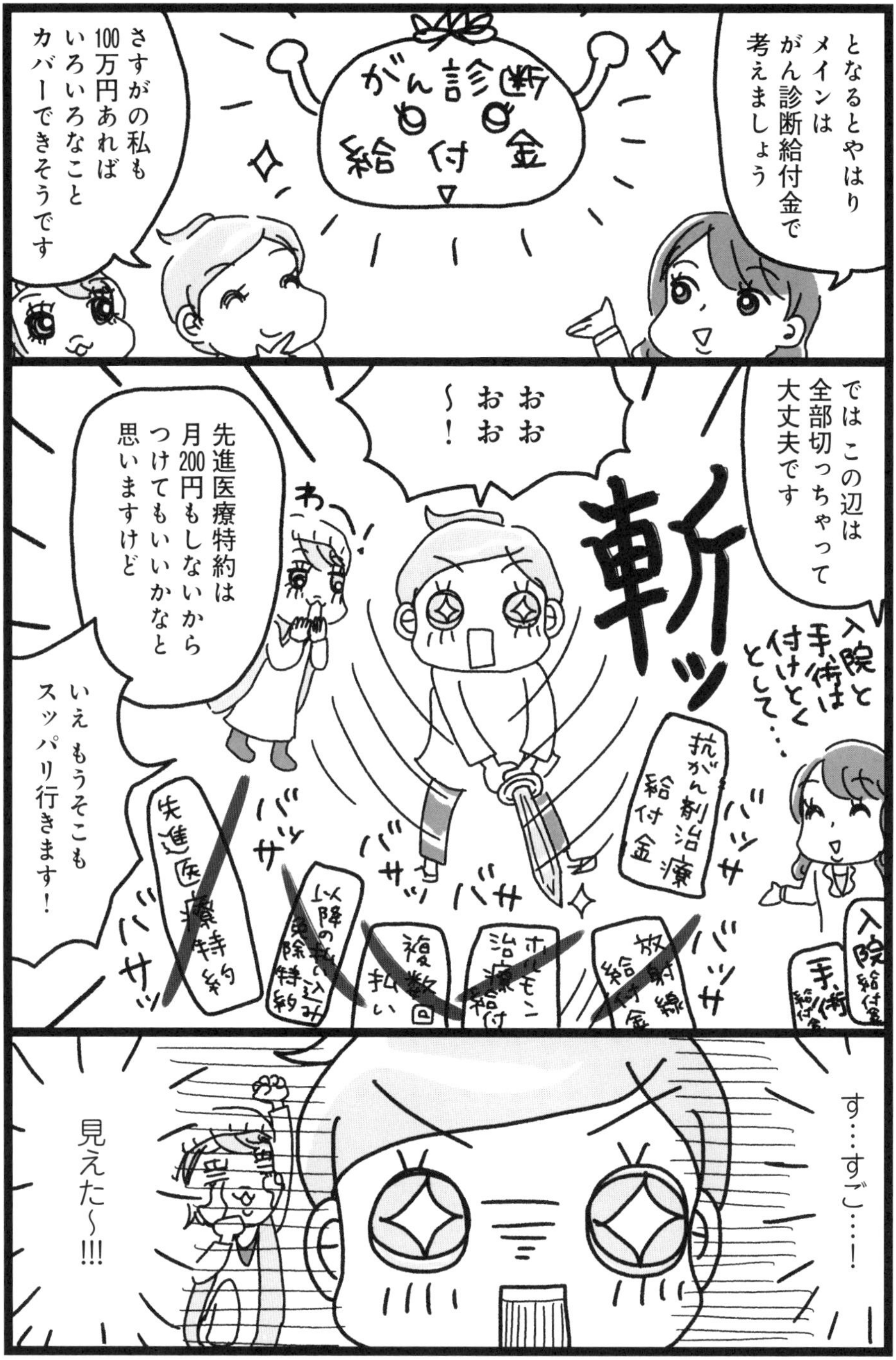
となるとやはり
メインは
がん診断給付金で
考えましょう
がん診断給付金
さすがの私も
100万円あれば
いろいろなこと
カバーできそうです
ではこの辺は
全部切っちゃって
大丈夫です
斬ッ
入院と手術は付けとくとして…
おおおお～!
わ
先進医療特約は
月200円もしないから
つけてもいいかなと
思いますけど
いえもうそこも
スッパリ行きます!
抗がん剤治療給付金
バッサ
バサッ
バサ
先進医療特約
複数回払い
放射線給付金
入院給付金
す…すご…!
見えた～!!!

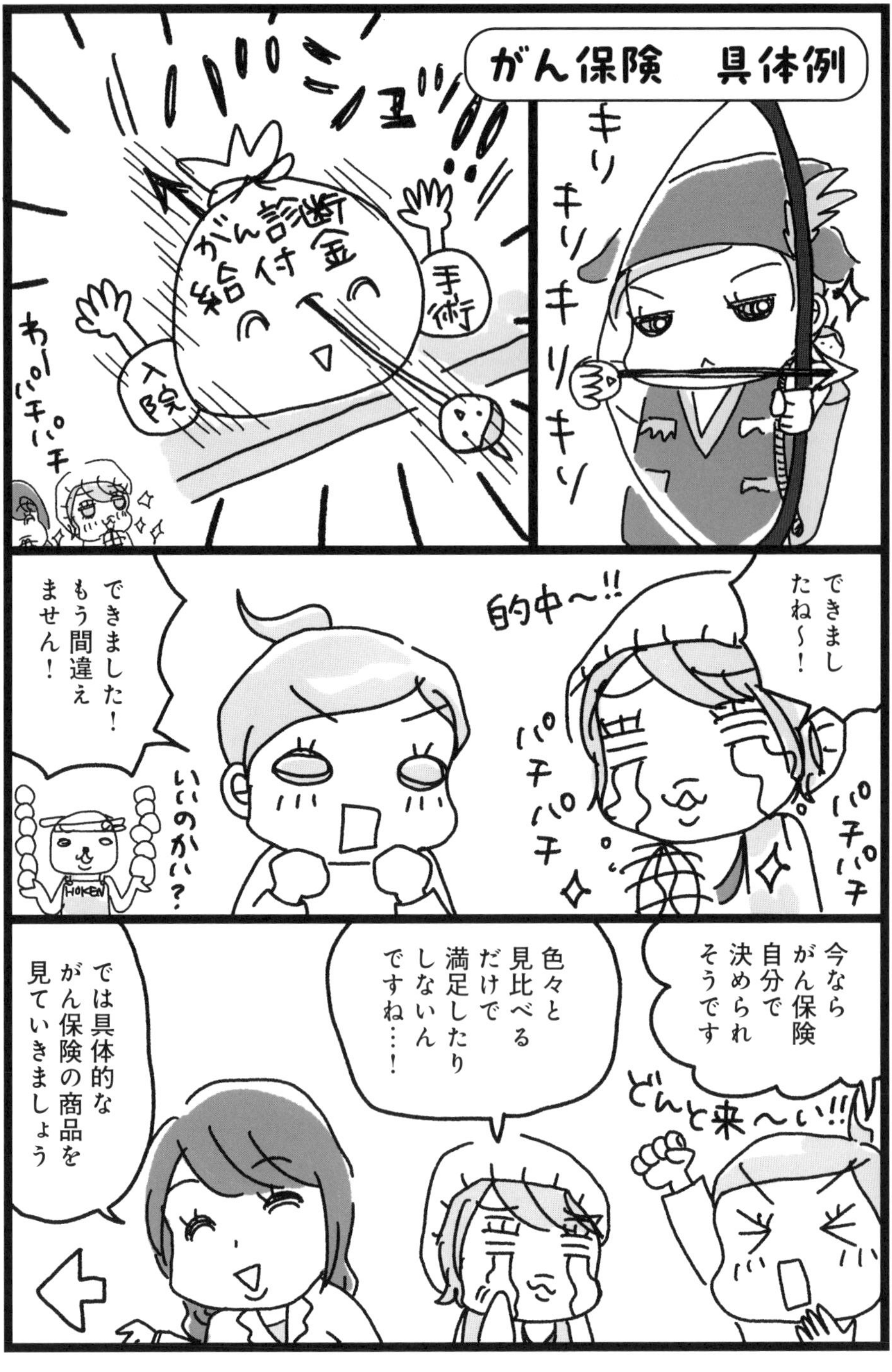
がん保険　具体例
キリキリキリキリ
バシュ!!
がん診断給付金
手術
入院
わ〜パチパチ
できましたね〜!
的中〜!!
パチパチ
パチパチ
できました!もう間違えません!
いいのかい?
HOKEN
今ならがん保険自分で決められそうです
どんと来〜い!!
色々と見比べるだけで満足したりしないんですね…!
では具体的ながん保険の商品を見ていきましょう

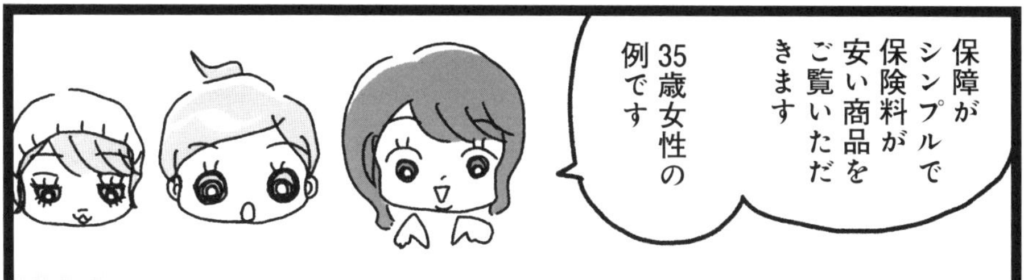
保障がシンプルで保険料が安い商品をご覧いただきます
35歳女性の例です

保障がシンプルで保険料が安い商品

（保険料は35歳女性,2025年4月1日時点のもの）

FWD生命
「FWDがんベスト・ゴールド（Web専用）スタンダード」

がん診断給付金100万円
がん先進医療特約／
がん治療給付金特約10万円

➡月払い保険料3,890円

ライフネット生命
「がん保険ダブルエール」

保険期間／終身
がん診断一時金　100万円
（上皮内がん50万円）
治療サポート給付金　月に1回10万円
がん先進医療給付金　技術料と同額

➡月払い保険料3,150円

アフラック
「あなたによりそう がん保険ミライト」

診断給付金50万円
治療給付金10万円
入院給付金5,000円
通院給付金5,000円

➡月払い保険料2,755円

診断給付金100万円
治療給付金10万円
入院給付金5,000円
通院給付金5,000円

➡月払い保険料3,315円

オリックス生命
「がん保険ビリーブ」

がん初回診断一時金100万円
がん治療給付金（がん治療で入院を開始した時）50万円
がん入院給付金　日額1万円
がん手術給付金　1回20万円
がん退院一時金　1回10万円
がん先進医療給付金・一時金
※給付金は通算2,000万円まで
一時金は1回の給付金の10%（最大50万円まで）

➡月払い保険料2,745円

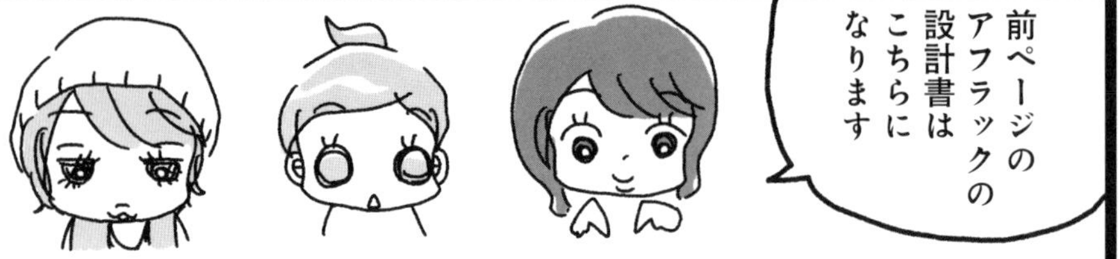
前ページのアフラックの設計書はこちらになります

アフラック
あなたによりそうがん保険ミライト

契約年齢 35歳

診断	●診断給付金	一時金として	がん 50万円　上皮内新生物 5万円
入院	●入院給付金	1日につき	5,000円
通院	●通院給付金	1日につき	5,000円
治療	●治療給付金	該当した月ごと	10万円 ホルモン剤治療は半額

➡保険料合計 2,755円

アフラック
あなたによりそうがん保険ミライト

契約年齢 35歳

診断	●診断給付金	一時金として	がん 100万円　上皮内新生物 10万円
入院	●入院給付金	1日につき	5,000円
通院	●通院給付金	1日につき	5,000円
治療	●治療給付金	該当した月ごと	10万円 ホルモン剤治療は半額

➡保険料合計 3,315円

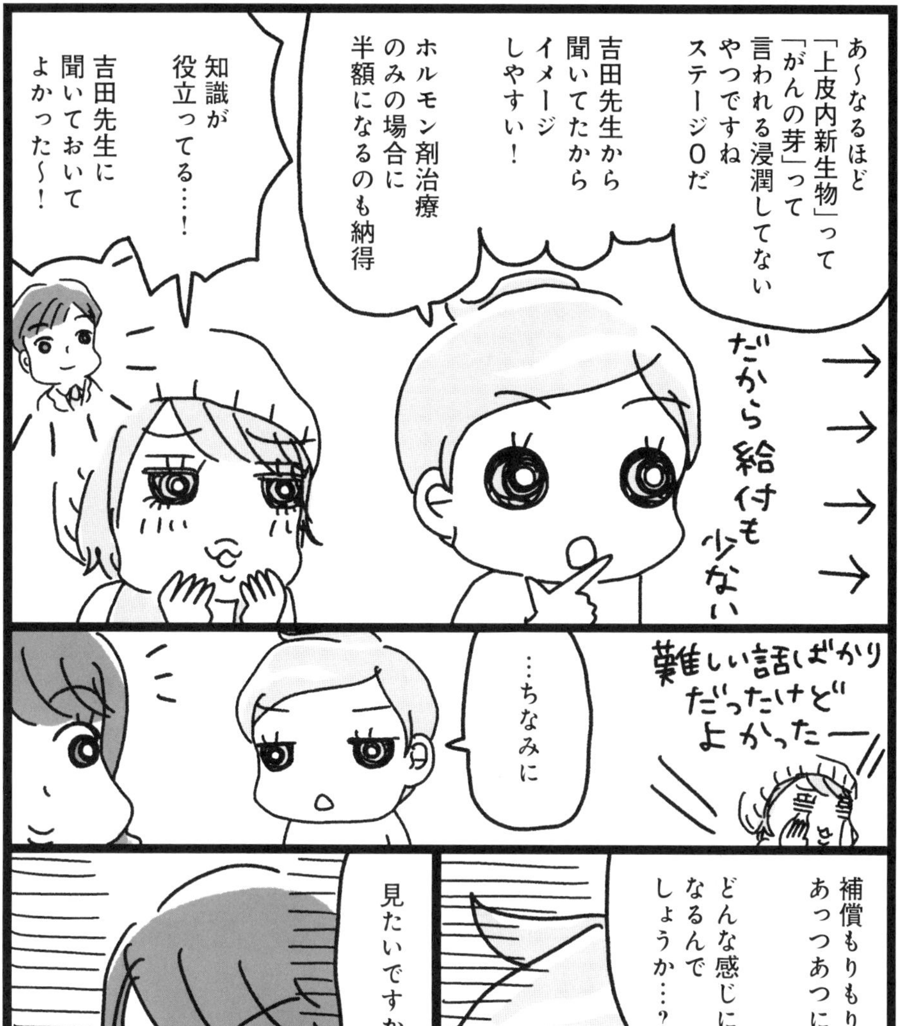
あ〜なるほど「上皮内新生物」って「がんの芽」って言われる浸潤してないやつですね ステージ0だ
吉田先生から聞いてたからイメージしやすい！
ホルモン剤治療のみの場合に半額になるのも納得
だから給付も少ない
知識が役立ってる…！
吉田先生に聞いておいてよかった〜！
難しい話ばかりだったけどよかったー
…ちなみに
補償もりもりあつあつにしたらどんな感じになるんでしょうか…？
見たいですか…？
ハイっ！
怖いもの見たさ〜！

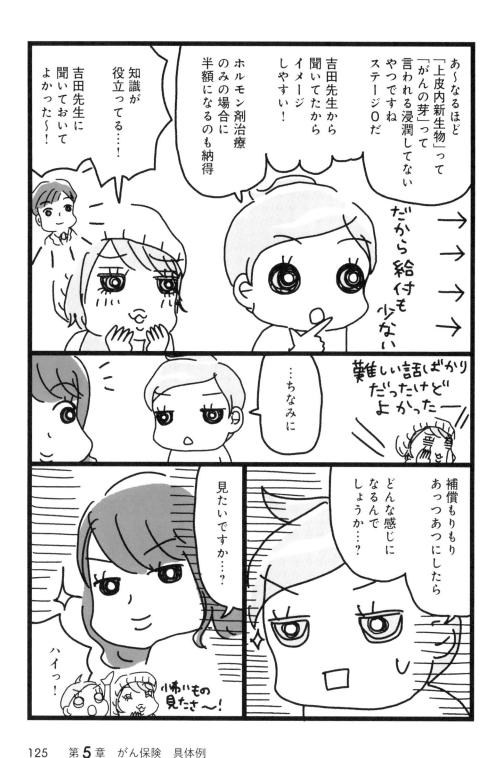

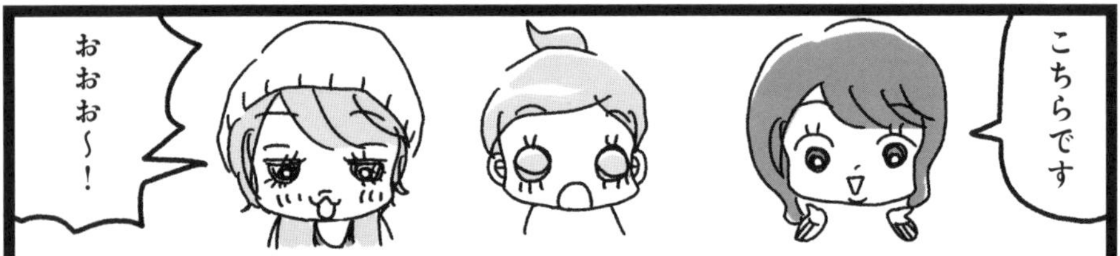

アフラック あなたによりそうがん保険ミライト

契約年齢 35歳

検査	●要精検後精密検査給付金	1年に1回	2万円
診断	●診断給付金	一時金として	がん 50万円 上皮内新生物 5万円
	●複数回診断給付金（1年型）	診断確定から1年以上後に入院または治療を受けた時	がん 50万円 上皮内新生物 5万円
入院	●入院給付金	1日につき	5,000円
通院	●通院給付金	1日につき	5,000円
治療	●治療給付金	該当した月ごと	10万円 ホルモン剤治療は半額
	●特定保険外診療給付金	該当した月ごと	50万円
	●がんゲノムプロファイリング検査給付金	該当した月ごと	10万円
先進医療	●がん先進医療・患者申出療養給付金		自己負担と同額 2,000万円まで
	●がん先進医療・患者申出療養一時金	一時金として1年に1回	15万円
外見	●外見ケア給付金	顔・頭部の手術／手足の切断術　各1回ずつ	20万円
		頭髪の脱毛症状と判断されたとき　1回限り	10万円

➡保険料合計 4,270円

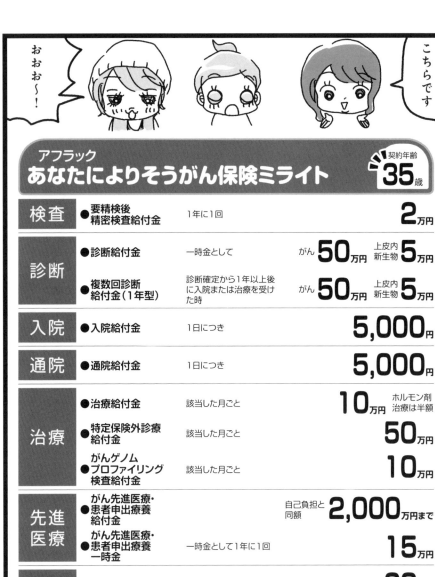

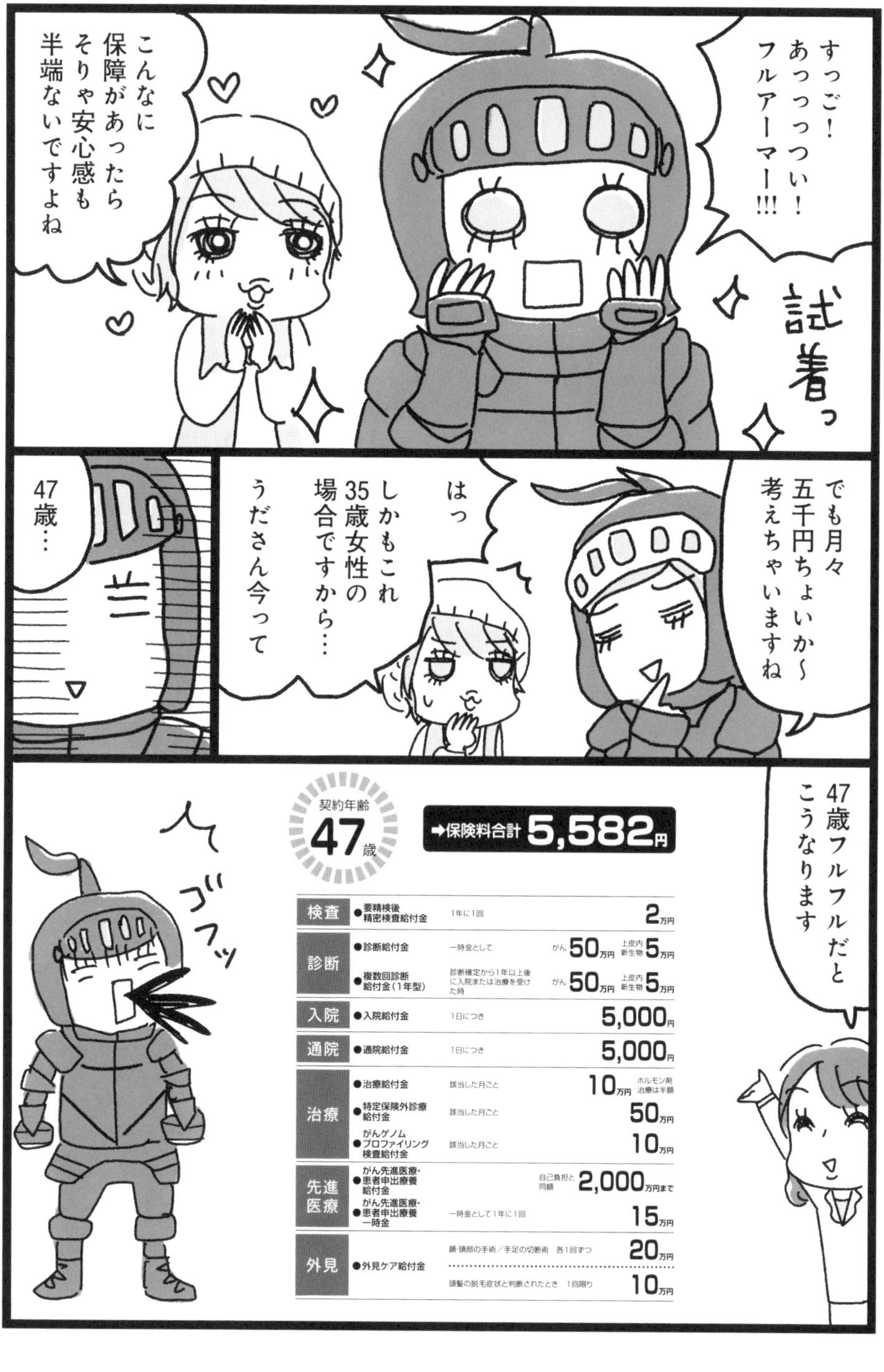

検査	●要精検後精密検査給付金	1年に1回	2万円
診断	●診断給付金	一時金として	がん 50万円　上皮内新生物 5万円
	●複数回診断給付金（1年型）	診断確定から1年以上後に入院または治療を受けた時	がん 50万円　上皮内新生物 5万円
入院	●入院給付金	1日につき	5,000円
通院	●通院給付金	1日につき	5,000円
治療	●治療給付金	該当した月ごと	10万円 ホルモン剤治療は半額
	●特定保険外診療給付金	該当した月ごと	50万円
	●がんゲノムプロファイリング検査給付金	該当した月ごと	10万円
先進医療	●がん先進医療・患者申出療養給付金		自己負担と同額 2,000万円まで
	●がん先進医療・患者申出療養一時金	一時金として1年に1回	15万円
外見	●外見ケア給付金	顔・頭部の手術／手足の切断術　各1回ずつ	20万円
		頭髪の脱毛症状と判断されたとき　1回限り	10万円

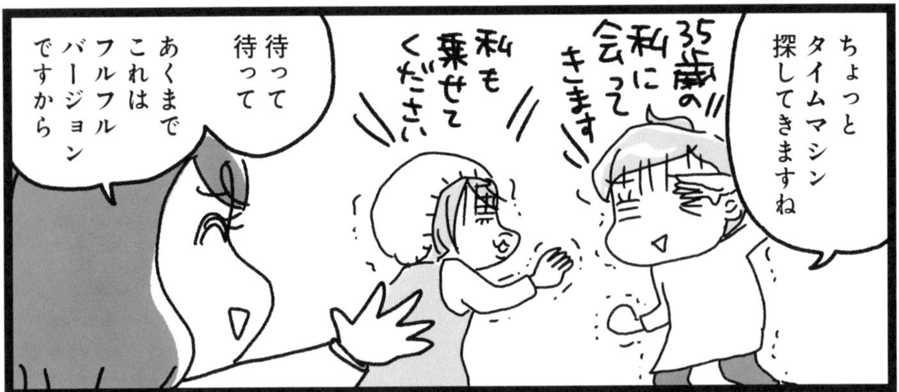

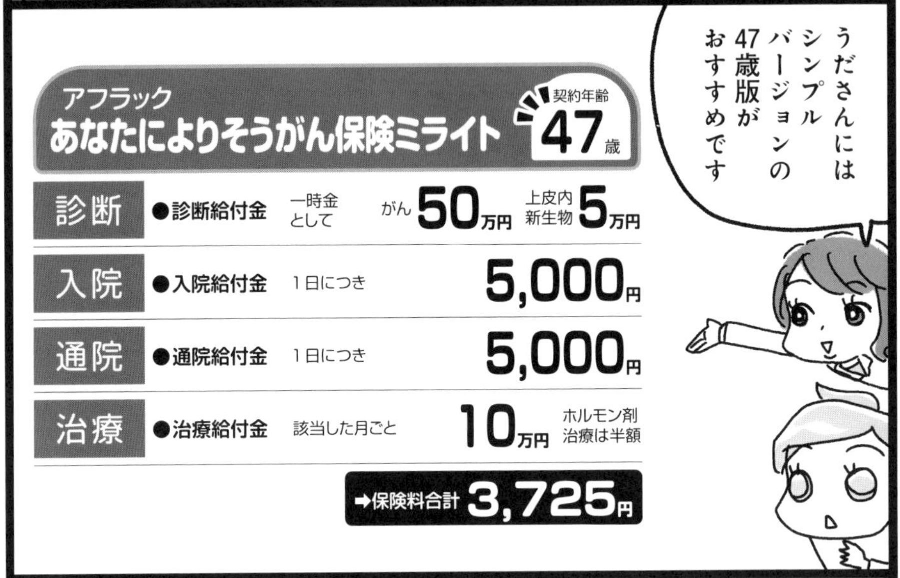

アフラック
あなたによりそうがん保険ミライト　契約年齢 47歳

診断	●診断給付金	一時金として	がん 50万円　上皮内新生物 5万円
入院	●入院給付金	1日につき	5,000円
通院	●通院給付金	1日につき	5,000円
治療	●治療給付金	該当した月ごと	10万円　ホルモン剤治療は半額

➡保険料合計 3,725円

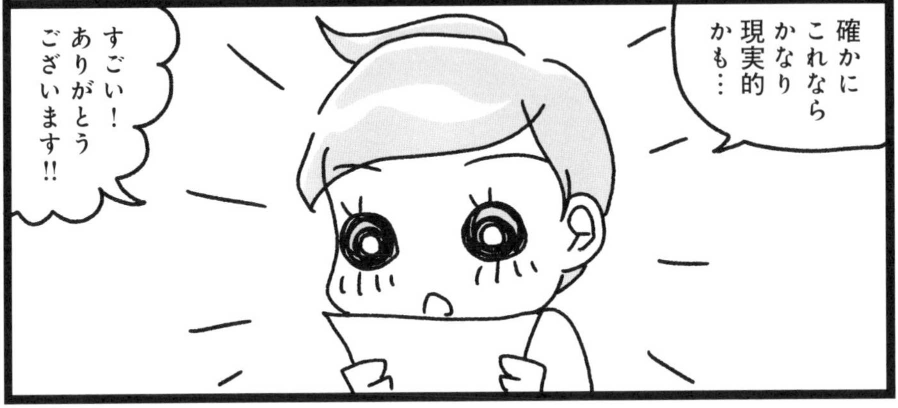

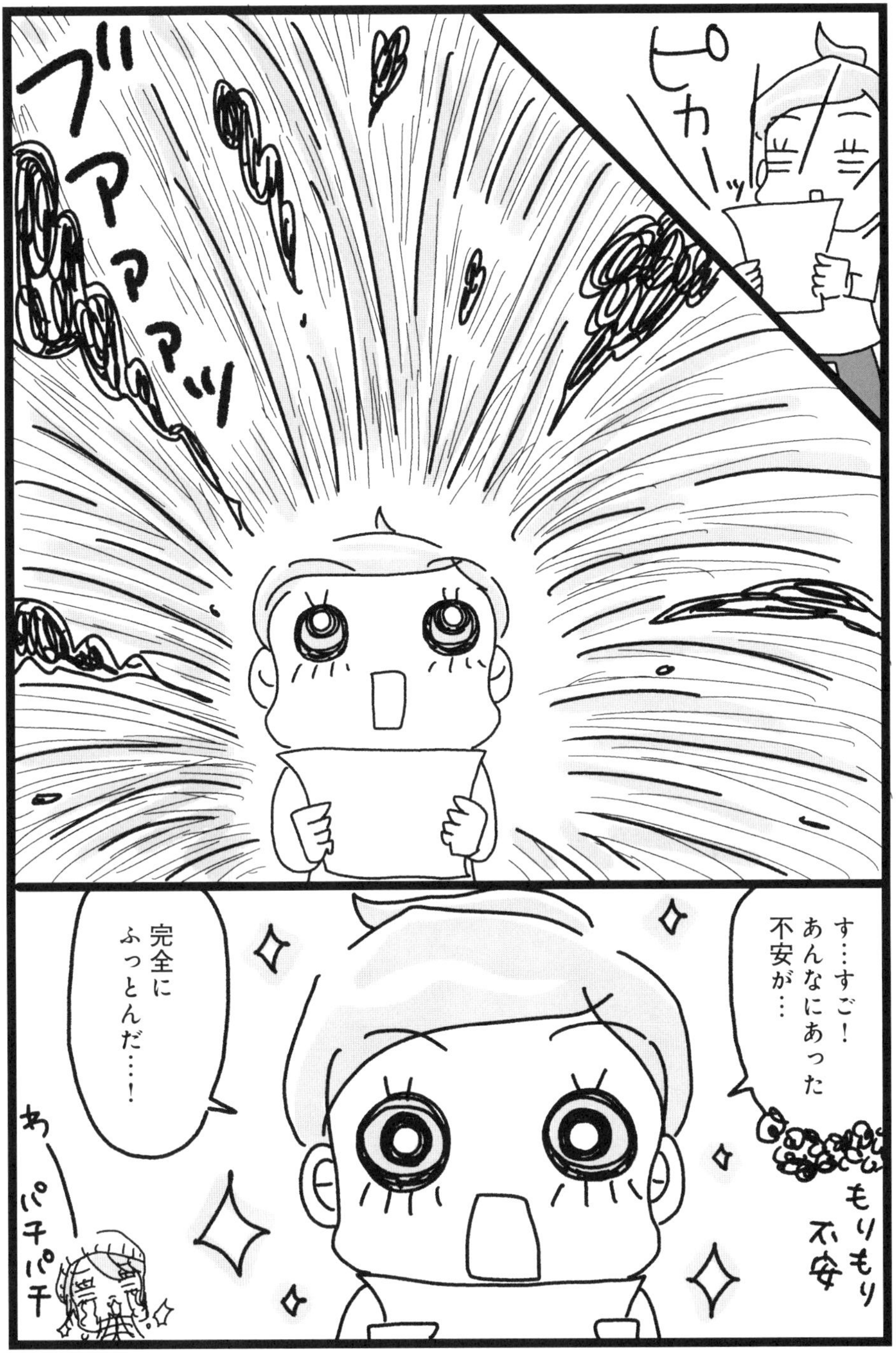
ピカーッ
ブアアアッ
す…すご！あんなにあった不安が…
もりもり不安
完全にふっとんだ…！
わー
パチパチ

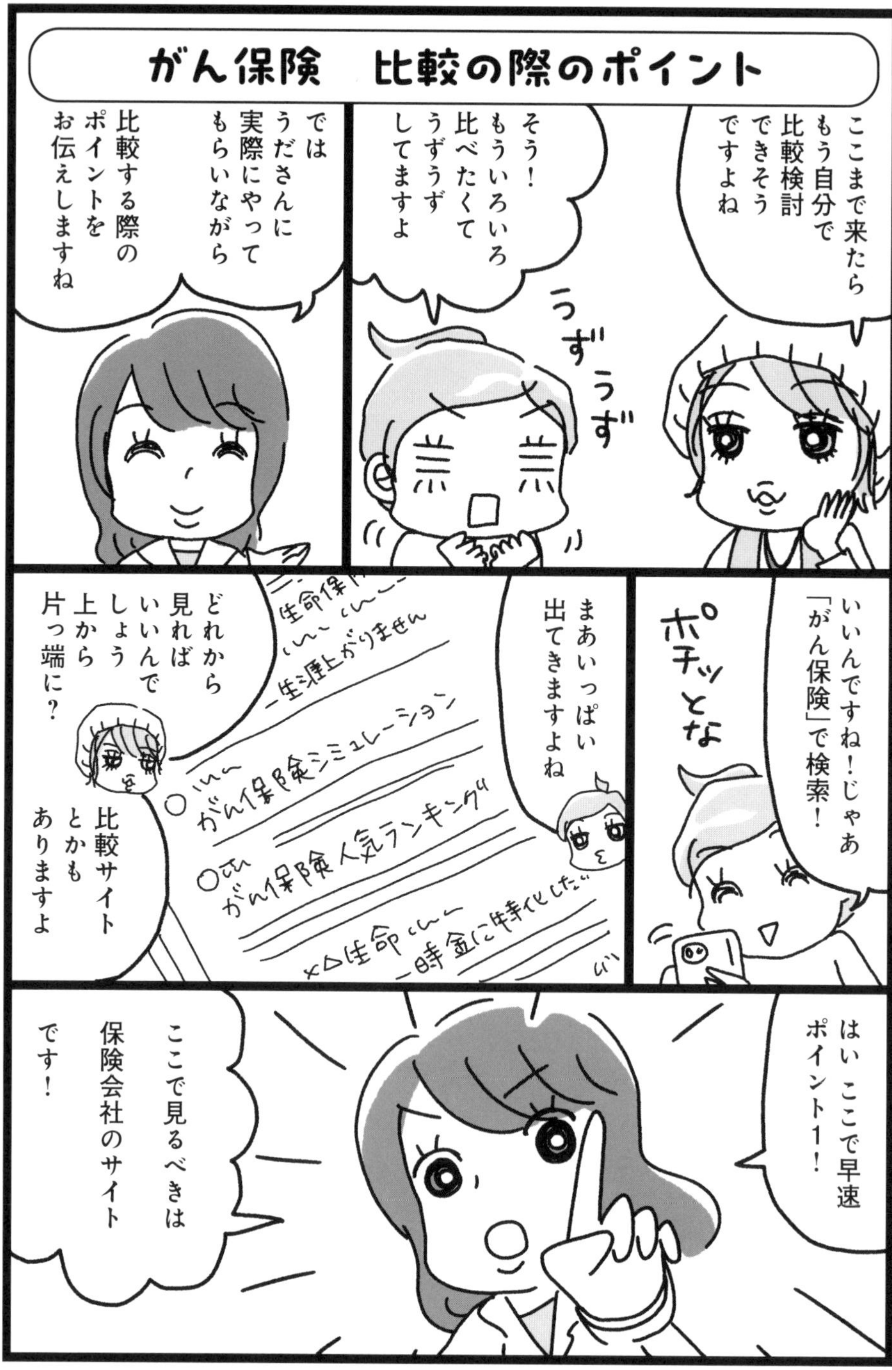
がん保険　比較の際のポイント
ここまで来たら もう自分で 比較検討 できそう ですよね
そう！ もういろいろ 比べたくて うずうず してますよ
うずうず
では うださんに 実際にやって もらいながら 比較する際の ポイントを お伝えしますね
いいんですね！じゃあ 「がん保険」で検索！
ポチッとな
まあいっぱい 出てきますよね
一生涯上がりません
がん保険シミュレーション
がん保険人気ランキング
一時金に特化した
どれから 見れば いいんで しょう 上から 片っ端に？
比較サイト とかも ありますよ
はい ここで早速 ポイント1！
ここで見るべきは 保険会社のサイト です！

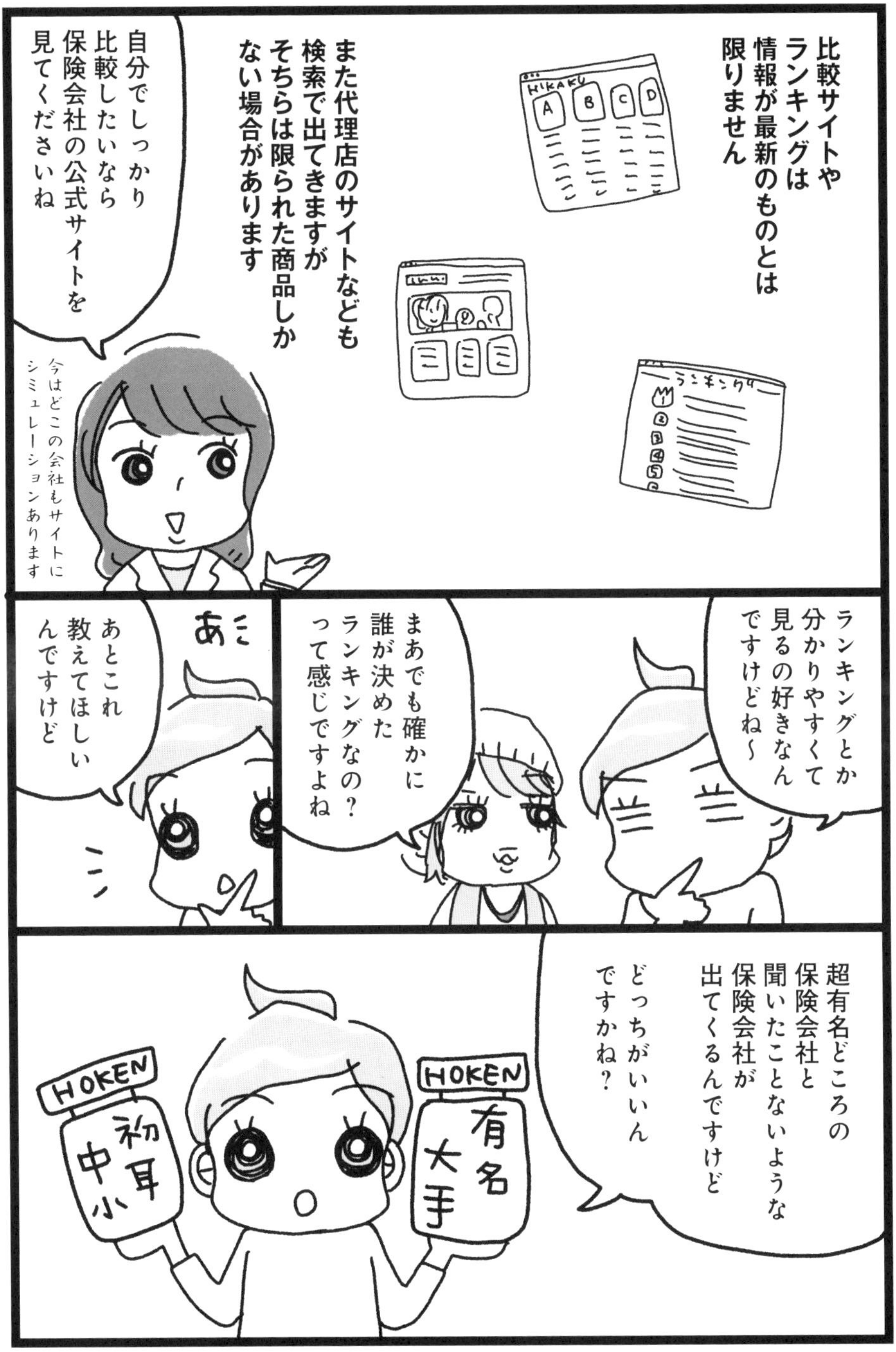
比較サイトやランキングは情報が最新のものとは限りません
HIKAKU
A B C D
また代理店のサイトなども検索で出てきますがそちらは限られた商品しかない場合があります
自分でしっかり比較したいなら保険会社の公式サイトを見てくださいね
今はどこの会社もサイトにシミュレーションあります
ランキングとか分かりやすくて見るの好きなんですけどね〜
まあでも確かに誰が決めたランキングなの？って感じですよね
あ
あとこれ教えてほしいんですけど
超有名どころの保険会社と聞いたことないような保険会社が出てくるんですけど
どっちがいいんですかね？
HOKEN
有名
大手
HOKEN
初耳
中小

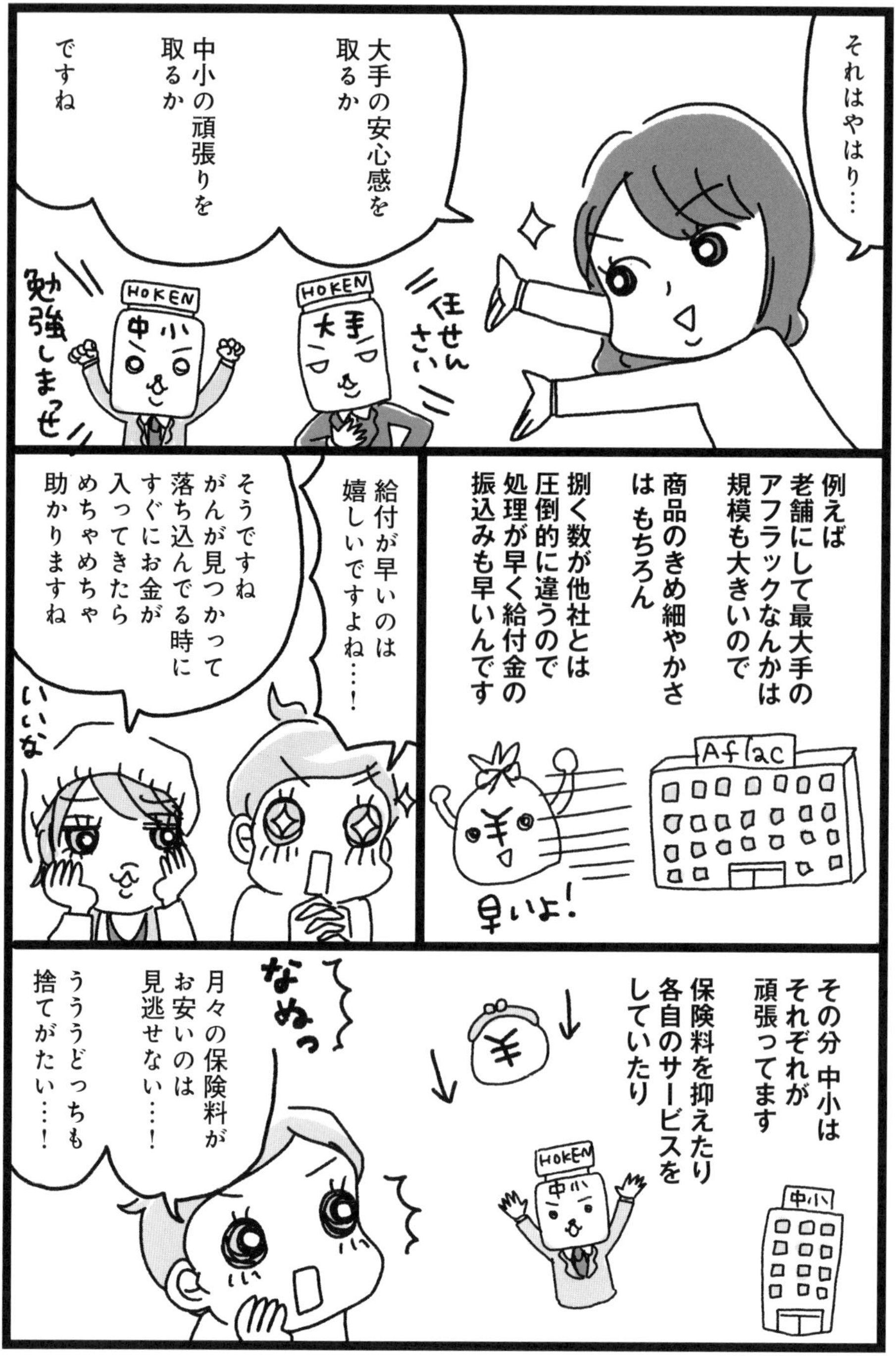

それはやはり…
大手の安心感を取るか 中小の頑張りを取るか ですね
HOKEN
大手
任せんさい
HOKEN
中小
勉強しまっせ
例えば老舗にして最大手のアフラックなんかは規模も大きいので商品のきめ細やかさはもちろん捌く数が他社とは圧倒的に違うので処理が早く給付金の振込みも早いんです
Aflac
早いよ!
給付が早いのは嬉しいですよね…!
そうですね がんが見つかって落ち込んでる時にすぐにお金が入ってきたらめちゃめちゃ助かりますね
いいな
その分 中小はそれぞれが頑張ってます
保険料を抑えたり各自のサービスをしていたり
HOKEN
中小
中小
なぬっ
月々の保険料がお安いのは見逃せない…! うううどっちも捨てがたい…!

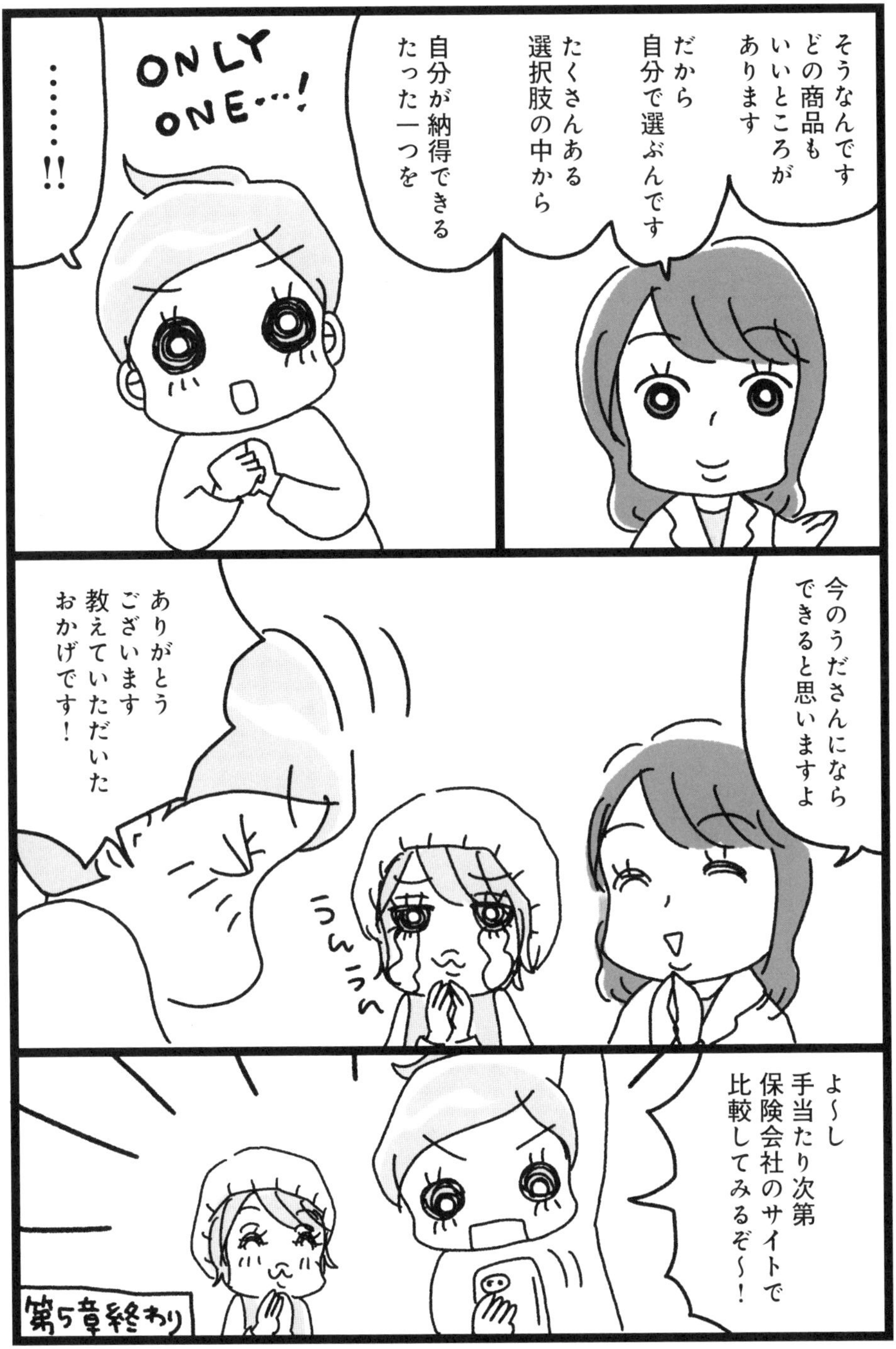
そうなんです
どの商品も
いいところが
あります
だから
自分で選ぶんです
たくさんある
選択肢の中から
自分が納得できる
たった一つを
ONLY ONE…!
……!!
今のうださんになら
できると思いますよ
ありがとう
ございます
教えていただいた
おかげです！
うんうん
よ～し
手当たり次第
保険会社のサイトで
比較してみるぞ～！
第5章終わり

column④

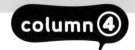

がんになってからも入れる保険

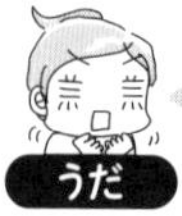

乳がんでも入れる保険には二種類あるみたいですね

〈①〉引受基準緩和型保険

引受基準緩和型保険は一般的な生命保険よりも告知項目が少ないので、持病があっても入りやすい保険です 。

他の保険よりも保険料がかさみますが、定期型や終身型など自分に合ったものを選択可能。

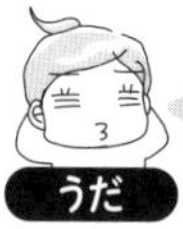

告知事項が全て「いいえ」じゃないと申し込みできないそうですよ!

【主な告知項目】

① 今後3ヶ月以内に、入院または手術の予定がある。

② 過去1年以内に入院をしたこと、または手術・放射線治療のいずれかをうけたことがありますか

③ 過去5年以内に、がん（悪性新生物・悪性腫瘍）・上皮内がん・肝硬変で医師の診察・検査・治療・投薬（薬の処方を含む）または入院・手術を受けたことがある。

④ 過去2年以内に、病気やケガで、入院したことまたは手術を受けたことがある。

など

※告知項目は保険会社により異なります。

※持病の悪化・既往症の再発も保障対象になります。

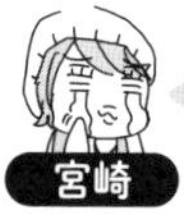

わたしはホルモン療法が投薬になるので、10年は無理みたいです…

〈②〉無選択型保険

無選択型保険は、引受基準緩和型保険にも入れない乳がん経験者さんも、年齢などの条件を満たせば申し込みできます。

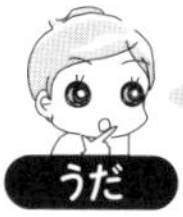

ただし保障内容は少額に設定されている上に、すでにかかっている病気や治療中の病気は保障の対象外。入らなくていいかも

FP深田さんが語る

お金の知識と同様に大切だったのは『コミュニケーション力』

あらかじめ知識があったので不安がなかったと本編でお話ししましたが、それでもいざがんの当事者になってみると、わからないことだらけでした。
同じ乳がんでも人によって治療方法は千差万別。ネットなどで調べる情報は玉石混交、注意が必要な情報は避け、欲しい情報、取るべき情報に辿り着くのは簡単ではありません。
そこで私は、信頼できるがん患者の友人や、専門知識と経験の豊富な看護婦さんなどに疑問をぶつけ、たくさんの知恵を借りました。この時、お金の知識と同様に大切なのは「コミュニケーション力」だと実感しました。
主治医との関係にも影響は大きかったです。外来の前後には予習復習、外来ではノートを用意して、前もって質問をメモ。限られた外来の時間を有効に使えますし、自分のわからないことをしっかり伝えることで医師との信頼関係も深まりました。

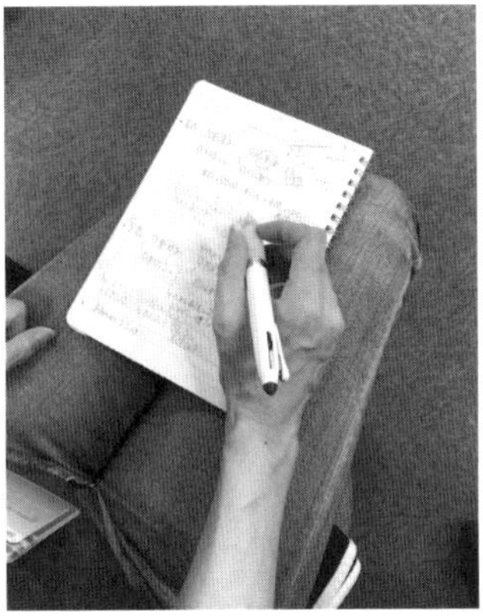

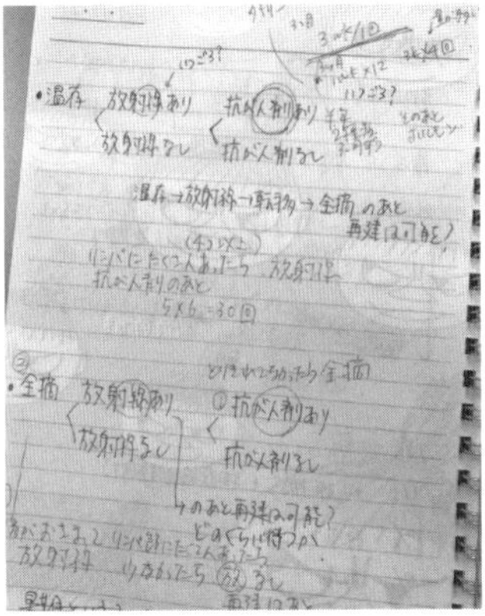

看護師さんとの関係性も大事です。私は「看護師さん」ではなくネームプレートを見て「名前」で話しかけるようにしました。すると、私のことも覚えてもらえるようになり、ドクターに聞けないことを聞けたり、具合が悪かったり困ったりしたときに、スムーズに助けてもらえました。
最も心の支えになったのは、やはり家族です。サポートをお願いするにしても、普段から積極的にコミュニケーションを取っておくことで支え合うことができます。また、先にお話ししたノートも、家族との振り返りに役立ちました。

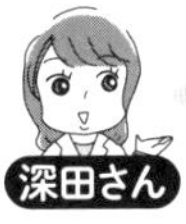

がんは周囲の協力なしには一人では治せない病です。お金のことと同様に、備えられることがあるとすれば、家族や友人など身近な人たちと積極的にコミュニケーションをとっておくこと、そんな基本的なことではないかと感じています。

あなたにオススメの保障内容は!?

性格別で見つけるチャート表！

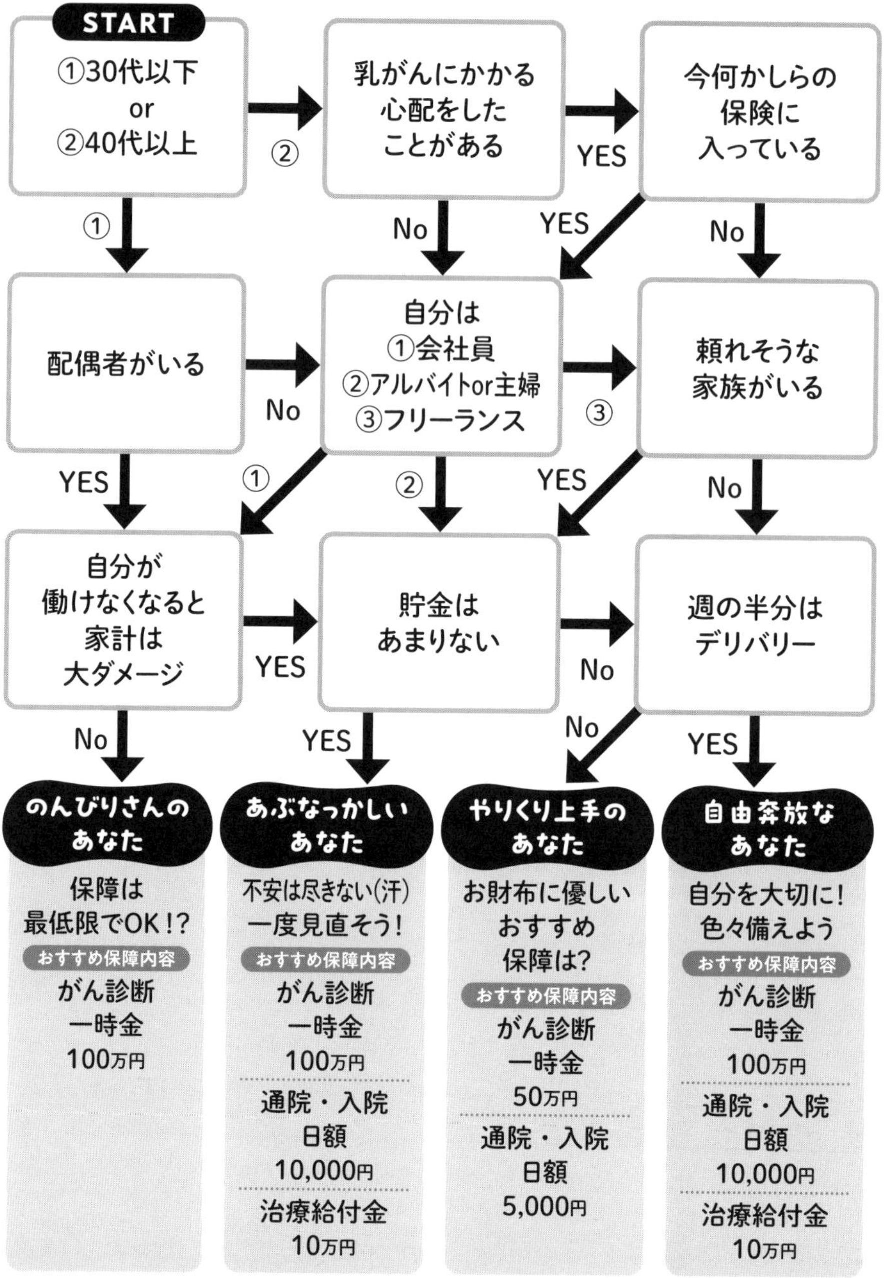

エピローグ

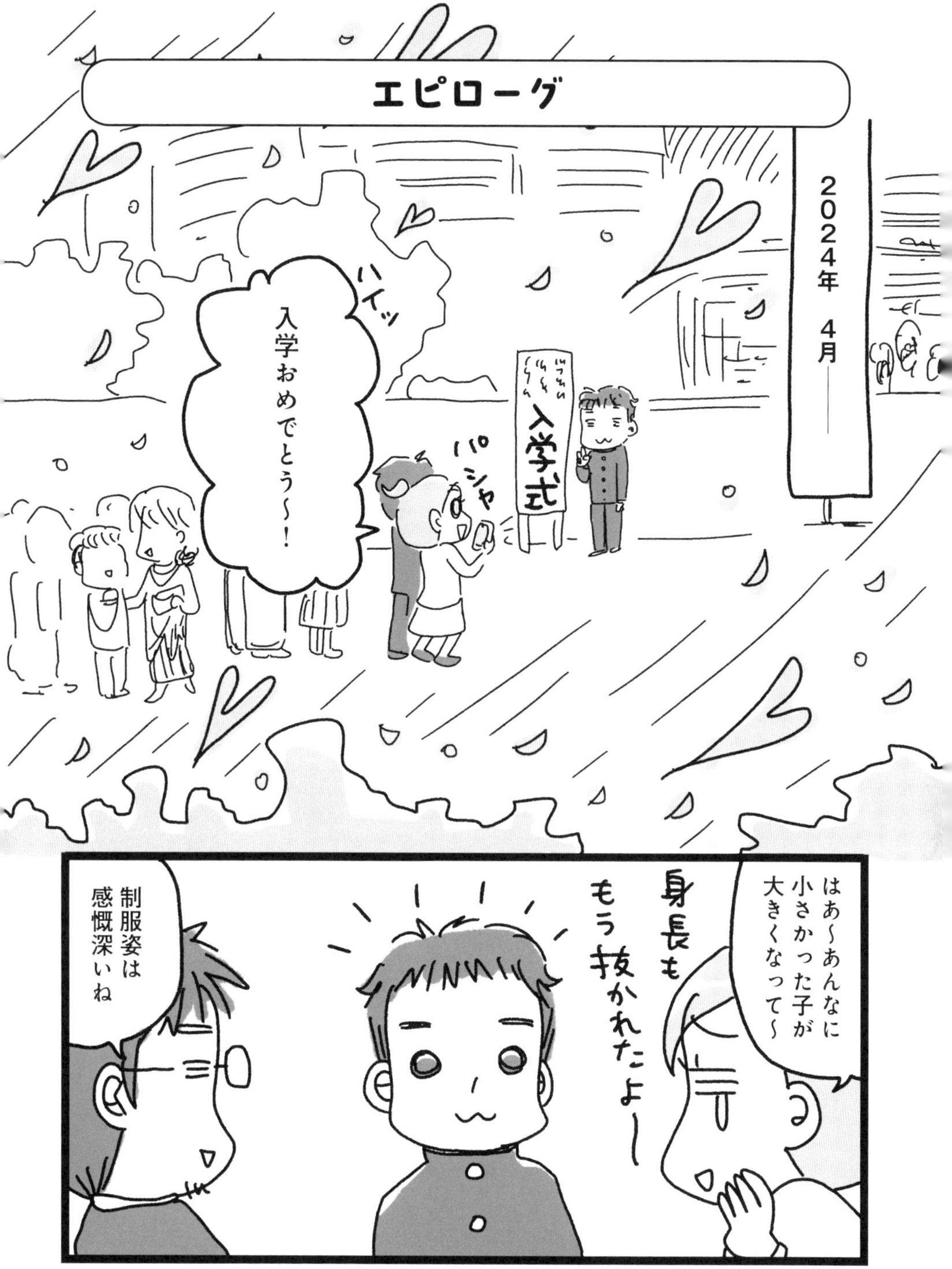
2024年　4月——
ハイッ
入学おめでとう～！
パシャ
入学式
はぁ～あんなに小さかった子が大きくなって～
身長ももう抜かれたよ～
制服姿は感慨深いね

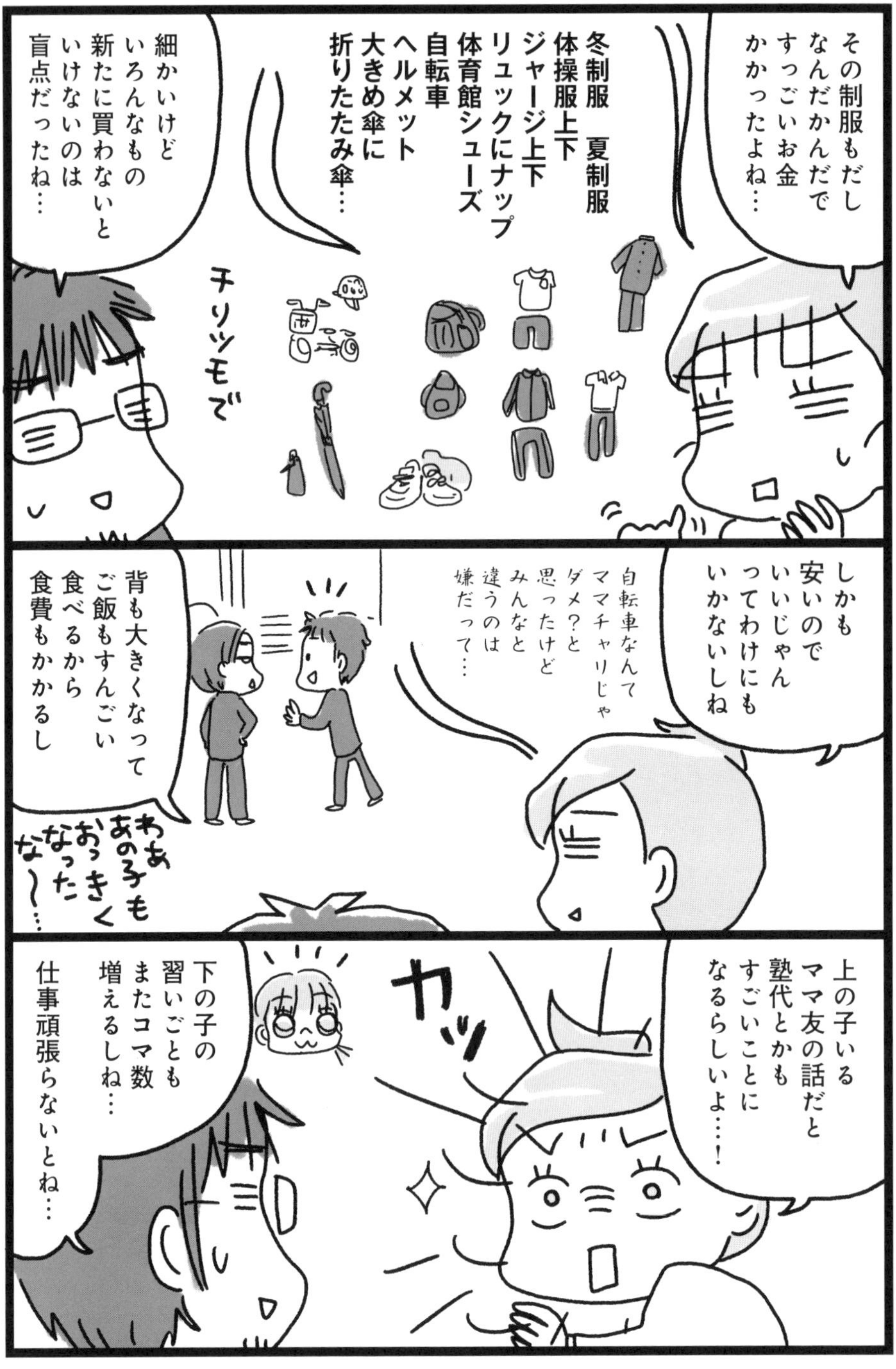
その制服もだし
なんだかんだで
すっごいお金
かかったよね…
冬制服　夏制服
体操服上下
ジャージ上下
リュックにナップ
体育館シューズ
自転車
ヘルメット
大きめ傘に
折りたたみ傘…
細かいけど
いろんなもの
新たに買わないと
いけないのは
盲点だったね…
チリツモで
しかも
安いので
いいじゃん
ってわけにも
いかないしね
自転車なんて
ママチャリじゃ
ダメ?と
思ったけど
みんなと
違うのは
嫌だって…
背も大きくなって
ご飯もすんごい
食べるから
食費もかかるし
わあ
あの子も
おっきく
なった
な〜…
上の子いる
ママ友の話だと
塾代とかも
すごいことに
なるらしいよ…!
カッ
下の子の
習いごとも
またコマ数
増えるしね…
仕事頑張らないとね…

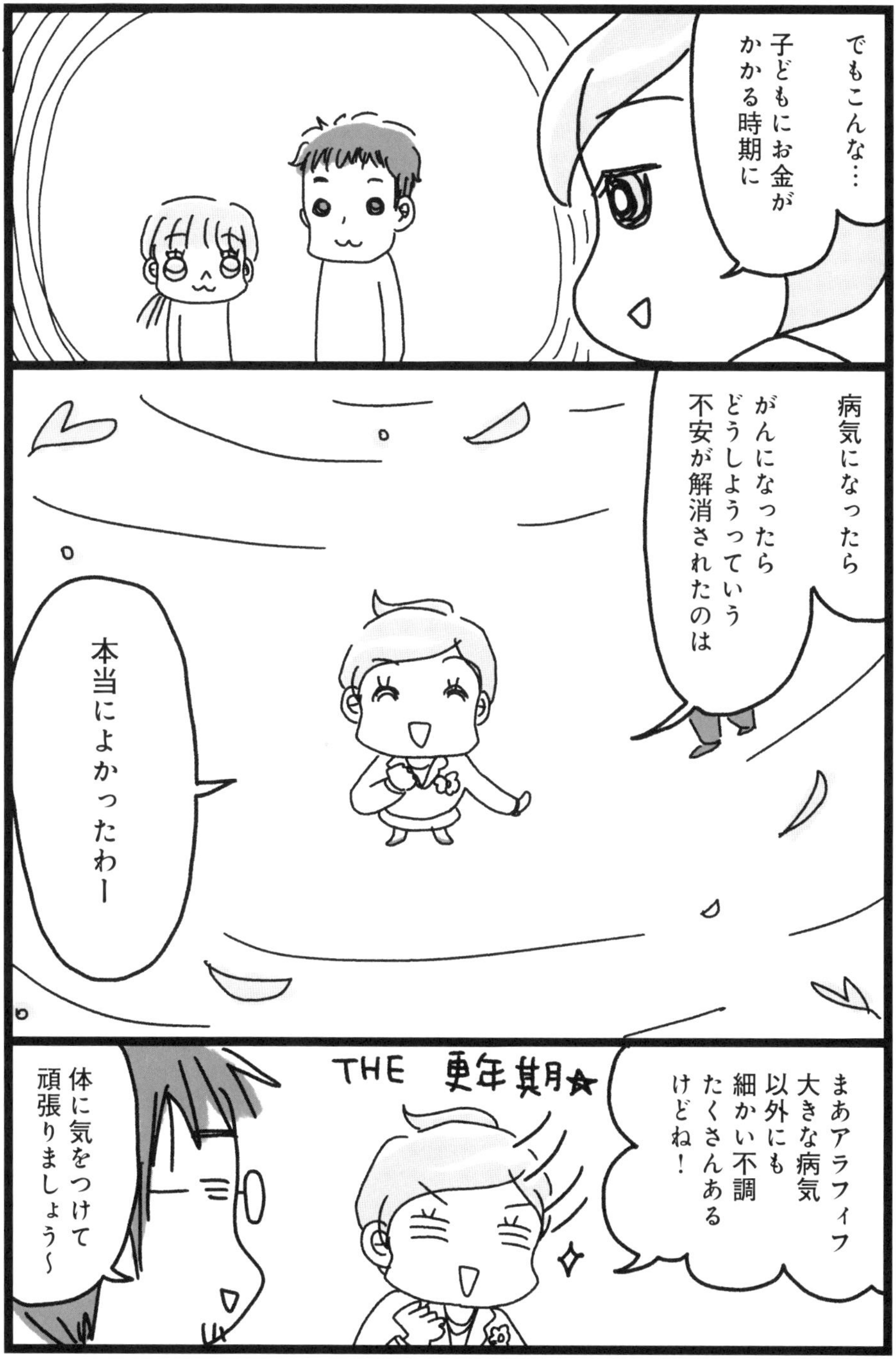
でもこんな…子どもにお金がかかる時期に
病気になったらがんになったらどうしようっていう不安が解消されたのは
本当によかったわー
まあアラフィフ大きな病気以外にも細かい不調たくさんあるけどね！
THE 更年期☆
体に気をつけて頑張りましょう～

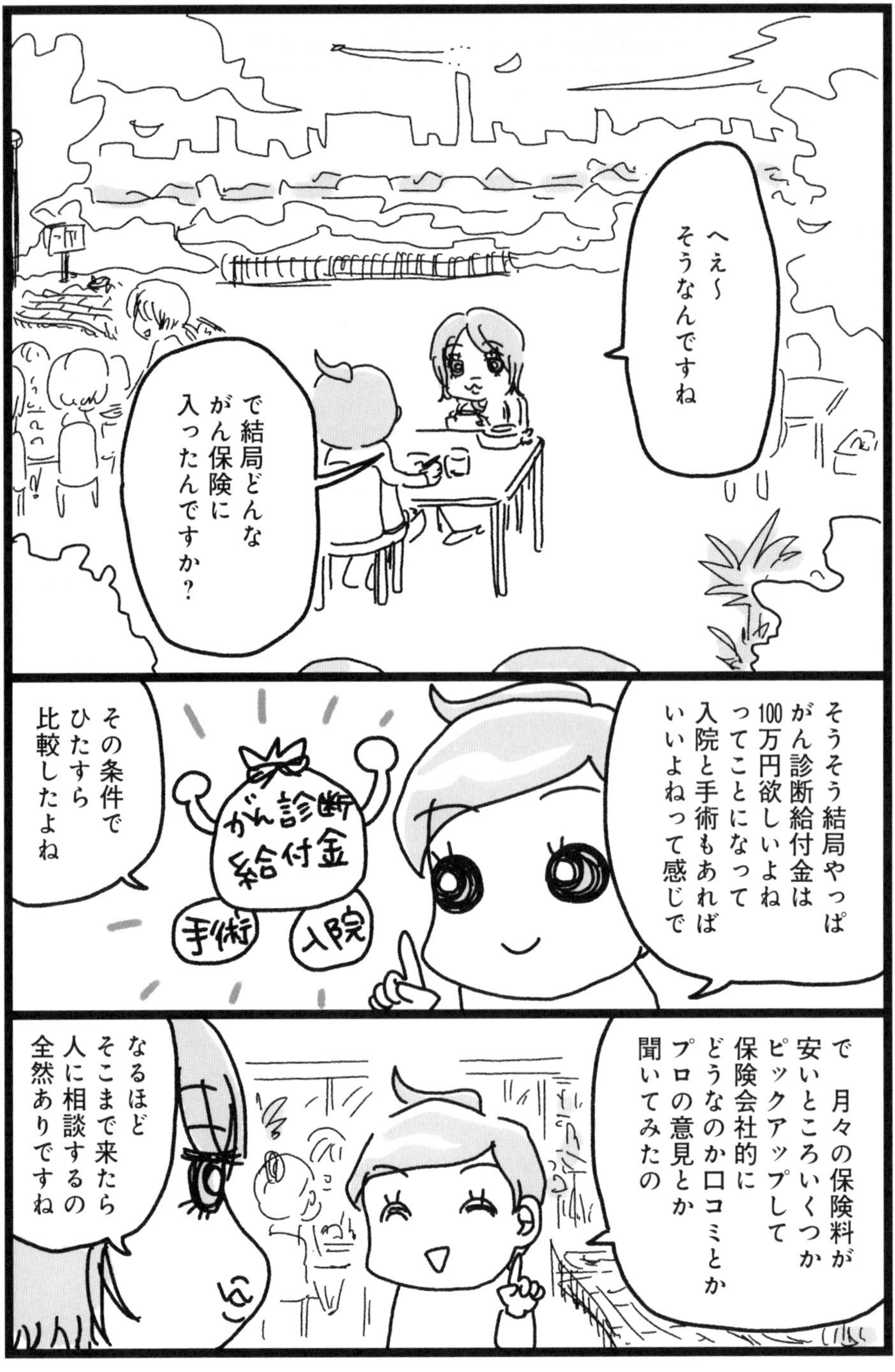
へぇ〜 そうなんですね
で結局どんな がん保険に 入ったんですか？
そうそう結局やっぱ がん診断給付金は 100万円欲しいよね ってことになって 入院と手術もあれば いいよねって感じで
がん診断給付金
入院
手術
その条件で ひたすら 比較したよね
で 月々の保険料が 安いところいくつか ピックアップして 保険会社的に どうなのか口コミとか プロの意見とか 聞いてみたの
なるほど そこまで来たら 人に相談するの 全然ありですね

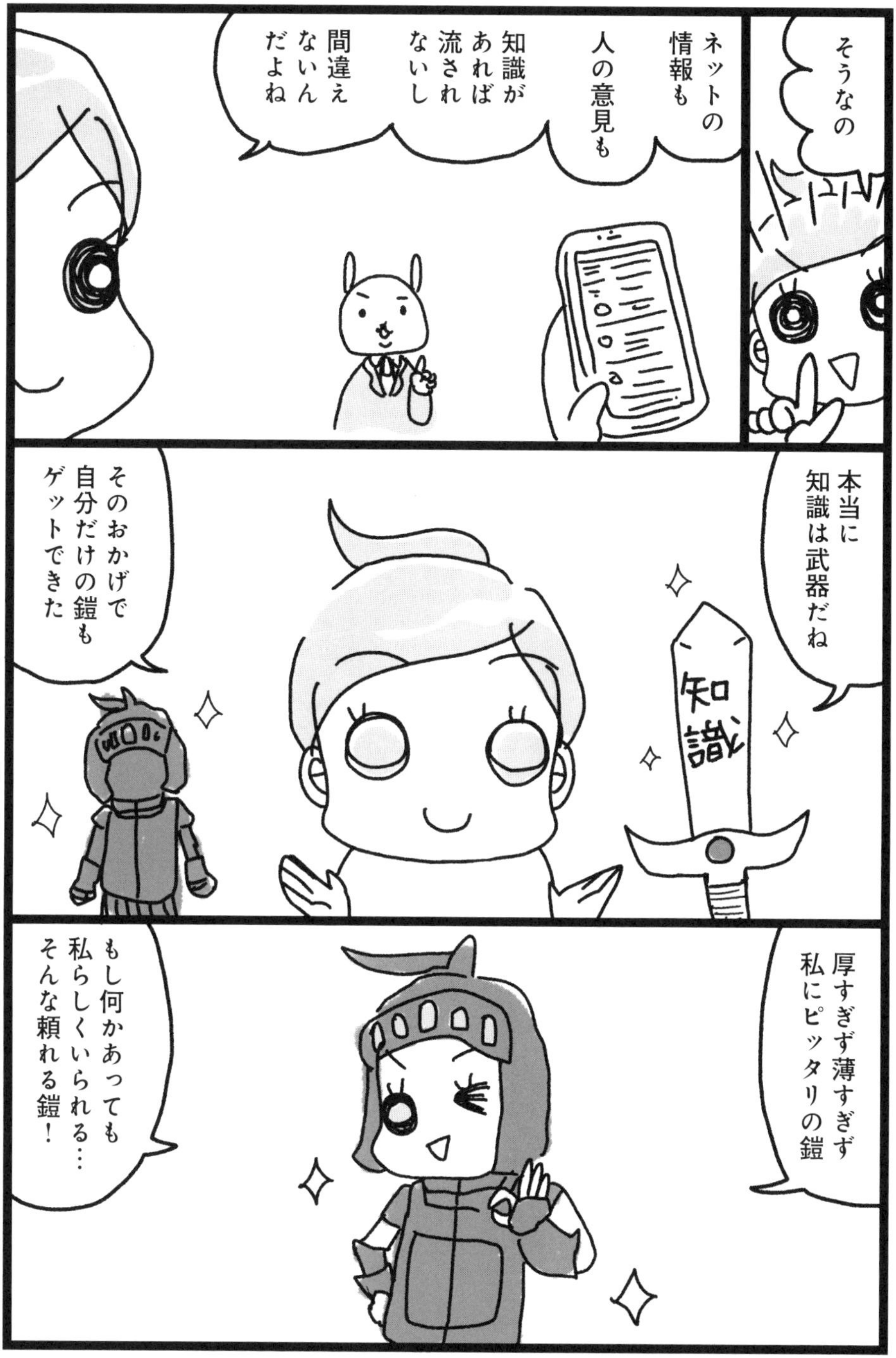
そうなの
ネットの情報も人の意見も知識があれば流されないし間違えないんだよね
本当に知識は武器だね
知識
そのおかげで自分だけの鎧もゲットできた
厚すぎず薄すぎず私にピッタリの鎧
もし何かあっても私らしくいられる…そんな頼れる鎧！

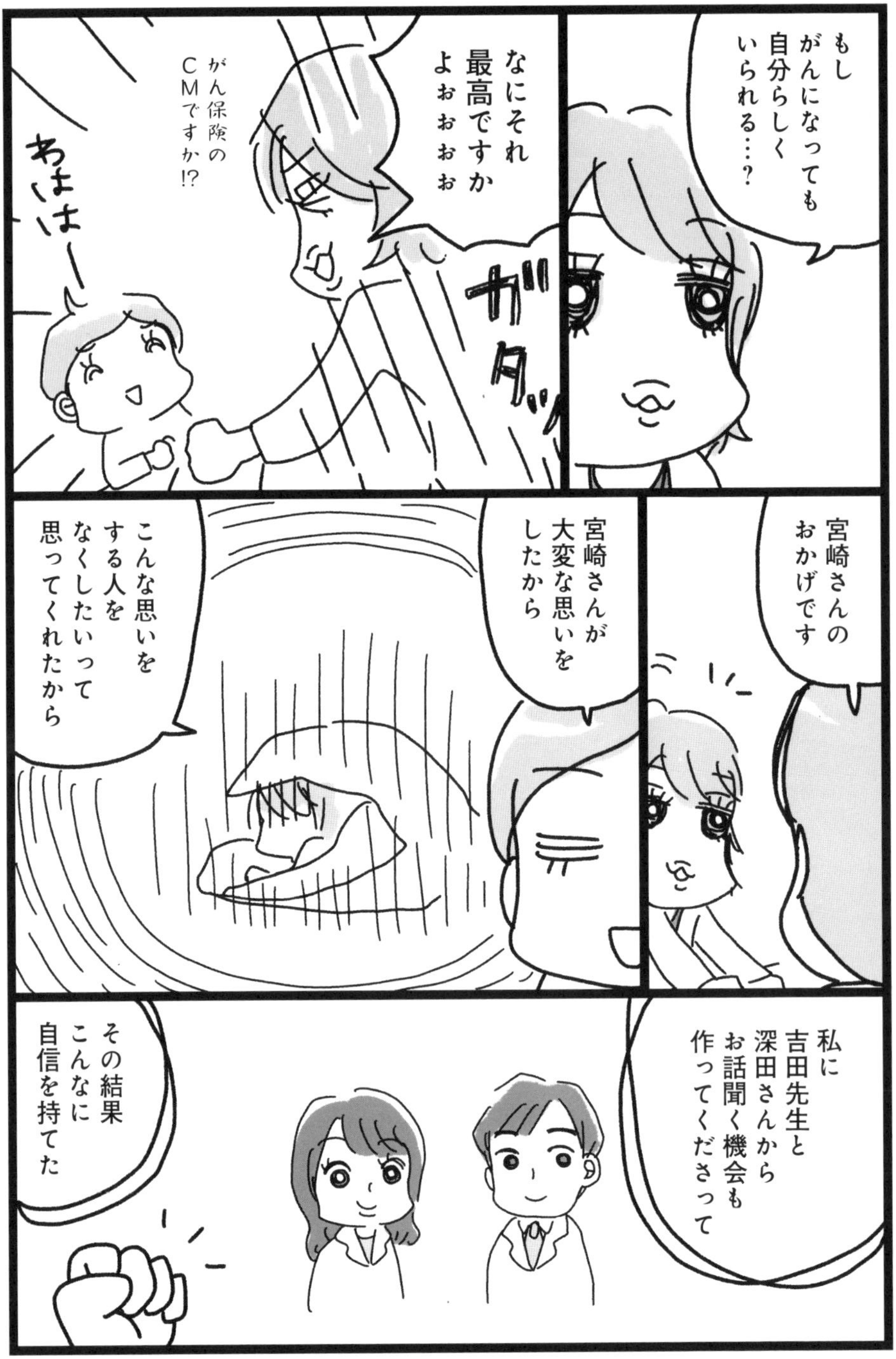
もし
がんになっても
自分らしく
いられる…？
ガタッ
なにそれ
最高ですか
よぉぉぉぉ
がん保険の
CMですか!?
わはは－
宮崎さんの
おかげです
宮崎さんが
大変な思いを
したから
こんな思いを
する人を
なくしたいって
思ってくれたから
私に
吉田先生と
深田さんから
お話聞く機会も
作ってくださって
その結果
こんなに
自信を持てた

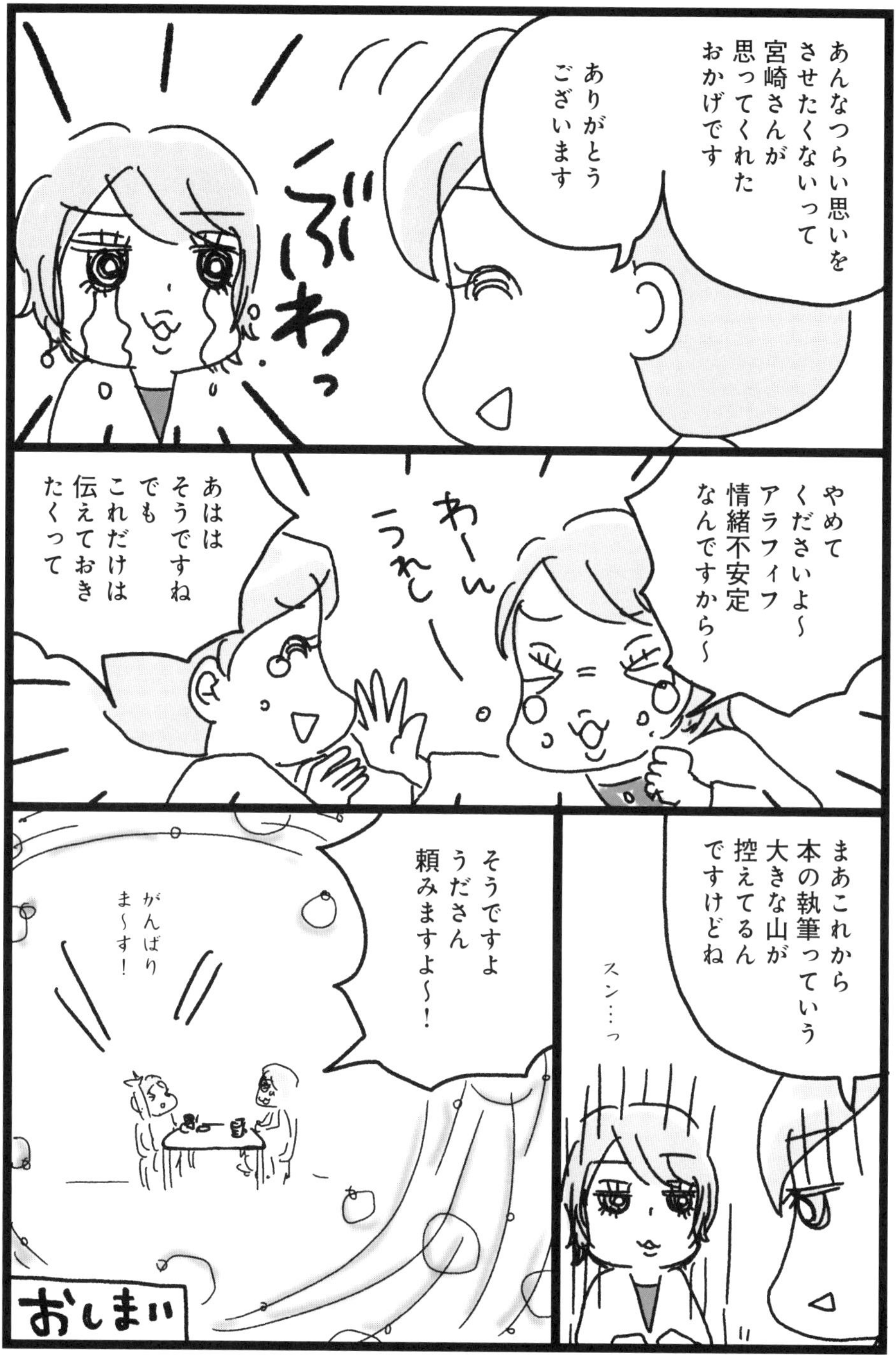
あんなつらい思いをさせたくないって宮崎さんが思ってくれたおかげです
ありがとうございます
ぶわっ
やめてくださいよ～アラフィフ情緒不安定なんですから～
わーんうれし
あははそうですねでもこれだけは伝えておきたくって
まあこれから本の執筆っていう大きな山が控えてるんですけどね
スン…っ
そうですようださん頼みますよ～！
がんばりま～す！
おしまい

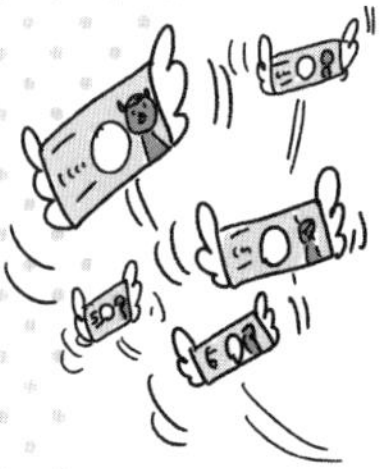

乳《にゅう》がんにまつわる
お金《かね》の話《はなし》

著 者

うだ ひろえ

監 修

聖路加国際病院 乳腺外科部長 吉田敦

FP 深田晶恵

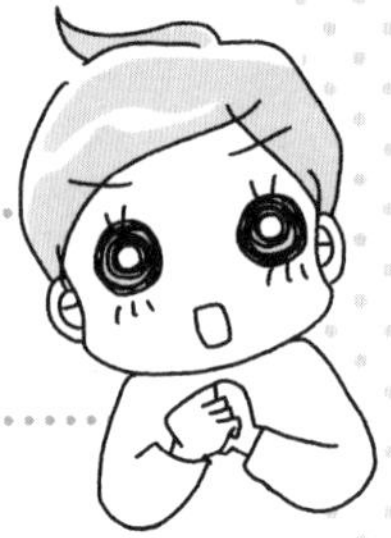

2025年4月1日　初版発行

発行者

山下直久

発行

株式会社KADOKAWA

〒102－8177 東京都千代田区富士見2－13－3

電話：0570－002－301（ナビダイヤル）

ブックデザイン

長谷川有香（ムシカゴグラフィクス）

印刷・製本

TOPPANクロレ株式会社

●お問い合わせ

https://www.kadokawa.co.jp/（「お問い合わせ」へお進みください）

※内容によっては、お答えできない場合があります。

※サポートは日本国内のみとさせていただきます。

※Japanese text only

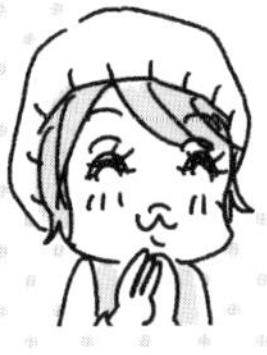

ISBN 978-4-04-075158-0　C0077